船舶精通急救

CHUANBO JINGTONG JIJIU

主　编 / 张德佳

副主编 / 王翔宇

主　审 / 李醒

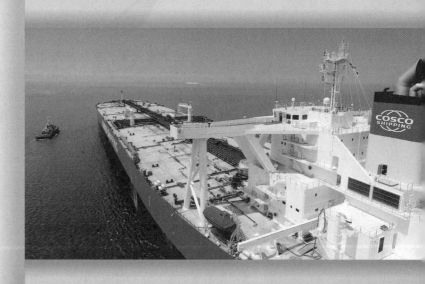

大连海事大学出版社

DALIAN MARITIME UNIVERSITY PRESS

图书在版编目(CIP)数据

船舶精通急救 / 张德佳主编. -- 大连：大连海事
大学出版社，2022.8
ISBN 978-7-5632-4289-4

Ⅰ.①船… Ⅱ.①张… Ⅲ.①船员－急救 Ⅳ.
①R83

中国版本图书馆 CIP 数据核字(2022)第 123662 号

大连海事大学出版社出版

地址：大连市黄浦路 523 号 邮编：116026 电话：0411-84729665(营销部) 84729480(总编室)

http://press.dlmu.edu.cn E-mail：dmupress@dlmu.edu.cn

大连日升彩色印刷有限公司印装 大连海事大学出版社发行

2022 年 8 月第 1 版 2022 年 8 月第 1 次印刷

幅面尺寸：184 mm×260 mm 印张：14.25

字数：349 千 印数：1～2000 册

出版人：刘明凯

责任编辑：王桂云 责任校对：刘宝龙 史云霞

封面设计：解瑶瑶 版式设计：解瑶瑶

ISBN 978-7-5632-4289-4 定价：40.00 元

前　言

本教材是依据《海船船员培训大纲(2021版)》中的《精通急救培训》的要求编写而成的,符合STCW公约马尼拉修正案关于精通急救的最低适任标准要求。本教材本着"涵盖大纲,注重实际"的原则,力求教材符合船舶实际工作和生活,具备很强的指导意义。编者把最新的急救理念充实了进来,去除了部分不常用药物,增加了部分新药,并做到图文并茂,通俗易懂。

本教材分为两篇,第一篇为基础理论,共十章,介绍人体基本结构和生理功能、病史采集与体格检查、伤病员的护理与治疗、船舶药品和器材管理、消毒与灭菌、船舶常见中毒及处理、常见急症的现场急救、常见外科损伤、环境及理化因素损伤的急救、船上突发公共卫生事件应急处理。第二篇为实操训练,主要有心肺复苏术、骨折固定技术、颈椎骨折搬运技术、体格检查等。另外为了方便评估,本教材还附加了《海船船员培训合格证评估试题卡》。为了方便船舶药品采购,编者专门走访调研,制作了《远洋船舶药品和医疗器具清单》(List of Medicines Stored for Ocean Vessel)。

本教材由中国远洋海运人才发展院张德佳担任主编,青岛海洋技师学院王翔宇担任副主编,重庆交通大学李醒担任主审。中远海运船员管理有限公司青岛分公司王保才,中国远洋海运人才发展院高健、倪惠亭、孙峰、宋锦华、腾顺坤、庄丽,青岛市第三人民医院郭君洛等参与编写。

为了便于读者学习,本书的编写力求概念清楚,理论正确,重点突出,条理清晰,文字通俗易懂,理论联系实际。但由于编者水平有限,时间仓促,不足之处在所难免,竭诚希望各位同行和读者批评指正。

编　者
2022 年 3 月

目 录

第一篇 基础理论

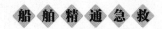

第二篇 实操训练

第一篇

基础理论

第一章
人体基本结构和生理功能

第一节 ◤ 人体概述

人体的结构和功能的基本单位是细胞(cell)。

许多形态相似和功能相近的细胞借细胞间质结合在一起构成组织(tissue)。人体组织有四大类,即上皮组织、结缔组织、肌肉组织和神经组织。

1.上皮组织

上皮组织是由许多密集排列的上皮细胞和少量的细胞间质连接成的膜状结构,它们覆盖在身体表面或衬在体内各种管(消化管、血管)、腔(胸、腹腔)和囊(胆囊、膀胱)的内面,具有保护、吸收、分泌、排泄和感觉等功能。

2.结缔组织

结缔组织由少量细胞和较多的细胞间质组成,在体内分布极广,主要包括疏松结缔组织(存在于皮下、肌间、消化管和血管壁中)、致密结缔组织(肌腱、真皮等)、网状组织(存在于淋巴结、肝、脾、骨髓及消化道、呼吸道的固有膜中)、脂肪组织、软骨组织、骨组织等,具有支持、联结、营养、防卫、修复等功能。

3.肌肉组织

肌肉组织主要由肌细胞和少量结缔组织组成,分为随意肌和非随意肌。随意肌是指骨骼肌,它的活动是由大脑控制,可随人们的意志而活动,又称横纹肌,分布在身体的表面,如头部、颈部、胸部、腹壁、后背、四肢。非随意肌不受大脑控制,同时也不受人的意志影响,而是按照它们自己的规律运动。非随意肌又分为平滑肌和心肌。平滑肌分布在血管和内脏(胃肠、膀胱、子宫等)上,心肌分布在心脏上(见图1-1-1)。

4.神经组织

神经组织是由神经细胞(神经元)和神经胶质细胞组成,神经元具有接受刺激和传导兴奋的作用,神经胶质具有支持和营养神经元的作用(见图1-1-2)。

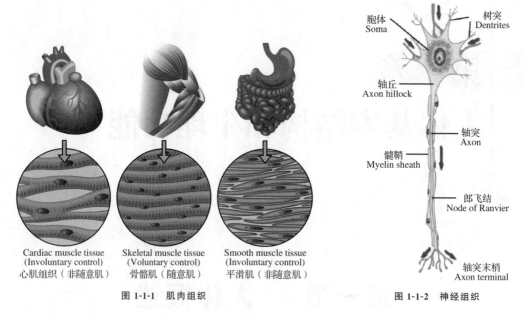

图 1-1-1　肌肉组织

Cardiac muscle tissue
(Involuntary control)
心肌组织（非随意肌）

Skeletal muscle tissue
(Voluntary control)
骨骼肌（随意肌）

Smooth muscle tissue
(Involuntary control)
平滑肌（非随意肌）

图 1-1-2　神经组织

胞体 Soma
树突 Dentrites
轴丘 Axon hillock
轴突 Axon
髓鞘 Myelin sheath
郎飞结 Node of Ranvier
轴突末梢 Axon terminal

几种不同的组织构成具有一定形态、担负一定功能的结构，称为器官。人的脑、眼、耳、心脏、肺、肝、肾、甲状腺、唾液腺等都是器官（见图 1-1-3）。

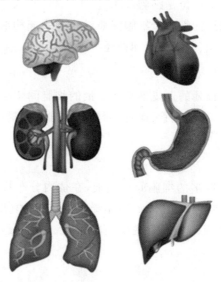

图 1-1-3　器官

由若干个功能相关的器官有序组合起来，完成某一方面的生理功能，即构成了系统。人体主要由以下几个系统构成。

1.运动系统

运动系统主要由骨、骨连接和骨骼肌三部分组成。人体各部位的运动都是在神经支配下进行的。

2.循环系统

循环系统是由血液循环系统和淋巴系统组成的。其主要功能是负责血液和淋巴的循环，输送氧气、营养物质、激素,并带走废物。

3.呼吸系统

呼吸系统由呼吸道和肺组成,完成吸入氧气和排出二氧化碳的功能。

4.消化系统

消化系统由消化道和消化腺等器官组成,完成消化、吸收营养物质,排出食物残渣和代谢产物的功能。

5.泌尿系统

泌尿系统由肾、输尿管、膀胱和尿道组成。其功能是将体内代谢产物以尿的形式排出体外。

6.生殖系统

生殖系统由内、外生殖器组成,完成生育后代的功能,其中男性的睾丸和女性的卵巢还有内分泌的作用。

7.内分泌系统

内分泌系统包括甲状腺、甲状旁腺、胰腺、肾上腺、性腺、脑垂体等内分泌腺。内分泌腺分泌的激素,对人体的新陈代谢、生长、发育及生殖等有重要作用。

8.神经系统

神经系统分为中枢神经系统和周围神经系统两部分,中枢神经包括脑和脊髓;周围神经包括与脑相连的脑神经和与脊髓相连的脊神经。神经系统具有管理和调节所有其他系统生理活动的作用。

按照人体的形态,人体可分为头、颈、躯干和四肢等四大部分。头的前部称为面,颈的后部称为项。躯干又分为胸、腹、盆、会阴和背,背的下方称为腰。四肢分为上肢和下肢,上肢分为肩、上臂、前臂和手四部分;下肢分为臀、大腿、小腿和足四部分。人体表面覆盖着皮肤,皮肤往里是肌肉和骨骼。由皮肤、肌肉和骨骼围成人体较大的两个腔,即头部的颅腔和躯干部的体腔。体腔又由膈分隔成胸腔和腹腔,腹腔的最下部又叫盆腔。

第二节 ◾ 运动系统

运动系统(Motor system)主要由骨、骨连接和骨骼肌三部分组成,骨和骨连接构成人体的支架,具有运动、支持和保护等功能。在运动中,骨起杠杆作用,运动的枢纽在关节,而骨骼肌是动力器官。骨和骨连接是运动系统的被动部分;在神经系统的支配下,骨骼肌是运动系统的主动部分。

一、骨和骨连接

　　成年人人体骨骼共有 206 块骨,约占体重的 1/5。按其所在位置,分为颅骨、躯干骨和四肢骨(见图 1-1-4)。骨连接有直接连接和间接连接两种。直接连接是相邻两骨依靠结缔组织或软骨直接相连,其间无空隙,不活动或有少许活动。间接连接就是通常所说的关节,由两块或两块以上的骨组成,它是人体骨连接的主要形式。关节一般由关节面、关节囊和关节腔三个部分构成。

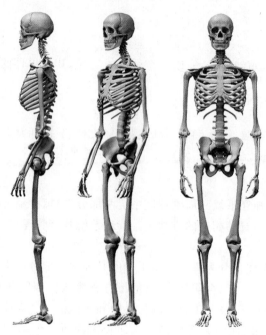

图 1-1-4　全身骨骼

　　1.颅骨

　　颅骨由 23 块大小和形状不同的骨组成,分为脑颅和面颅两部分。脑颅位于颅的后上部,由 8 块颅骨构成,包括成对的顶骨、颞骨和不成对的额骨、枕骨、筛骨、蝶骨,它们共同围成颅腔,容纳并保护脑。面颅位于颅的前下方,由 15 块颅骨构成,包括梨骨、下颌骨、舌骨各 1 块,上颌骨、鼻骨、泪骨、颧骨、腭骨、下鼻甲骨各 2 块。它们形成面部的骨性基础,参与构成眶、鼻腔和口腔(见图 1-1-5)。

　　2.躯干骨

　　躯干骨由 24 块椎骨、1 块骶骨、1 块尾骨、12 对肋骨和肋软骨以及 1 块胸骨组成。

　　脊柱:由 24 块椎骨(颈椎 7 块、胸椎 12 块、腰椎 5 块)、

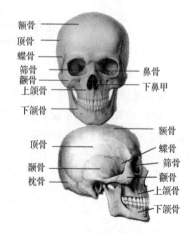

图 1-1-5　颅骨

1块骶骨和1块尾骨组成。各椎骨间借椎间盘、韧带和椎间关节等连接成脊柱,脊柱中间有椎管,容纳脊髓。脊神经从每个椎间孔穿出。脊柱起支持、保持人体重心的平衡作用,能做前屈、后伸、侧屈及旋转运动(见图1-1-6)。

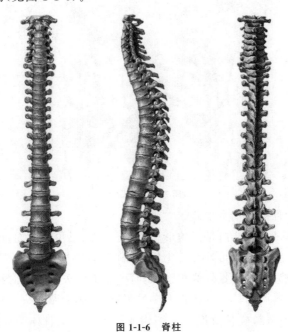

图 1-1-6 脊柱

胸骨:位于胸前壁正中,自上而下分为胸骨柄、胸骨体、剑突三部分。胸骨柄上缘中部微凹,称为颈静脉切迹;外侧与锁骨相连处称为锁切迹。胸骨柄和胸骨体连接处微向前凸形成的骨性隆起称为胸骨角,两侧连第二肋软骨,是计数肋的重要标志。胸骨体为长方形扁骨,外侧缘有与第2~7肋软骨相连的肋切迹。剑突薄而狭长,末端分叉或有孔。

肋骨:呈弓形,分前后两部,后部是肋骨,前部是肋软骨,左右共12对。肋骨后端称为肋头,与胸椎相连,前端的连接方式各不相同:第1肋与胸骨柄直接相连;第2~7肋分别与胸骨的外侧缘形成胸肋关节;第8~10肋的前端不到达胸骨,而是各以肋软骨依次连于上位肋软骨下缘,因而形成一条连续的软骨缘,即肋弓。第11、12肋的前端游离于腹肌内。

胸廓:成人胸廓呈前后略扁的圆锥形。胸廓由胸椎、肋骨、肋软骨和胸骨相连组成。胸廓上口较小,自后上方向前下方倾斜,由第1胸椎体、第1肋和胸骨柄上缘围成;胸廓下口较大,由第12胸椎体、第12肋前端、肋弓和剑突围成。两侧肋弓之间的夹角称为胸骨下角。胸廓主要参与呼吸运动。在呼吸肌的作用下,肋的前外侧部可上升或下降,上升时,胸廓向前方和两侧扩大,胸腔容积相对增大,助吸气;下降时,胸廓恢复原状,胸腔容积也随之缩小,助呼气(见图1-1-7)。

3.四肢骨

四肢骨分为上肢骨和下肢骨。

(1)上肢骨

上肢骨包括锁骨、肩胛骨、肱骨、尺骨、桡骨和手骨(见图1-1-8)。

锁骨:两侧锁骨呈水平走向,横架在胸廓两侧的前上方,略呈"∽"形,内侧端粗大称为胸骨端,与胸骨柄相连形成胸锁关节;外侧端扁平,称为肩峰端,与肩峰相连形成肩锁关节。锁骨

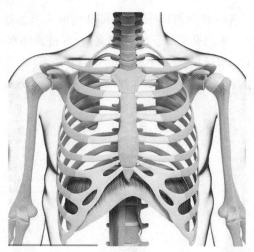

图 1-1-7　胸廓

外、中 1/3 交界处较细,骨折易发生于此。

肩胛骨:位于胸廓后面外上方,是三角形扁骨,有三缘、三角及两面,内侧缘又叫脊柱缘;外侧缘较厚,又叫腋缘;上缘近外侧角处有一小切迹,称为肩胛切迹。自肩胛切迹的外侧向前伸出一手指状突起称为喙突。肩胛骨外侧角膨大,有一梨形的关节面,称为关节盂。

肱骨:位于上臂,是典型的长骨。肱骨上端呈半球状,称为肱骨头,与肩胛骨的关节盂相连接,构成肩关节。肱骨下端与桡骨及尺骨上端构成肘关节。肱骨体中部外侧面有一"V"形隆起的粗糙骨面,称为三角肌粗隆,是三角肌附着处;粗隆后下方有一条由内上斜向外下的浅沟,称为桡神经沟,桡神经紧贴沟中经过,因而此段骨折易损伤桡神经。

尺骨:位于前臂内侧,也即桡骨内侧。

桡骨:位于前臂外侧,也即尺骨外侧。

手骨:由腕骨、掌骨、指骨组成。

(2)下肢骨

下肢骨包括髋骨、股骨、髌骨、胫骨、腓骨、足骨(见图 1-1-9)。

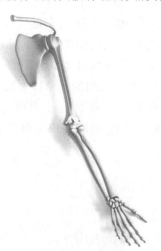

图 1-1-8　上肢骨

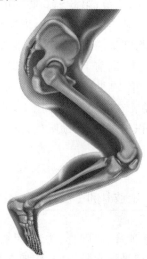

图 1-1-9　下肢骨

髋骨：由髂骨、耻骨和坐骨组成。在三骨融合处外侧面有一深窝，称为髋臼。髋臼内有一半月形关节面，与股骨头形成髋关节。髂骨位于髋骨的后上部，其上缘称为髂嵴。髂嵴的前后突起部分称为髂前上棘和髂后上棘。

股骨：位于大腿内，是人体最粗大的长骨，约占身长的 1/4，可分为上下两端和一体。股骨上端有球形的股骨头，股骨头与髋臼组成髋关节。股骨的下端连接胫骨、腓骨。

髌骨：位于股骨下端膝关节的前方，略呈底向上、尖向下的三角形，是全身最大的籽骨，参与构成膝关节。

胫骨：胫骨上端膨大，形成内侧踝和外侧踝，其上面的关节面与股骨的内、外侧踝相关联。胫骨体呈三棱柱形，前缘锐利，内侧面平坦，下端向内下方的突起称为内踝。

腓骨：位于小腿的后外侧，细长，上端膨大称为腓骨头，下端膨大称为外踝。胫、腓两骨下端与距骨滑车构成踝关节。

足骨：由跗骨、跖骨和趾骨组成。

4.四肢骨的主要连接

(1)胸锁关节：由胸骨的锁切迹与锁骨的胸骨端构成。

(2)肩锁关节：由肩胛骨的肩峰与锁骨的肩峰端构成。

(3)肩关节：由肱骨头与肩胛骨的关节盂构成。肩关节的形状结构特点是：肱骨头大、关节盂浅而小，关节囊薄而松弛，因而肩关节不但运动灵活，而且运动幅度也较大，关节囊下壁薄弱，成为肩关节最常见的脱位部位。

(4)肘关节：由肱骨下端与桡骨、尺骨上端共同组成。它包括三个关节，即：

肱尺关节由肱骨滑车与尺骨的滑车切迹构成。

肱桡关节由肱骨小头与桡骨小头凹构成。

桡尺近侧关节由桡骨头环状关节面与尺骨的桡切迹构成。

以上三个关节包于同一个关节囊内。肘关节脱位时，尺骨、桡骨常向后脱位。肘关节可做屈、伸运动，肘关节伸直时，肱骨内、外上踝与尺骨鹰嘴三点都在一条直线上；屈肘 90°时，三点成一等腰三角形。肘关节脱位时，这种位置关系就会发生改变。

(5)腕关节：尺骨、桡骨下端与腕部相连，形成腕关节，此外腕掌及掌指也组成许多小关节。

(6)髋骨的连结：左右髋骨在后方借骶髂关节及韧带与骶骨相连，前方借耻骨联合相连。骨盆由骶骨、尾骨和左右髋骨及其骨连接构成。骨盆有保护脏器和传导重力的作用。

(7)髋关节：由髋臼与股骨头构成，髋臼深陷，股骨头全部纳入髋臼内，关节囊厚而坚韧。髋关节可做屈、伸、内收、外展、旋转和环转运动，其运动的幅度都较肩关节小。但具有较大的稳定性，以适应下肢负重行走功能的需要。

(8)膝关节：是人体最复杂的关节，由股骨下端、胫骨上端和髌骨构成。

(9)小腿骨的连接：腓骨的上端形成微动的胫腓关节，体和下端分别以小腿骨间膜和韧带相连，因此两者之间的运动极细微。

(10)足骨的连接：包括距小腿关节(踝关节)、跗骨间关节、跗跖关节、跖趾关节和趾骨间关节。

二、骨骼肌

骨骼肌在人体中分布广泛,多分布在身体的表面,如头部、颈部、胸部、腹壁、后背、四肢。全身骨骼肌有 600 块左右,约占体重的 40%。骨骼肌属于横纹肌,又称随意肌,由大脑控制,可随人们的意志而活动。当大脑发出冲动,经神经传递到肌肉,使其收缩和舒张,肌肉收缩时,肌肉变短、变厚,使得关节产生屈、伸、旋转等各种动作。

每一块肌肉都是由中间的肌腹和两端的肌腱构成的。肌腹是一块肌肉中间膨大的部分,由许多相互平行的肌纤维和少量的结缔组织构成。肌腱是由肌腹向两端延伸变细的致密结缔组织组成的,无收缩性。肌肉借肌腱固定于骨骼、皮肤、筋膜或关节囊上。肌肉收缩时牵动骨骼,可使两骨彼此接近,产生各种动作。

骨骼肌按在人体的位置分为头颈肌、躯干肌和四肢肌(见图 1-1-10)。

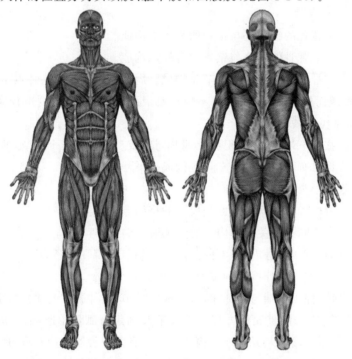

图 1-1-10　人体的主要肌肉

1.头颈肌

头肌:头肌有表情肌,如额肌、口轮匝肌、眼轮匝肌等;还有咀嚼肌,如咬肌、颞肌等。其主要作用是使眼、口张开或闭合,维持面部表情。

颈肌:颈肌有胸锁乳突肌、颈阔肌等。它主要负责头和颈的运动。

2.躯干肌

胸肌:胸肌有胸大肌、胸小肌、肋间肌、膈肌等。胸肌使肱骨内收及内旋等;胸肌和膈肌都参与呼吸运动。

腹肌:腹肌有腹直肌、腹外斜肌、腹内斜肌、腹横肌、腰方肌。腹肌收缩时,可以使躯干弯曲及旋转,并可以防止骨盆前倾。腹部肌肉对于腰椎的活动和稳定性也有相当重要的作用,还可以控制骨盆与脊柱的活动。腹肌还具有协助呼吸、增加腹内压力协助排便和排尿的作用。

背肌:背肌有斜方肌、背阔肌、骶棘肌等。背肌负责肩部运动并协助上肢的运动以及仰头和维持人体保持直立姿势。

3.四肢肌

四肢肌分为上肢肌和下肢肌。

(1)上肢肌

上肢肌包括肩肌、臂肌、前臂肌和手肌。

肩肌:肩肌包括三角肌、肩胛肌等。三角肌的功能主要是负责肩关节的运动。

臂肌:臂肌包括肱二头肌、肱三头肌。

前臂肌:前臂肌包括前臂掌侧肌和前臂背侧肌。前者包括肱桡肌、桡侧腕屈肌、掌长肌、指浅屈肌、尺侧腕屈肌等,后者包括桡侧腕长伸肌、尺侧伸腕肌、指总伸肌等。

手肌:手肌包括外侧肌群、内侧肌群和中间肌群。手肌短小,全部集中在手的掌侧,和从前臂来的长肌腱共同支配手指的活动。

(2)下肢肌

下肢肌包括髋肌、大腿肌、小腿肌和足肌。

髋肌:髋肌主要起自骨盆的内面或外面,跨越髋关节,止于股骨;髋肌包括髂肌、腰大肌、臀大肌、臀中肌等;它主要负责运动髋关节。

大腿肌:大腿肌包括前面的股四头肌、缝匠肌等,后面的股二头肌、半腱肌、半膜肌等,内侧面的大收肌、长收肌、短收肌等。大腿肌群的主要作用是使髋关节、膝关节屈、伸,内收、外旋髋关节,旋内、旋外膝关节。

小腿肌:小腿肌包括前面的胫骨前肌、蹲长伸肌、趾长伸肌,后面的腓肠肌、比目鱼肌等,外侧面的腓骨长肌、腓骨短肌。小腿肌群的主要作用是使距小腿关节(踝关节)屈、伸,足部内收、外展等。

足肌:分为足背肌、足底肌两部分,共 12 块肌肉。足背肌有踇短伸肌、趾短伸肌;足底肌分为内侧群、中间群、外侧群。其主要作用是运动足趾。

第三节　循环系统

循环系统(circulatory system)由心脏和一些复杂而密闭的管道组成。由于管内流动的液体成分不同,循环系统又分为血管系和淋巴系。血管系包括心脏、动脉、静脉及毛细血管。血液在心脏收缩的推动下,经动脉及其分支分布于全身,然后经毛细血管和小、中静脉,最后经大静脉流回心脏,如此周而复始,形成血液循环(见图 1-1-11)。

循环系统的主要功能是将消化系统吸收的营养物质和肺吸收的氧气运送到全身各器官、组织和细胞,供其新陈代谢之用,并将它们的代谢产物,如二氧化碳、尿素等运送到肺、肾或皮肤等器官,排出体外,借以保证人体新陈代谢的正常进行。内分泌器官所产生的激素也借循环系统运送至相应器官,以调节其生理机能。此外淋巴系统还参与机体的免疫机制。

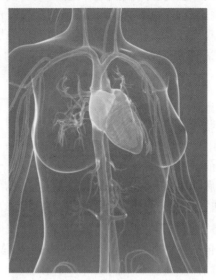

图 1-1-11　血液循环

一、血液循环

1.心脏

心脏是循环系统的中枢,是中空的肌肉器官,也是血液循环的动力器官,它昼夜不停地收缩和舒张,推动血液在血管里循环流动。心脏像自己的拳头一样大小,位于胸腔内、胸骨后及两肺之间稍偏左一点。心脏被中隔分为左、右两半,即右心房、右心室和左心房、左心室4个腔(见图 1-1-12)。同侧心房、心室借房室口相通。心房接受静脉,心室发出动脉。在房室口和动脉口处有瓣膜,使血流只朝一个方向流动而不返流。心脏终生有节律地收缩与舒张,像泵一样不停地将血流由静脉吸入,由动脉射出,使血液在心血管系统内不停地循环流动。

心脏每分钟搏动的次数称为心率。在安静状态下,成人心率的正常变动范围为 60～100 次。低于 60 次/分钟的称为心动过缓,高于 100 次/分钟的称为心动过速。心脏每次从左右心室分别排出的血液量(每搏输出量)为 60～70 ml,每分钟从心室排出的血液量(心排血量)约 5 000 ml,而人体大约有 4 000～5 000 ml 血液。

2.血管

血管分为动脉、静脉和毛细血管三种。

(1)动脉:动脉是把血液从心脏输送到身体各部分去的血管,由心室发出后,不断分支,愈分愈细,小动脉最后移行为毛细血管。动脉管壁厚,具有弹性和舒缩性,随心脏的舒缩而搏动,能维持和调节血压。

(2)静脉:静脉是把血液从身体各部分送回心脏的血管,小静脉起始于毛细血管,在回心过程中逐渐汇合成中静脉、大静脉,最后注入心房。静脉管壁薄,缺乏弹性和舒缩性。

(3)毛细血管:毛细血管是极微细的连通于最小的动脉与静脉之间的血管,互相连接成网

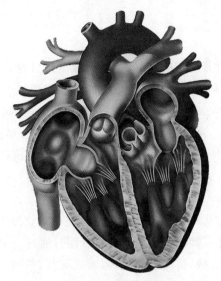

图 1-1-12 心脏的结构

状。毛细血管壁非常薄,主要为一层内皮细胞,有一定的通透性,因而有利于血液与组织和细胞之间的物质交换。

3.血液

血液由血浆和血细胞两部分组成。血细胞又分为红细胞、白细胞和血小板三种。人体内血液的总量称为血量。成人血量大约 4 000～5 000 ml,约为体重的 7%～8%。一次失血 10%(400～500 ml 以下)对人体没有明显影响;失血 20% 可能引起人体活动障碍;失血 30%,如不急救就可能危及生命。

血液循环根据具体途径可分为体循环和肺循环,两种循环同时进行(见图 1-1-13)。

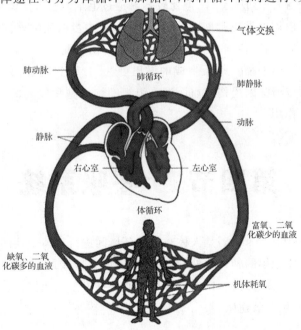

图 1-1-13 血液循环模式图

4.循环路径

(1)体循环(大循环)

当心室收缩时,含氧和营养物质的新鲜血液(动脉血),自左心室流入主动脉,再沿各级动脉分支到达全身各部的毛细血管。血液在此与周围的细胞和组织进行物质交换,血液中营养物质和氧气被细胞和组织吸收,它们的代谢产物和二氧化碳等则进入血液。血液由鲜红色的动脉血变为暗红色的静脉血。再经各级静脉,最后经上、下腔静脉流回右心房。血液沿上述路径的循环称为体循环或大循环。体循环的主要特点是路径长,流经范围广,以动脉血滋养全身各部,而将代谢产物运回心脏。

(2)肺循环(小循环)

从体循环回心的静脉血,从右心房进入右心室。当心室收缩时,血液由右心室射出,经肺动脉入肺,再经肺动脉分支进入肺泡周围的毛细血管网。通过毛细血管壁和极薄的肺泡壁,血液和肺泡内的空气进行气体交换,排出二氧化碳,吸入氧气,使暗红的静脉血变成含氧丰富的鲜红的动脉血,再经肺静脉出肺,注入左心房。血液再从左心房流入左心室。血液沿上述路径的循环称为肺循环或小循环。肺循环的特点是路径短,只通过肺,主要功能是使静脉血变为含氧丰富的动脉血。

二、淋巴循环

淋巴循环(lymph circulation)是循环系统的重要辅助部分,可以把它看作(血液)循环系统的补充。淋巴流入血液循环系统具有很重要的生理意义。①回收蛋白质。组织间液中的蛋白质分子不能通过毛细血管壁进入血液,但比较容易透过毛细淋巴管壁而形成淋巴的组成部分。每天有 75～200 g 蛋白质由淋巴带回血液,使组织间液中蛋白质浓度保持在较低水平。②运输脂肪和其他营养物质。肠道吸收的脂肪 80%～90% 由小肠绒毛的毛细淋巴管吸收。③调节血浆和组织间液的液体平衡。每天生成的淋巴 2～4 L 回到血浆,大致相当于全身的血浆量。④淋巴流动还可以清除因受伤出血而进入组织的红细胞和侵入机体的细菌和其他微粒,对动物机体起着防御作用。

第四节 呼吸系统

呼吸系统(respiratory system)是人体与外界环境间进行气体交换的器官系统。它包括气体的通道以及进行气体交换的肺。此外,胸膜和胸膜腔是呼吸的辅助装置。呼吸道的特点是具有软骨支架,黏膜上皮具有纤毛,以保证气流畅通和排出尘埃或异物。人体在新陈代谢过程中要不断消耗氧气,产生二氧化碳。

一、呼吸系统的组成

呼吸系统由呼吸道和肺两部分组成(见图 1-1-14)。呼吸道是气体的通道,包括鼻、咽、喉、气管、支气管,它们的壁内有骨或软骨支持,以保证气体的畅通,而肺是进行气体交换的器官。通常临床上把气管以上的呼吸道如鼻、咽、喉叫上呼吸道,把气管、支气管及其在肺内的分支叫下呼吸道。

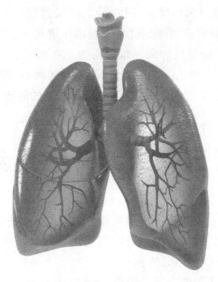

图 1-1-14　呼吸系统

鼻:鼻是呼吸道的起始部,同时又是嗅觉器官。鼻腔里有鼻毛、丰富的血管及纤毛上皮黏膜,它的主要作用为过滤、湿化和加温吸入的空气。此外鼻分泌物中尚含有溶菌酶,有灭菌作用。

咽喉:咽是呼吸和消化的共同通道,喉既是气体的通道还是发音器官。咽后壁有丰富的淋巴组织聚集,称为咽扁桃体,起着保卫作用。

气管、支气管:气管从喉起,达于其分叉,长 11～13 cm,位于纵隔内。气管分为左右两种支气管,右支气管短而粗,较直;左支气管细而长,较倾斜,因而异物容易落入右支气管内。气管、支气管像一棵大树一样分出很多小的树枝,6～25 代后成为终末细支气管。

肺:肺位于胸腔内,形似圆锥体,分为左右两肺。左肺两叶,右肺三叶,包括支气管在内的各级分支和大量的肺泡。肺是进行气体交换的器官。肺的表面与胸腔内壁都有一层润滑膜覆盖,形成的空隙称为胸膜腔,内有少许浆液,在呼吸时可以减少两层胸膜的摩擦。

二、呼吸系统的功能

呼吸系统的主要功能是进行机体与外界环境间的气体交换,即吸入氧和排出二氧化碳。

呼吸过程:吸气时,胸廓肋间肌、膈肌和有关呼吸肌收缩。肺犹如一个有弹性的气囊,在吸气时膨胀,外界空气通过鼻或口腔进入咽喉,然后进入气管、主支气管、肺叶支气管和肺段支气管等 24 级分支,再进入肺泡;每个肺泡被毛细血管包围,肺泡中的氧被摄入血液中,血液中的二氧化碳则释放到肺泡中。呼气时,肋间肌、膈肌等呼吸肌舒张,肺压缩,肺泡中的二氧化碳沿相同的呼吸道,通过鼻或嘴呼出。

呼吸次数:胸廓有节律地扩大和缩小称为呼吸运动。呼吸运动的频率随着年龄和性别而不同,一般随着年龄的增长而逐渐减慢。成人在平静时的呼吸频率为 16～20 次/分钟,呼吸与脉搏之比为 1∶4,儿童呼吸频率一般要比成年人快,而女性呼吸频率又比男性稍快。呼吸过速(tachypnea)指呼吸频率超过 24 次/分,见于发热、疼痛、贫血、甲状腺功能亢进及心力衰竭等。一般体温升高 1 ℃,呼吸大约增加 4 次/分。呼吸过缓(bradypnea)是指呼吸频率低于 12 次/分。呼吸浅慢见于麻醉剂或镇静剂过量和颅内压增高等。

呼吸深度:成人在安静时的呼气和吸气量平均为 500(300～700)ml,每分钟换气量(呼吸深度与呼吸次数的乘积)为 8～10 L。在病理情况下,呼吸可以发生各种变化。常见的呼吸异常有呼吸次数的变化、深度的变化、节律的变化及各种形式的呼吸困难。

第五节　消化系统

消化系统(digestive system)是内脏的重要组成部分之一,是保证新陈代谢活动正常进行的重要功能系统,其基本功能是摄取食物,进行物理性和化学性消化,吸收其分解后的营养物质和排出消化吸收后剩余的食物残渣。

消化系统由消化管和消化腺两大部分组成(见图 1-1-15)。

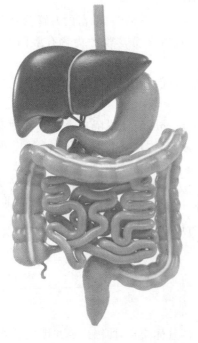
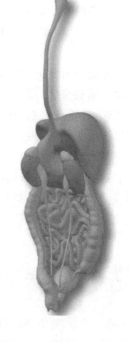

图 1-1-15　消化系统

一、消化管

消化管可分为口腔、咽、食管、胃、小肠、大肠等。

口腔:口腔里面有牙齿和舌,还有唾液腺导管的开口,是消化管的起始部分,在软腭的后部分中央有一垂下的乳头状突起叫作悬雍垂,两旁有一凹陷,内有扁桃体。口腔内的牙齿有咀嚼食物的功能。舌头能分辨食物的味道和辅助发音。唾液腺有三对,即腮腺、颌下腺和舌下腺,它们分泌的唾液由导管流入口腔,对食物进行化学性消化。

咽:咽是一垂直的肌性管道,呈漏斗形,位于鼻腔、口腔、喉的后方。

食管:食管是一扁狭肌性长管状器官,位于胸骨的后方,在两肺之间、气管的后面,是消化管各段中最狭窄的部分。上端在第 6 颈椎下缘平面续咽,下端穿过膈肌经贲门与胃连接,全长约 25 cm,分为颈段、胸段和腹段 3 部分。

胃:胃位于腹腔的左上方,是消化道最膨大的部分,呈囊状。它具有储存食物、分泌胃液、调和食糜的作用,此外还有内分泌功能。胃的入口叫贲门,胃下端移行于十二指肠的出口叫幽门。成人胃的容积大约为 1 L。

小肠:小肠盘曲在腹腔里,长 5~7 m,是消化管中最长的一段,也是进行消化吸收的最主要部位。小肠开始的一段叫十二指肠,其内侧壁有胆管和胰管的开口,中间为空肠与回肠,下端与盲肠相接。

大肠:大肠是消化管的末段,长约 1.5 m,它比小肠短而粗。它上接回肠末端,止于肛门。大肠起始部连着一条蚯蚓似的突起,叫阑尾。大肠本身没有消化作用,主要功能是吸收水分形成粪便。大肠包括盲肠、结肠和直肠。

二、消化腺

消化腺分为两大类:一类是位于消化道外的大消化腺,如唾液腺、肝脏和胰腺;另一类是在消化道壁内的小腺体,如胃腺、肠腺等。消化腺分泌消化液,对食物进行化学消化。

肝脏:肝脏是人体最大的消化腺,位于腹腔的右上方,质软,受暴力打击时易破裂。肝脏分泌的主要消化液叫胆汁(绿色的液体)。在肝脏的表面有一个梨形的囊状袋,叫胆囊,能储存和浓缩胆汁。肝脏的主要功能是代谢、贮存糖原、解毒、分泌胆汁及吞噬、防御等重要功能,是碳水化合物、蛋白质、脂肪三大代谢的枢纽,为维持生命的重要器官。

胰腺:胰腺是仅次于肝脏的大腺体,也是在消化过程中起主要作用的消化腺。其位置较深,在第一、二腰椎水平横位于腹腔后上部。它分泌胰液,胰液内含有分解蛋白质的胰蛋白酶和糜蛋白酶、分解淀粉的胰淀粉酶以及分解脂肪的胰脂肪酶。

第六节　神经系统

神经系统(nervous system)分为中枢神经系统和周围神经系统两部分。中枢神经系统包括脑和脊髓,周围神经系统包括 12 对脑神经、31 对脊神经和内脏神经三部分。中枢神经系统通过周围神经系统与身体各部分联系,调节全身各部位的活动。神经系统是机体内调节的主导系统。

一、神经元的结构和神经调节的方式

神经系统结构和功能的基本单位是神经元(即神经细胞)(见图 1-1-16)。

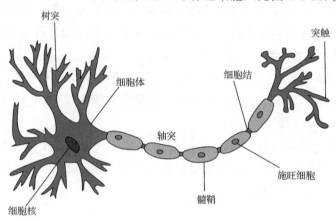

图 1-1-16　神经元模式图

神经元的基本结构包括细胞体和突起两部分。神经元的突起一般包括一条长而分枝少的轴突和数条短而呈树状分枝的树突。轴突以及套在外面的髓鞘,叫作神经纤维。神经纤维末端的细小分枝叫作神经末梢,分布在全身各处。神经元受到刺激后能产生兴奋,并且能把兴奋传导到其他的神经元。

神经元的细胞体主要集中在脑和脊髓里,这些细胞体密集的部位色泽灰暗,叫作灰质。在灰质里,功能相同的神经元细胞体汇集在一起,调节人体的某一项相应的生理活动,这部分结构称为神经中枢。

在周围神经系统中,也有一些功能相同的神经元细胞体汇集在一起,这部分结构称为神经节。

神经元的神经纤维主要集中在周围神经系统里。在周围神经系统里,许多神经纤维集结成束,外被包膜即成为一条神经。在脑和脊髓里,也有神经纤维分布,它们汇集的部位色泽亮白,称为白质。白质内的神经纤维,可向上传导兴奋,亦可向下传导兴奋。

神经调节的基本方式是反射。反射是指通过神经系统,对外界或内部的各种刺激所发生的有规律的反应。参与反射的神经结构是反射弧（见图1-1-17）。反射弧包括五个部分：感受器、传入神经、神经中枢、传出神经和效应器。如大脑通过感受外界环境的刺激，如皮肤感觉、味觉、嗅觉、听觉等。内脏通过内感受器感受内部环境的刺激，感受器接受刺激变为神经冲动经传入神经传入大脑和脊髓，大脑或脊髓接受传入神经冲动后，经过分析综合，发出冲动（命令），经过传出神经传给效应器，发生效应，如肌肉收缩、腺体分泌等。

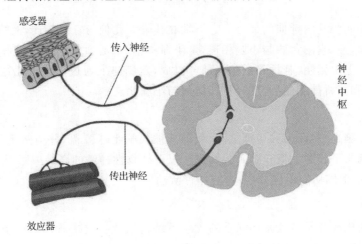

图1-1-17　反射弧模式图

二、脑和脑神经

脑位于颅腔内，由端脑、小脑、脑干、间脑组成（见图1-1-18）。

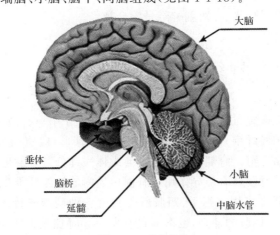

图1-1-18　脑的组成

1.端脑

端脑由两个大脑半球组成，是中枢神经系统最高级部分。大脑半球的表层是灰质（大脑皮层）。大脑皮层是调节人体生理活动的最高级中枢，其中比较重要的神经中枢有：躯体运动中枢、躯体感觉中枢、语言中枢、视觉中枢、听觉中枢。大脑皮层以内是白质，由神经纤维构成。有些神经纤维把左、右两个大脑半球联系起来，有些神经纤维把大脑皮层与小脑、脑干、脊髓联系起来,大脑皮层通过这种方式调节全身各器官的活动。

2.小脑

小脑在大脑的后下方,位于延髓和脑桥的背侧,主要功能是维持躯体平衡、调节肌张力和协调随意运动。

3.脑干

脑干是脊髓向颅腔内延伸的部分。它下端在枕骨大孔处与脊髓相连,上端与间脑相接,被大脑两半球所覆盖。它的背侧与小脑相连,是生命中枢(如心血管运动中枢和呼吸中枢)所在地。脑干自下而上由延髓、脑桥和中脑三部分组成,延髓向下通过枕骨大孔连接脊髓;中脑向上连间脑;延髓和脑桥前靠颅后窝的斜坡,背面与小脑相连。

4.间脑

间脑位于中脑上方,两大脑半球之间,大部分被大脑半球覆盖,并与两半球紧密相连。间脑主要分为丘脑与下丘脑。下丘脑是大脑皮层以下植物性神经的高级中枢,与垂体紧密联系,一起组成下丘脑-垂体功能单位,调节内脏器官活动。

5.边缘系统

边缘系统由边缘叶及与其密切联系的皮质下结构组成。它主管内脏调节、情绪反应和性生活,同时与机体的高级精神活动学习、记忆密切相关。

6.脑神经

脑神经共12对,与脑相连,主要分布于头面部,其中第10对迷走神经还分布到胸、腹部脏器。12对脑神经的名称为:(Ⅰ)嗅神经、(Ⅱ)视神经、(Ⅲ)动眼神经、(Ⅳ)滑车神经、(Ⅴ)三叉神经、(Ⅵ)外展神经、(Ⅶ)面神经、(Ⅷ)前庭蜗神经、(Ⅸ)舌咽神经、(Ⅹ)迷走神经、(Ⅺ)副神经、(Ⅻ)舌下神经。在12对脑神经中,第Ⅰ、Ⅱ、Ⅷ对脑神经是感觉神经;第Ⅲ、Ⅳ、Ⅵ、Ⅺ、Ⅻ对脑神经是运动神经;第Ⅴ、Ⅶ、Ⅸ、Ⅹ对脑神经是混合神经。

三、脊髓和脊神经

脊髓位于椎管中,上端穿过枕骨大孔和脑相连,下端止于第一、二腰椎之间,主要包括灰质(神经细胞体)和白质(神经纤维)两部分,灰质在中央,呈蝶形,白质在灰质的周围。脊髓是脑与躯体、内脏之间的联系通道。脊髓通过脊神经与人体大部分器官发生联系(见图1-1-19)。

脊髓的主要功能:①脊髓具有传导作用。脊髓白质内的神经纤维在脊髓的各部分之间,以及脊髓和脑之间,起着联系作用。躯干、四肢所受到的各种刺激先传入脊髓,而后上达大脑。反之,从大脑下达到躯干、四肢的冲动,也都通过脊髓。②脊髓是低级反射的中枢。一些反射活动通过脊髓的低级中枢来完成,如膝反射、排尿反射、排便反射的低级中枢也在脊髓。但脊髓里的神经中枢是受大脑控制的。

脊神经是由脊髓发出的,人体有31对脊神经,它们分布在躯干、四肢的皮肤和肌肉里。在脊髓的一侧,脊神经的前根和后根在椎间孔处合成为一条脊神经。前根由运动神经纤维(运动神经元细胞体位于脊髓灰质内)组成,后根由感觉神经纤维(感觉神经元细胞体位于脊髓附近的神经节里)组成。

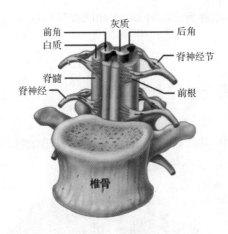

图 1-1-19　脊髓和脊神经

四、内脏神经

内脏神经又叫自主神经或植物性神经,是神经系统的一部分,主要分布于内脏、心血管和腺体。自主神经包括内脏感觉神经和内脏运动神经,内脏运动神经分为交感神经和副交感神经,对同一器官的作用既是互相拮抗又是互相统一的。例如,当机体运动时,交感神经兴奋增强,副交感神经兴奋减弱,相对抑制。于是出现心跳加快、血压升高、支气管扩张、瞳孔散大、消化活动受到抑制等现象。当机体处于安静或睡眠时,副交感神经兴奋加强,交感神经相对抑制,因而出现心跳减慢、血压下降、支气管收缩、瞳孔缩小、消化活动增强等现象。这有利于体力的恢复和能量的储存。

五、脑和脊髓的被膜

脑和脊髓的被膜共有三层,由外向内依次为硬膜、蛛网膜和软脑膜,三层膜在脑和脊髓中相互连续(见图 1-1-20)。它们对脑和脊髓起保护和支持的作用。

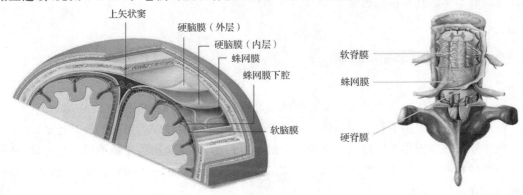

图 1-1-20　脑和脊髓的被膜

硬脊膜与椎管之间的腔隙称为硬膜外腔;在蛛网膜与软脑膜之间的腔隙称为蛛网膜下腔。各腔隙内含液体。

六、脑室、脑脊液与脑屏障

脑室是脑内的腔隙,其中充满脑脊液。各脑室互相通连,侧脑室通过室间孔与第三脑室相通,第四脑室有三个孔与蛛网膜下腔相通(见图 1-1-21)。

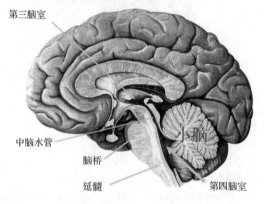

第三脑室

中脑水管

脑桥

延髓

小脑

第四脑室

图 1-1-21　脑室

脑脊液是无色透明的液体,充满于蛛网膜下腔、脑室和脊髓中央管内,形成脑的水垫,起到保护作用,以免震动时脑组织与颅脑直接接触。

脑屏障是指在中枢神经系统内对物质在毛细血管或脑组织液与脑组织间转运过程中进行一定限制或选择的相应结构。脑屏障由血-脑屏障、血-脑脊液屏障和脑-脑脊液屏障构成。

七、躯体的感觉传导通路和投射系统

浅感觉是指皮肤与黏膜的痛、温、触、压等感觉;深感觉是指感受肌肉、肌腱、关节和韧带等深部结构的本体感觉和精细感觉。

八、运动传导通路

大脑皮层对躯体运动的调节是通过锥体系和锥体外系下传而实现的。

锥体系是大脑皮层下行控制躯体运动的最直接通路,主要管理骨骼肌的随意运动。

锥体外系是指锥体系以外调节肌肉运动的中枢神经,其主要功能是协调肌群的运动、调节肌张力维持和调整姿势等。锥体外系包括大脑皮层、纹状体、红核、黑质、小脑、网状结构和前庭神经核等。

第七节　内分泌系统

内分泌系统(the endocrine system)(见图 1-1-22)由内分泌腺、内分泌组织和分布于其他器官的内分泌细胞组成。内分泌腺是人体内一些无输出导管的腺体,其分泌的物质称为激素。内分泌腺包括垂体、甲状腺、甲状旁腺、肾上腺、胸腺、生殖腺、胰岛、松果体等。内分泌腺的结构和功能活动有明显的年龄变化。

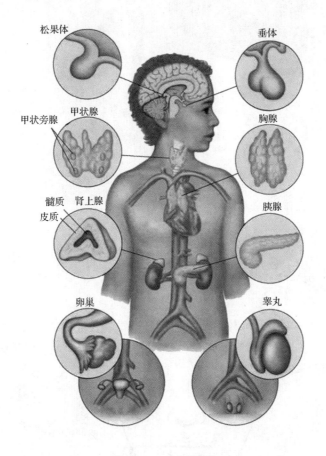

图 1-1-22　内分泌系统

内分泌系统与神经系统相辅相成,共同维持机体内环境的平衡与稳定,调节机体的生长发育和各种代谢,调控生殖和影响行为等。

激素的生理作用非常复杂,但大致可以归纳为 5 个方面:①调节蛋白质、糖、脂肪三大物质和水、盐等代谢;②促进细胞的增殖与分化,影响细胞衰老;③促进生殖器官的发育成熟、生殖功能,以及性激素的分泌与调节;④影响中枢神经系统和植物神经系统的发育及其活动与学习、记忆及行为的关系;⑤与神经系统密切配合调节机体对环境的适应。

一、垂　体

垂体(见图 1-1-23)是人体最重要的内分泌腺,分前叶和后叶两部分。它分泌多种激素,如生长激素、促甲状腺激素、促肾上腺皮质激素、促性腺素、催产素、催乳素、黑色细胞刺激素等,还能够贮藏下丘脑分泌的抗利尿激素。这些激素对代谢、生长、发育和生殖等有重要作用。

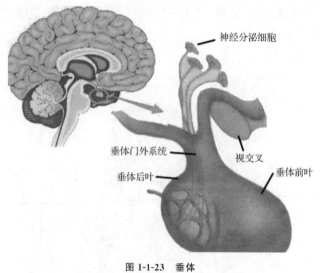

神经分泌细胞

垂体门外系统

视交叉

垂体后叶

垂体前叶

图 1-1-23　垂体

二、甲 状 腺

人的甲状腺重 20～30 g,是人体内最大的内分泌腺。它位于气管上端两侧,甲状软骨的下方,分为左右两叶,中间由较窄的峡部相连,呈"H"形(见图 1-1-24)。甲状腺位于喉下部、气管上部的前侧,吞咽时可随喉部上下移动。

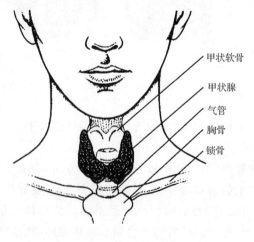

甲状软骨

甲状腺

气管

胸骨

锁骨

图 1-1-24　甲状腺

甲状腺激素的生理功能主要为：

1.促进新陈代谢。

2.促进生长发育。

3.提高中枢神经系统的兴奋性。此外,还有加强和调控其他激素的作用及加快心率、加强心收缩力和加大心排血量等作用。

三、肾上腺

肾上腺(见图 1-1-25)位于两侧肾脏的上方,故名肾上腺。左肾上腺呈半月形,右肾上腺为三角形。两侧肾上腺共重约 30 g。

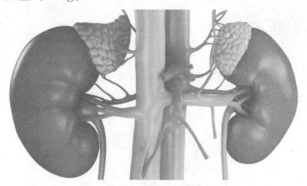

图 1-1-25 肾上腺

肾上腺包括皮质和髓质。肾上腺皮质分泌的激素主要有：①糖皮质激素：主要调节糖、脂肪、蛋白质代谢；②盐皮质激素：即醛固酮,主要功能是调节水盐代谢,维持体内钠钾平衡；③性激素：包括雄性激素、雌性激素,其主要调节生殖功能。肾上腺髓质分泌肾上腺素和去甲肾上腺素。

四、胸 腺

胸腺属淋巴器官。其功能与免疫紧密相关,具有内分泌机能。它位于胸腔上纵隔前部。胚胎后期及初生时,胸腺约 10～15 g,随年龄的增长而增长,到青春期为 30～40 g,此后胸腺逐渐退化。

五、生殖腺

睾丸是男性生殖腺,产生精子和分泌雄性激素,其作用是激发男性的第二性征出现,并维持正常性功能。女性卵巢内的卵泡细胞和黄体产生女性激素。卵泡细胞产生的激素可刺激子宫、阴道和乳腺生长及出现第二性征。黄体的激素能使子宫内膜增厚,并促进乳腺发育。

六、胰岛

胰岛是胰腺的内分泌部分,主要分泌胰高血糖素、胰岛素、生长抑素、胰多肽等。

第八节　泌尿系统

一、泌尿系统的组成

泌尿系统由肾脏、输尿管、膀胱和尿道四部分组成(见图1-1-26)。其中肾脏是形成尿液的器官,输尿管、膀胱和尿道是排尿的通道。

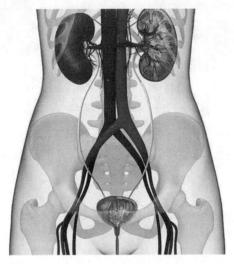

图 1-1-26　泌尿系统

1.肾脏

肾脏不仅是形成尿液的器官,也是调节机体和维持水电解质平衡的重要器官。肾脏形如豌豆,位于12胸肋水平下,紧贴于腹后壁脊柱的两旁,左右各一个。内侧中间凹陷处叫肾门,是肾动脉、肾静脉和输尿管出入肾脏的地方。

2.输尿管

输尿管是一对细长的肌性管道,成人长20～30 cm,上连肾盂,下通在膀胱底的外上方斜行插入膀胱壁,开口于膀胱。输尿管行程有三个生理狭窄,输尿管结石常嵌于此。若输尿管蠕动加剧,甚至产生痉挛,临床上则表现为腰部绞痛。

3.膀胱

膀胱是一个锥体形囊状肌性器官,位于盆腔前部。正常成年人膀胱容量为300～500 ml。膀胱的肌层为平滑肌,也叫逼尿肌,逼尿肌收缩便把尿从尿道排出。膀胱底部和尿道交界处有膀胱括约肌,括约肌收缩,尿道口关闭,可防止尿漏出。

4.尿道

尿道起自膀胱的尿道内口,男性的长度为15～20 cm,它不仅是排尿的通道,也是排精的通道。女性的尿道长度为3～5 cm,较男性短、宽、直,仅有排尿功能。

二、泌尿系统的功能

泌尿系统的功能是把细胞代谢产生的废物通过其产生的尿液排出体外。泌尿系统是人体代谢产物最主要的排泄途径,人体在新陈代谢过程中所产生的废物如尿素、尿酸和多余的水分等,由循环系统送至肾,在肾内形成尿液,再经排尿管道排出体外。正常人两侧肾脏的血流量占全身血流量的1/5～1/4。单位时间内肾小球滤过的血浆量称为肾小球的滤过率,正常成人的肾小球滤过率每分钟约为120 ml。两侧肾脏每日从肾小球滤过的血浆总量达150～180 L。所滤过的这部分血浆称为原尿。原尿流经肾小管及集合管时,其中约99％被重吸收。因此排出体外的终尿仅有1 500 ml左右。葡萄糖、氨基酸、维生素、多肽类物质和少量蛋白质,在近肾小管几乎被全部吸收,此外肾小管尚可直接排出某些药物及毒物。

第九节　生殖系统

人体生殖系统是人繁殖后代,分泌性激素维持副性征的器官的总称。根据所在的部位不同,其可以分为内生殖器和外生殖器两部分。

一、男性生殖系统及其功能

男性生殖器包括阴茎、睾丸、附睾、阴囊、输精管、射精管、前列腺、精囊腺和尿道球腺(见图1-1-27)。

男性生殖系统的主要功能有:①睾丸主要产生精子及分泌雄性激素;②附睾促进精子发育和成熟,以及贮藏和运输精子;③前列腺液可以稀释精液,有利于精子活动;④完成性活动。

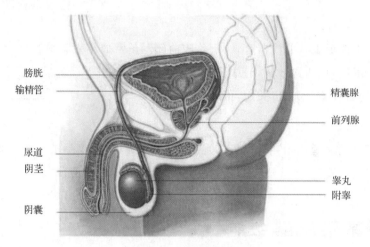

图 1-1-27 男性生殖系统

二、女性生殖系统及其功能

女性生殖器由内生殖器如卵巢、输卵管、子宫、阴道,以及外生殖器如阴唇、阴蒂及阴道前庭两部分组成。此外乳房对人类繁殖具有重要作用,也是女性重要的性感区(见图 1-1-28)。

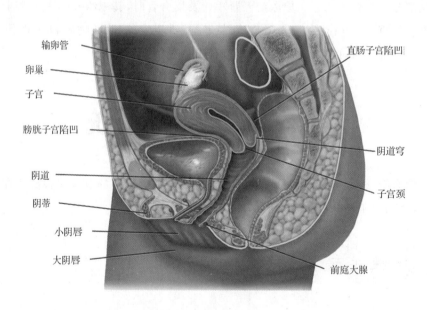

图 1-1-28 女性生殖系统

女性生殖系统的主要功能有:①卵巢产生卵子及分泌雌性激素;②子宫的重要功能是产生月经和给胎儿提供生长发育的场所;③完成性活动。

第二章
病史采集与体格检查

　　船舶航行于大海，由于环境特殊，医院的各种辅助检查无法利用，所以科学、准确的病史采集和体格检查显得尤其重要。一份准确、简要、完整的病情记录，通过现代化通信手段及时传递给医疗机构，专业医生据此可以做出准确的医疗建议和指导。

　　检查病人的方法包括病史采集和体格检查两部分。

　　病史采集即问诊，通过对患者或相关人员的系统询问了解疾病症状的发生、发展和变化过程。病史采集包括主诉、现病史、既往病史、个人病史、月经和婚育史、家族史。以现病史最为重要。询问主要症状出现的诱因、时间、部位、性质、程度、加重或缓解方法、伴随症状及诊疗经过。

　　体格检查是指医生借助感官或传统/简单的检查工具来客观地了解和评估身体健康状况的一组最基本的检查方法。医生一般通过视、触、叩、听来实现。检查内容包括生命体征、一般情况、皮肤、头面、眼、耳、鼻、口腔、颈部、胸部、肺脏、心脏、腹部、肛门及外生殖器、脊柱和四肢、神经系统。

第一节 　病史采集

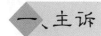
一、主诉

　　患者感受最主要的痛苦或最明显的症状或（和）体征，也就是本次就诊最主要的原因及其持续时间。确切的主诉可初步反映病情的轻重与缓急，并提供对某系统疾患的诊断线索。主诉应用一两句话加以概括，并同时注明主诉自发生到就诊的时间，如"咽痛、高热 2 天""畏寒、发热、咳嗽 3 天，加重伴右胸痛 2 天"。记录主诉要简明，应尽可能用病人自己对症状的描述用语。

二、现病史

现病史是从患者的最初症状起到就诊时为止的整个过程的病史,是病史中的主体部分,它记述患者患病后的全过程,即发生、发展、演变和诊治经过。可按以下内容和程序询问。

1. 起病情况与患病的时间

每种疾病的起病或发作都有各自的特点,详细询问起病的情况对诊断疾病具有重要的鉴别作用。有的疾病起病急骤,如脑栓塞、心绞痛和急性胃肠穿孔等;有的疾病则起病缓慢,如肺结核、肿瘤等。疾病的起病常与某些因素有关,如脑血栓形成常发生于睡眠时;脑出血、高血压危象常发生于激动或紧张状态时。患病时间是指从起病到就诊或入院的时间,时间可长可短。

2. 主要症状的特点

主要症状的特点包括主要症状出现的部位、性质、持续时间和程度、缓解或加剧的因素。了解这些特点对判断疾病所在的系统或器官以及病变的部位、范围和性质很有帮助。如上腹部痛多为胃、十二指肠或胰腺的疾病;右下腹急性腹痛则多为阑尾炎症;全腹痛则提示病变广泛或腹膜受累。对症状的性质也应做有鉴别意义的询问,如灼痛、绞痛、胀痛、隐痛,以及症状为持续性还是阵发性,发作及缓解的时间等。以消化性溃疡为例,其主要症状的特点为上腹部疼痛,可持续数日或数周,在几年之中可以表现为时而发作时而缓解,呈周期性发作或有一定季节性发病等特点。

3. 病因与诱因

尽可能了解与本次发病有关的病因(如外伤、中毒、感染等)和诱因(如气候变化、环境改变、情绪变化、起居和饮食失调等),有助于明确诊断与拟定治疗措施。对直接或近期的病因患者容易提出,当病因比较复杂或病程较长时,患者往往记不清、说不明,也可能提出一些似是而非或自以为是的因素,这时应进行科学的归纳和分析,不可不假思索地记入病历。

4. 病情的发展与演变

病情的发展与演变包括患病过程中主要症状的变化或新症状的出现。如肺结核合并肺气肿的患者,在衰弱、乏力、轻度呼吸困难的基础上,突然感到剧烈的胸痛和严重的呼吸困难,应考虑自发性气胸的可能。又如,有心绞痛史的患者本次发作疼痛加重而且持续时间较长时,应考虑到急性心肌梗死的可能。

5. 伴随症状

伴随症状是指在主要症状的基础上同时出现的一系列的其他症状。这些伴随症状常常是鉴别诊断的依据,或提示出现了并发症。如腹泻可能为多种病因的共同症状,单凭这一症状还不能诊断某病,如问明伴随的症状,则诊断的方向会比较明朗。如腹泻伴呕吐,则可能为饮食不洁或误食毒物引起的急性胃肠炎;腹泻伴里急后重,结合季节和进餐情况更容易考虑到痢疾。又如急性上腹痛,原因有很多,若患者同时伴有恶心、呕吐、发热,特别是又出现了黄疸和休克,就应该考虑到急性胰腺炎或急性胆道感染的可能。反之,按一般规律在某一疾病应该出现的伴随症状而实际上没有出现时,也应将其记述于现病史中以备进一步观察,或作为诊断和鉴别诊断的重要参考资料,这种阴性表现有时称为阴性症状。一份好的病史不应放过任何一个主要症状之外的细小伴随迹象,因为它们在明确诊断方面有时会起到很重要的作用。

6.诊治经过

患者于本次就诊前已经接受过其他医疗单位治疗的,则应询问已经接受过什么诊断措施及其结果;若已进行治疗,则应问明使用过的药物名称、剂量、已使用时间和疗效,以便为本次诊治疾病提供参考,但不可以用既往的诊断代替自己的诊断。

7.病程中的一般情况

在现病史的最后应记述患者患病后的精神、体力状态,食欲及食量的改变,睡眠与大小便的情况等。这部分内容对全面评估患者病情的轻重和预后以及采取什么辅助治疗措施十分有用,有时对鉴别诊断也能够提供重要的参考资料。

三、既往病史

既往病史包括患者既往的健康状况和过去曾经患过的疾病(包括各种传染病)、外伤手术、预防注射、过敏,特别是与目前所患疾病有密切关系的情况。在记述既往病史时应注意不要和现病史发生混淆,如果目前患肺炎,则不应把数年前也患过肺炎的情况写入现病史。而对消化性溃疡患者,则可把历年发作情况记述于现病史中。此外,对居住或生活地区的主要传染病和地方病史,外伤、手术史,预防接种史,以及对药物、食物和其他接触物的过敏史等,也应记录于既往病史中。记录顺序一般按年月的先后顺序排列。

四、系统回顾

系统回顾由很长的一系列直接提问组成,作为最后一遍病史资料的搜集,避免问诊过程中的忽略或遗漏。如果时间允许的话,应进行系统回顾。系统回顾涉及的临床疾病很多,学员在学习采集病史之前,必须对各系统可能出现的症状和体征的病理、生理意义有比较清晰的理解。

1.呼吸系统回顾

呼吸系统回顾包括咳嗽的性质、程度、频率、与气候变化及体位改变的关系;咳痰的颜色、黏稠度和气味等;咯血的性状、颜色和量;呼吸困难的性质、程度和出现的时间;胸痛的部位、性质以及与呼吸、咳嗽、体位的关系;有无发冷、发热、盗汗、食欲缺乏等。

2.循环系统回顾

循环系统回顾包括心悸发生的时间与诱因;心前区疼痛的性质、程度以及出现和持续的时间,有无放射、放射的部位,引起疼痛发作的诱因和缓解方法;呼吸困难出现的诱因和程度,发作时与体力活动和体位的关系;有无咳嗽、咯血等;水肿出现的部位和时间;尿量多少、昼夜间的改变;有无腹水、肝区疼痛、头痛、头晕、晕厥等;有无风湿热、心脏疾病、高血压病、动脉硬化等病史;对女性患者应询问妊娠、分娩时有无高血压和心功能不全的情况。

3.消化系统回顾

消化系统回顾包括有无腹痛、腹泻、食欲改变、嗳气、反酸、腹胀、口腔疾病,以及其出现的缓急、程度、持续的时间及进展情况;上述症状与食物种类、性质的关系及有无精神因素的影响;呕吐的诱因、次数,呕吐物的内容、量、颜色及气味;呕血的量及颜色;腹痛的部位、程度、性质和持续时间,有无规律性,是否向其他部位放射,与饮食、气候及精神因素的关系,按压时疼痛减轻或加重情况;排便次数,粪便的颜色、性状、量和气味;排便时有无腹痛和里急后重,有无发热与皮肤、巩膜黄染;体力、体重的改变。

4.泌尿系统回顾

泌尿系统回顾包括有无尿痛、尿急、尿频和排尿困难;尿量和夜尿量多少,尿的颜色(洗肉水样或酱油色)、清浊度;有无尿潴留及尿失禁等;有无腹痛,疼痛的部位,有无放射痛;有无咽炎、高血压、水肿、出血等。

5.造血系统回顾

造血系统回顾包括皮肤黏膜有无苍白、黄染、出血点、瘀斑、血肿,以及淋巴结、肝、脾肿大、骨骼痛等;有无乏力、头晕、眼花、耳鸣、烦躁、记忆力减退、心悸、舌痛、吞咽困难、恶心;营养、消化和吸收情况。

6.内分泌系统回顾

内分泌系统回顾包括有无怕热、多汗、乏力、畏寒、头痛、视力障碍、心悸、食欲异常、烦渴、多尿、水肿等;有无肌肉震颤及痉挛;性格、智力、体格、性器官的发育情况;骨骼、甲状腺、体重、皮肤、毛发的改变;有无产后大出血。

7.神经精神系统回顾

神经精神系统回顾包括有无头痛、失眠或嗜睡、记忆力减退、意识障碍、晕厥、痉挛、瘫痪、视力障碍、感觉及运动异常、性格改变、感觉与定向障碍。如疑有精神状态改变,还应了解情绪状态、思维过程、智能、能力、自知力等。

8.肌肉骨骼系统回顾

肌肉骨骼系统回顾包括有无肢体肌肉麻木、疼痛、痉挛、萎缩、瘫痪等;有无关节肿痛运动障碍、外伤、骨折、关节脱位、先天畸形等。

五、个人病史

个人病史主要包括社会经历(包括出生地点、经历的地区,尤其是疫源地和地方病流行区)、职业和工作条件(包括工种、劳动环境、对工业毒物的接触情况)、习惯与嗜好(生活饮食习惯、烟酒的嗜好程度以及是否吸食其他异嗜物和麻醉药品、毒品等),以及冶游史(有无不洁性交,是否患过淋病性尿道炎、尖锐湿疣、下疳等)。

六、月经和婚育史

婚育史包括婚姻史和生育史。婚姻史主要包括未婚或已婚,结婚年龄,配偶健康状况,性生活情况,夫妻关系等。生育史对男性患者应询问是否患过影响生育的疾病,对女性患者则为妊娠与生育次数,人工或自然流产的次数,有无死产、手术产、围产期感染及计划生育状况等。此外对女性患者还应询问月经史,包括月经初潮的年龄、月经周期和经期天数,经血的量和颜色,经期症状,有无痛经与白带,末次月经日期,闭经日期,绝经年龄。

七、家族史

家族史应询问双亲与兄弟、姐妹及子女的健康与疾病情况,特别应询问是否有与患者同样的疾病,有无与遗传有关的疾病,如糖尿病、高血压、心脏病、癌症、结核病、精神病等。对已死亡的直系亲属要问明死因与年龄。

第二节　体格检查

体格检查是继询问病史以后诊断和估计病情的第二个基本步骤。进行体格检查时应做到既不使患者感到不适,又能获得准确结果,以期尽早达到明确诊断的目的。船上做体格检查时要求房间安静,并备有钟或表、血压计、听诊器、体温计、手电筒、压舌板等简单的辅助工具。检查的方法有视、触、叩、听等,做检查时要按一定的顺序进行,通常首先进行生命体征和一般检查,然后按头、颈、胸、腹、脊柱、四肢和神经系统的顺序依次进行检查,必要时可调整检查顺序,以利于及时抢救和处理病人。

一、体格检查的基本方法

(一)视诊

视诊是检查者用视觉来观察病人全身或局部表现的诊断方法。视诊能观察到全身一般状态和许多全身或局部的体征。

(二)触诊

触诊是检查者通过手接触被检查部位时的感觉来进行诊断的一种方法。触诊可以进一步明确视诊所不能肯定的体征,如体温、湿度、波动、摩擦感、压痛,以及包块的位置、大小、轮廓、表面性质、硬度等。触诊的适用范围很广,可遍布身体各部,尤以腹部更为重要,手的感觉以指腹和掌指关节掌面的皮肤最为敏感,因此,触诊时多用这两个部位进行(见图 1-2-1)。进行检查时,检查者的手应温暖,手法应轻柔,要向病人讲清触诊的目的,消除病人的紧张情绪,并应在检查过程中,随时观察病人表情。

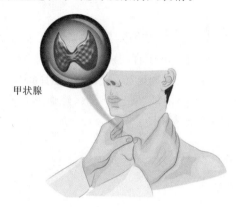

甲状腺

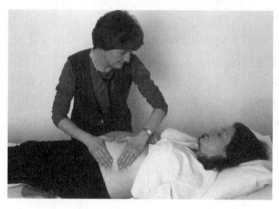

图 1-2-1　触诊模式图

(三)叩诊

叩诊是用手指叩击身体表面某部位,使之震动而产生声响,根据震动和声响的特点来判断被检查部位的脏器状态有无异常。叩诊多用于确定肺尖的宽度、肺下缘的边界、胸膜腔或腹腔中液体的多少、心界的大小与形状、肝脾的边界等。

叩诊的方法是,检查者将左手中指第二指节紧贴于叩诊部位,其他手指稍微抬起,勿与体表接触;右手指自然弯曲,用中指指端叩击左手中指末端指关节处或第二节指骨的远端,叩击方向应与叩诊部位的体表垂直(见图 1-2-2)。叩诊时应以腕关节与掌指关节的活动为主,避免肘关节和肩关节参与运动,在同一部位可连续叩击 2～3 下。

为了检查病人肝区或肾区有无叩击痛,医生可将左手手掌平置于被检查部位,右手握成拳状,并用其尺侧叩击左手手背,询问或观察病人有无疼痛感。

叩诊应注意在安静的环境下进行,根据叩诊部位不同,病人应采取适当体位,如叩诊胸部时可取坐位或卧位,叩诊腹部时常取仰卧位。叩诊时不仅要注意叩诊音响的变化,还应注意与对称部位的比较和鉴别。

叩诊时被叩击部位产生的反响称为叩诊音,叩诊音的不同取决于被叩击部位组织或器官的致密度、弹性、含气量及与体表的间距。

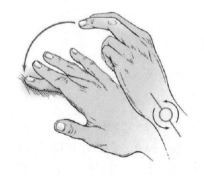
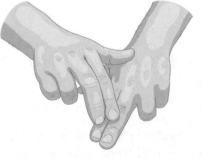
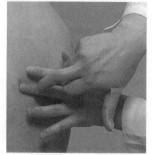

图 1-2-2　叩诊时手指放置于体表的姿势和手指的方向

临床上叩诊音分为清音、浊音、鼓音和实音。清音是正常肺部的叩诊音;浊音是当叩击被少量含气组织覆盖的实质脏器时产生的声音,如叩击心脏或肝脏被肺段边缘所覆盖的部分,或在病理状态下如肺炎时呈浊音;鼓音是在叩击含有大量气体的空腔脏器时出现,正常情况下可见于胃泡区和腹部,病理情况下如空洞、气胸、气腹等;实音是如叩击心和肝等实质脏器所产生的音响,在病理状态下可见于大量胸腔积液或肺实变。

(四)听诊

听诊是根据病人身体各部分发出的声音判断各器官正常与否的一种诊断方法。一般体检时用听诊器进行听诊,因听诊器对器官活动的声音有一定的放大作用,且能阻断环境中的噪声。听诊器应用范围广,可用于听诊心脏的各种杂音和心律失常、肺部的病理呼吸音、腹部的肠鸣音以及血管音等。

听诊器(见图 1-2-3)通常由耳件、体件和软管三部分组成,其长度应与检查者手臂长度相适应,听诊前应注意检查耳件方向是否正确,硬管和软管管腔是否通畅。

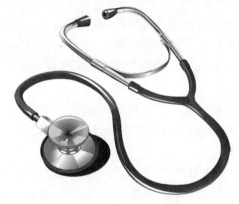

图 1-2-3　听诊器模式图

听诊应注意在安静的环境下进行,嘱病人采取适当的体位,并要正确使用听诊器。听诊时注意力要集中,听肺部时要摒除心音的干扰,听心音时要摒除呼吸音的干扰,必要时嘱病人控制呼吸配合听诊。听诊是体格检查基本方法中的重点和难点,尤其对肺部和心脏的听诊,必须要勤学苦练、仔细体会、反复实践、善于比较,才能达到切实掌握和熟练应用的目的。

二、一般检查

一般检查为整个体格检查过程的第一步,是对患者全身状态的概括性观察,以视诊为主,配合触诊、听诊等进行检查。一般检查的内容包括性别、年龄、体温、脉搏、呼吸、血压、发育与营养、意识状态、面容表情、体位姿势、步态等,还有皮肤和淋巴结等。

(一)性别与年龄

性别很容易判断,正常人的性征很明显,而人体随着年龄的增长出现生长发育、成熟、衰老等一系列改变,性别和年龄与疾病的发生及预后有着密切的关系。

(二)生命体征

生命体征是评价生命活动存在与否及其质量的指标,包括体温、呼吸、脉搏和血压,为体格检查时必须检查的项目之一。测量之后应及时而准确地记录于病历上。

1.体温

(1)体温测量及正常范围

每次体格检查均应记录体温,国内一般按摄氏法进行记录。测量体温的方法通常有以下3种。

①口测法:将消毒后的体温计置于患者舌下,让其紧闭口唇,嘱患者不用口腔呼吸,5 min后读数。正常值为 36.3～37.2 ℃。该法结果较为准确,但不能用于婴幼儿及神志不清者。

②肛测法:让患者取侧卧位,将肛门体温计头端涂布润滑剂后,徐徐插入肛门内达体温计长度的一半为止,5 min后读数。正常值为 36.5～37.7 ℃。肛测法一般较口测法读数高 0.3～0.5 ℃。该法测值稳定,多用于婴幼儿及神志不清者。

③腋测法:将体温计头端置于患者腋窝深处,用上臂将体温计夹紧,10 min后读数。正常值为 36～37 ℃。注意腋窝处应无致热或降温物品,并应将腋窝汗液擦干,以免影响测定结果。该法简便、安全,且不易发生交叉感染,为最常用的体温测定方法。

(2)体温的波动

生理情况下,体温有一定的波动。早晨体温略低,下午略高,在 24 h 内波动幅度一般不超过 1 ℃;运动或进食后体温略高;老年人体温略低;月经期前或妊娠期妇女体温略高。

(3)体温测量的注意事项

①测量前应将体温计的汞柱甩到 36 ℃以下,否则测量结果会高于实际体温。

②采用腋测法时,应用上臂将体温计夹紧,否则测量结果会低于实际体温。

③检测局部是否存在冷热物品或刺激,如用温水漱口、局部放置冰袋或热水袋等,这些因素可对测定结果造成影响。

2.呼吸

正常成人的呼吸每分钟 16～20 次,节律均匀,深浅一致。呼吸频率每分钟超过 24 次或低于 12 次,都是不正常的表现。呼吸与年龄、性别及机体活动也有关系,小孩呼吸较快,呼吸与脉搏比例一般为 1∶4,即 4 次心跳,1 次呼吸。呼吸是生命存在的征象,呼吸停止,随之心脏停止跳动,标志着生命的终结。

呼吸有无的判断方法是一看、二听、三感觉。一看:看胸部、腹部区有无起伏;二听:听有无呼吸气流通过(环境嘈杂时不易准确判断);三感觉:用面颊贴近病人口鼻部,体察有无呼气气流的吹拂感。

呼吸停止的表现是胸部、上腹部无起伏,口鼻无呼吸气流通过。

呼吸的计数是在安静情况下观察病人胸部或腹部起伏的次数,一起一伏表示呼吸一次。危重病人呼吸表浅不易观察起伏,可用小棉花放在鼻孔旁,观察棉花吹动次数,进行计数。

3.脉搏

正常人的脉搏反映着心跳的情况,随着心脏节律性地收缩和舒张,动脉内的压力一升一降,而引起血管壁交互出现一次扩张和回缩的搏动,称为脉搏。心跳与呼吸一样是生命存在的征象,心跳停止,生命即终止。

正常人脉搏次数与心跳次数相一致,而且节律均匀、间隔相等,每分钟 60~100 次。脉搏在日间较快,睡眠中较慢,体力劳动和情绪激动时较快。发热时脉搏也加快,当体温超过 38 ℃时,体温每升高 0.5 ℃,脉搏每分钟增加 10 次。

通常用触摸桡动脉的搏动来观察心跳的情况。桡动脉搏动在腕关节上 2 cm 处,靠大拇指一侧。方法是将食指、中指、无名指并列,平放于选定的位置,检查压力大小,以能清楚感到波动为宜。注意观察患者脉搏的节律性及每分钟次数(见图 1-2-4)。

在紧急情况下判断病人是否心跳停止最方便的方法是摸颈动脉的搏动。如果颈动脉搏动没有摸到,说明心跳停止。摸颈动脉搏动的位置和方法:救人者用食指和中指感觉喉结的位置,将手指顺着自身方向下滑 2.5 cm,感觉颈动脉的跳动,在喉结两侧的凹陷处,向下按压,可摸到明显的搏动,双侧均有(见图 1-2-5)。在紧急情况下,不要反复摸颈动脉搏动来判断心跳是否停止,以免耽误抢救时机。

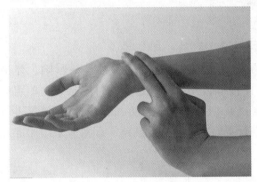

图 1-2-4　触摸桡动脉示意图

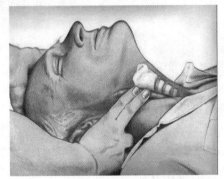

图 1-2-5　触摸颈动脉示意图

4.血压

血压是流动着的血液对血管壁所施的侧压力。一般所说的血压是指体循环的动脉血压。当心脏收缩时,动脉血压所达到的最高值叫作收缩压;心脏舒张时,动脉血压降至最低值,称为舒张压,二者之差为脉压。

血压的测量方法:病人取卧位或坐位,暴露被测量的手臂,一般测右上臂,血压计最好与心脏同高。打开血压计将袖带内的气体排出,平整地缠在右上臂的中 1/3 处,下缘距肘窝 2~3 cm,松紧适度。用手指触摸肘部动脉搏动位置,把听诊器放在肘窝肱动脉搏动处,然后向袖带内打气,等动脉搏动消失,再将水银柱升高 20~30 mmHg,缓慢地放出袖带中的气体,当听到第一个动脉搏动声音时,水银柱上所显示的压力即为收缩压;以后水银柱渐渐下降至声音消失,或音调节律突然减弱时,水银柱所显示的压力为舒张压(见图 1-2-6)。

健康成年人的血压正常值的变动范围:收缩压为 90~140 mmHg 或 12~18.5 kPa,舒张压为 60~90 mmHg 或 8~12 kPa。其记录形式有两种:一种是以 mmHg 为记录单位,我国多以此为记录单位;另一种是以国际单位 kPa 为记录单位。记录方法:收缩压为分子,舒张压为分母,如 120/80 mmHg 或 16/10 kPa。换算方法:1 mmHg＝133.32 Pa。

(三)发育与营养

发育正常者,其年龄、智力和体格的成长状态(包括身高、体重及第二性征)处于均衡一致。

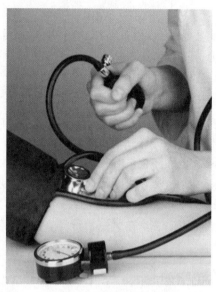

图 1-2-6 血压的测量方法

机体的发育受种族遗传、内分泌、营养代谢、生活条件及体育锻炼等多种因素的影响。体型是身体各部发育的外观表现,包括骨干、肌肉的生长与脂肪分布的状态等。营养状态是鉴定健康和疾病程度的标准之一,评价营养状态通常根据皮肤、毛发、皮下脂肪、肌肉的发育情况进行综合判断,临床上采用良好、中等、不良三个等级进行描述,对营养状态异常者则多采用肥胖和消瘦来描述。

(四)意识状态

意识是大脑功能活动的综合表现,即对环境的知觉状态。正常人意识清晰,定向力正常,反应敏锐精确,思维和情感活动正常,语言流畅、准确,表达能力良好。凡能影响大脑功能活动的疾病均可引起程度不等的意识改变,称为意识障碍。患者可出现兴奋不安、思维紊乱、语言表达能力减退或失常、情感活动异常、无意识动作增加等。根据意识障碍的程度可将其分为嗜睡、意识模糊、谵妄、昏睡以及昏迷。

判断患者意识状态多采用问诊,通过交谈了解患者的思维、反应、情感、计算及定向力等方面的情况。对较为严重者,尚应进行痛觉试验、瞳孔反射等检查,以确定患者意识障碍的程度。

(五)面容与表情

面容是指面部呈现的状态;表情是在面部或姿态上思想感情的表现。健康人表情自然,神态安怡。患病后因病痛困扰,常出现痛苦、忧虑或疲惫的面容与表情。某些疾病发展到一定程度时,尚可出现特征性的面容与表情,对疾病的诊断具有重要价值。如急性感染性疾病可出现急性病容,表现为面色潮红,兴奋不安,鼻翼扇动,口唇疱疹,表情痛苦;贫血可出现贫血面容,表现为面色苍白,唇舌色淡,表情疲惫;破伤风可出现苦笑面容,表现为牙关紧闭,面肌痉挛,呈苦笑状;伤寒面容表情淡漠,反应迟钝,呈无欲状态;还有慢性病面容、满月面容、甲状腺功能亢进面容等。

(六)体位、姿势与步态

体位是指患者身体所处的状态。体位的改变对某些疾病的诊断具有一定的意义。正常人身体活动自如,不受限制,呈自主体位;患者极度衰竭或意识丧失时,不能自己调整或变换身体的位置,呈被动体位;患者为减轻痛苦,被迫采取某种特殊的体位称为强迫体位,如患急性腹膜炎时,患者呈强迫仰卧位,双腿蜷曲,借以减轻腹部肌肉的紧张程度;心、肺功能不全者表现为强迫坐位,亦称端坐呼吸等。

姿势是指举止的状态。健康成人躯干端正,肢体活动灵活适度。正常的姿势主要依靠骨骼结构和各部分肌肉的紧张度来保持,但亦受机体健康状况及精神状态的影响,如疲劳和情绪低沉时可出现肩垂、弯背、拖拉、蹒跚的步态。患者因疾病的影响,可出现姿势的改变。颈部活动受限提示颈椎疾病;充血性心力衰竭患者多愿采取坐位,当其后仰时可出现呼吸困难;腹部疼痛时可有躯干制动或弯曲;胃、十二指肠溃疡或胃肠痉挛性疼痛发作时,患者常捧腹而行。

步态是指走动时所表现的姿态。健康人的步态因年龄、机体状态和所受训练的影响而有不同表现,如小儿喜急行或小跑,青壮年矫健快速,老年人则常为小步慢行。当患某些疾病时可导致步态发生显著改变。如小脑疾病、酒精及巴比妥中毒患者行走时躯干重心不稳,步态紊乱不准确如醉酒状;脑性瘫痪与截瘫患者移步时下肢内收过度,两腿交叉呈剪刀状。

(七)皮肤和淋巴结

皮肤本身的疾病很多,许多疾病在病程中可伴随着多种皮肤病变和反应。皮肤的病变和反应有的是局部的,有的是全身的。皮肤病变除颜色(苍白、发红、发绀和黄染等)改变外,亦可为湿度、弹性的改变,以及出现皮疹、出血点、紫癜、皮下结节或肿块、水肿及瘢痕等。皮肤病变的检查一般通过视诊观察,有时尚需配合触诊。

淋巴结分布于全身,一般体格检查仅能检查身体各部表浅的淋巴结。正常情况下,淋巴结较小,质地柔软,表面光滑,不易触及,亦无压痛。表浅淋巴结多分布在头颈部、腋窝、腹股沟等处,检查时注意淋巴结的大小、数目、压痛、硬度、移动性及是否有肿大。

三、头颈部检查

(一)头部检查

头部及其器官是人体最重要的外形特征之一,检查头部时要注意头颅的大小、形态、压痛、包块、头皮和头发(疏密、色泽、分布)及头部重要的器官。

1.眼

眼部检查包括:有无视力障碍,结膜是否充血,巩膜是否有黄染(应在自然光线下检查黄疸,许多正常人在人造光下巩膜呈淡黄色),有无突眼及眼球活动障碍(向上、向下、向左、向右),瞳孔大小及两侧是否等大等圆、对光反射是否存在(当光线射入眼内时瞳孔是否缩小)。

2.耳

耳部检查包括:耳廓有无畸形,外耳道有无出血、分泌物及感染,特别是得知或怀疑头部受伤时,乳突处有无压痛,听力有无障碍等。

3.鼻

鼻部的检查应注意鼻的外形,是否流鼻血及有无分泌物,鼻窦有无压痛。

4.口腔

有无口腔黏膜溃疡,牙龈有无出血、溢脓,舌的颜色、运动是否正常,咽是否充血,扁桃体有无肿大、充血及分泌物,吞咽动作是否困难,口腔有无特殊气味。

(二)颈部检查

颈部的检查应在平静、自然的状态下进行。正常人颈部直立,两侧对称;检查时应注意颈部的皮肤和包块的部位、数目、大小、质地、活动度、压痛;颈部血管有无异常搏动及怒张,气管有无异位;两侧甲状腺是否对称或肿大;听诊时局部有无血管杂音等,有无颈强直(检查方法:让病人平卧,检查者一手放在病人的脑后,令其放松,轻轻抬起头部,屈颈使下颌触及胸部,能触及胸部为正常,若不能触及胸部,伴有抵抗感和疼痛者,即为颈强直)。

四、胸部检查

胸部是指颈部以下和腹部以上的区域,主要的脏器包括肺和心脏。胸部的检查首先应观察胸廓形态是否对称,有无畸形、隆起,肋间隙增宽或狭窄、饱满或凹陷,呼吸运动是否两侧对称,有否反常呼吸等,此外还应注意胸壁有无压痛。

(一)肺部检查

视诊:呼吸运动的类型、快慢、深浅,两侧呼吸道运动是否对称。

触诊:语音震颤两侧是否对称,有无胸膜摩擦感。语颤检查方法:将检查者的双手掌面或尺侧缘放在病人两侧前胸或背部的对称部位,嘱病人呼长声"一",这时检查者就可在胸部或背部触及颤动感觉,又称触觉语颤。检查时应注意比较两侧颤动之强弱,并将双手交换位置进行重复对比,可以更准确地判定语颤的强弱。正常两侧语颤相等。

叩诊:肺部叩诊正常为清音,当肺部含气量增多、肺实变或胸腔积液时叩诊可出现鼓音、浊音或实音。此外叩诊还可检查肺下界及肺移动度。

听诊:听诊包括正常呼吸音(气管呼吸音、支气管呼吸音、支气管肺泡呼吸音、肺泡呼吸音),异常呼吸音(减弱、增强、消失),以及啰音(哮鸣音、干啰音和湿啰音)。此外还有语音共振(嘱病人呼长声"一",然后用听诊器听及,又称听觉语颤)及胸膜摩擦音。

(二)心脏检查

视诊:看心尖搏动的位置、范围,心前区有无异常搏动及膨隆,正常心尖搏动位于第 5 肋间,左锁骨中线内侧 0.5～1.0 cm,范围不超过 2.0～2.5 cm(直径)(见图 1-2-7)。

触诊:了解心尖搏动的部位及强弱,以及心前区有无震颤感。

叩诊:叩出心脏浊音界,可知心脏的大小。

听诊:心脏听诊应注意心率、心律、心音、杂音(应注意杂音的部位、发生的时间、程度、性质、何处最响、向何处传导),比较主动脉瓣和肺动脉瓣第二音强弱,有无心包摩擦音。

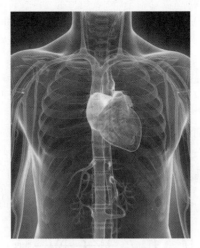

图 1-2-7　心脏的位置

五、腹部检查

(一)腹部的体表标志及分区

为了准确描写脏器病变和体征的部位和范围,常借助于腹部的天然体表标志和人为地画线将腹部划分为几个区,以便熟悉脏器的位置和其在体表的投影。

1.体表标志

常采用腹部体表标志,如图 1-2-8 所示。

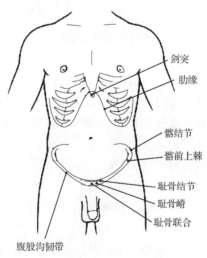

图 1-2-8　腹部体表标志示意图

肋弓下缘:由第 8~10 肋软骨连接形成的肋弓。肋弓下缘是腹部体表的上界,常用于腹部分区,肝、脾的测量和胆囊的定位。

剑突:胸骨下端的软骨,是腹部体表的上界,常作为肝脏测量的标志。

脐:位于腹部中心,向后投影相当于第3、4腰椎之间,是腹部四区分法的标志。

髂前上棘:髂嵴前方突出点,是腹部九区分法的标志和骨髓穿刺的部位。

腹中线:胸骨中线的延续,是腹部四区分法的垂直线。

腹股沟韧带:腹部体表的下界,是寻找股动、静脉的标志。

2.腹部分区

目前常用的腹部分区有四区分法和九区分法两种(见图1-2-9)。

(1)四区分法

通过脐画一水平线与一垂直线,两线相交将腹部分为四区,即左、右上腹部和左、右下腹部。

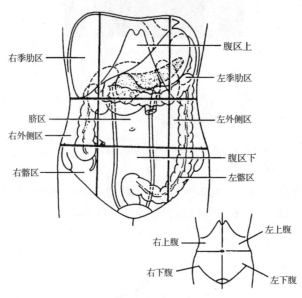

图1-2-9　腹部分区法

(2)九区分法

由两侧肋弓下缘连线和两侧髂前上棘连线为两条水平线,左、右髂前上棘至腹中线连线的中点为两条垂直线,四线相交将腹部划分为井字形九区。即左、右上腹部(季肋部),左、右侧腹部(腰部),左、右下腹部(髂窝部),以及上腹部、中腹部(脐部)和下腹部(耻骨上部)。各区所包含主要脏器如下:

①右上腹部(右季肋部):包括肝右叶、胆囊、结肠肝曲、右肾、右肾上腺。

②右侧腹部(右腰部):包括升结肠、空肠、右肾。

③右下腹部(右髂部):包括盲肠、阑尾、回肠下端、淋巴结、女性右侧卵巢和输卵管、男性右侧精索。

④上腹部:包括胃、肝左叶、十二指肠、胰头、胰体、横结肠、腹主动脉、大网膜。

⑤中腹部(脐部):包括十二指肠、空肠、回肠、下垂的胃或横结肠、肠系膜及淋巴结、输尿管、腹主动脉、大网膜。

⑥下腹部(耻骨上部):包括回肠、乙状结肠、输尿管、胀大的膀胱、女性增大的子宫。

⑦左上腹部(左季肋部):包括脾、胃、结肠脾曲、胰尾、左肾、左肾上腺。

⑧左侧腹部（左腰部）：包括降结肠、空肠、回肠、左肾。

⑨左下腹部（左髂部）：包括乙状结肠、淋巴结、女性左侧卵巢和输卵管、男性左侧精索。

(二)腹部的检查

视诊：观察腹部的外形是否对称，有无肿块、肠型、膨隆、凹陷，呼吸运动是否均匀，有无静脉曲张、蠕动波，注意腹部的皮肤。

触诊：患者平卧，两腿屈起，使腹肌松弛。触诊时先在腹部轻按，然后有次序地进行触诊，注意腹壁有无肌紧张、压痛（压痛的部位及程度）、反跳痛，有无包块（部位、大小、形状、硬度、压痛、搏动、移动度），肝脏有无肿大（质地硬或软、表面光滑度、压痛等），胆囊有无触痛（又称murphy 征），肾部是否有压痛和叩击痛（应用拳头轻轻叩击肾区）。

叩诊：叩肝、脾浊音界，肝、脾有无叩压痛，腹部的反响（鼓音、实音），有无移动性浊音等。

听诊：听肠鸣音及其音质、频率，胃区有无振水音，肝、脾区有无摩擦音，有无血管性杂音，并记录其部位和性质。

六、肛门及外生殖器检查

肛门检查注意有无外痔、肛裂、肛瘘、脱肛或肛门周围湿疹。当怀疑有直肠内疾病及前列腺疾病时可进行肛门直肠指诊。

外生殖器检查注意阴茎是否有溃疡、尖锐湿疣，尿道口有无分泌物，睾丸是否肿痛。检查腹股沟是否有肿块或疝气。

七、脊柱和四肢检查

脊柱有无畸形，局部有无压痛，脊柱活动是否受限制。检查四肢关节有无畸形、肿胀及活动情况，肌肉有无萎缩，特别检查各部（手臂和腿）的活动和肌力，是否有瘫痪，如病人不能行走，查找是疼痛引起还是真正的瘫痪（一般瘫痪不引起疼痛）。

八、神经系统检查

神经系统主要检查四肢的运动和感觉，如膝反射、跟腱反射、二头肌反射、三头肌反射、腹壁反射、提睾反射、巴彬斯基氏征、克氏征、布鲁津斯基（Brudzinski）征（简称"布氏征"）。

巴彬斯基氏征（Babinski 征）检查法：检查者左手握住其踝部以钝器自病人的足跟部沿足掌外缘往前划至拇趾基底部。阳性时拇趾背屈，余四趾呈扇形散开。

克氏征（Kernig 征）检查法：病员仰卧，一侧屈膝屈髋，均成直角，检查者将患者小腿抬高，伸膝，如果不足 135 cm 就引起抵抗及腿后侧疼痛者为阳性（见图 1-2-10）。

布氏征（Brudzinski 征）检查法：布鲁津斯基（Brudzinski），简称"布氏征"。患者仰卧，下肢

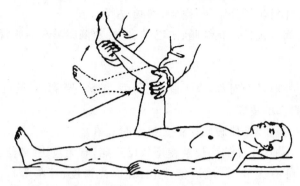

图 1-2-10 克氏征(Kernig 征)检查法

伸直,检查者一手托起患者枕部,另一手按于其胸前。当头部前屈时,双髋与膝关节同时屈曲则为阳性(见图 1-2-11)。

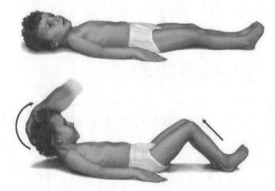

图 1-2-11 布氏征(Brudzinski 征)检查法

在船上通过上述询问病史和体格检查,把所得的资料进行整理,把有关的症状和阳性体检结果进行排列,整理成一份简要的病史,并对照病症得出疾病的诊断或疑诊,通过无线电进行诊断治疗咨询。

第三节 急诊病历的书写

急诊病历是患者在医疗机构急诊就医过程中,医务人员对患者诊疗经过的记录。在船舶上则由船医或经过培训的相关人员书写,以便为进一步的治疗或无线电医嘱及转诊留下书面资料。

一、首诊内容

1.一般项目:姓名、性别、年龄、职业、工作单位等。

2.时间:具体到年、月、日、时、分。

3.主诉。

4.现病史:发病时间、主要症状、伴发症状、诊治经过等。

5.既往病史:药物过敏史和过去曾经患过的疾病、预防注射等。

6.体检:阳性体征及必要的阴性体征。

7.辅助检查结果。

8.初步诊断。

9.治疗意见。

10.记录人签名。

二、急诊病历书写时的注意事项

1.急诊病历书写就诊时间要具体到分钟。因抢救急诊患者,未能及时书写病历的,应在抢救结束后 6 小时内据实补记。书写时注意区分记录时间和抢救时间。

2.初步诊断应规范书写病名,若诊断难以肯定,可在病名后加"?"。

3.记录人员应当签全名,书写工整,字迹清晰。

4.对急诊抢救患者应随时记录抢救情况。抢救记录应包括抢救日期与时间、病情变化及相应抢救措施、参与抢救人员的意见等。

5.患者病情变化是指体温、脉搏、呼吸、血压、神志、瞳孔、尿量、大便等情况变化。

6.抢救措施是指抢救过程中所运用的吸氧、洗胃、心脏按压、人工呼吸、除颤机的应用、输液、呼吸兴奋剂等,应说明采取相应措施的理由、疗效等。

思考题:

1.如何询问病史? 包括哪些内容?

2.体格检查包括哪些内容? 如何进行检查?

3.生命体征包括哪些? 如何测量?

4.腹腔脏器在人体体表投影位置是如何确定的?

5.急诊病历及抢救记录包括哪些内容?

第三章
伤病员的护理与治疗

健康不仅是指没有疾病和生理缺陷,还要有完整的生理、心理状态和良好的社会适应能力,尤其是生活在船上的海员,其健康受生物、心理、社会、环境、生活形态等诸多因素的影响。而护理则是诊断和处理人类现存的和潜在的健康问题的反应。护理的任务是促进健康、预防疾病、恢复健康和减轻痛苦。良好的护理不仅可以促进病人尽快康复,而且有助于提高病人对疾病治愈的信心,使病人得到安慰。

第一节 船上护理要求和基本内容

护理要求和基本内容:对于健康维持阶段和疾病易感阶段的个体,应尽可能保护个体,预防疾病的发生;对于疾病早期阶段的个体,应尽快诊断和治疗,避免和减轻痛苦;对于疾病阶段的患者,则应帮助其解除痛苦和战胜疾病;对于濒死者应给予必要的安慰和支持;对于疾病恢复阶段的患者,应减少残疾的发生,帮助个体从疾病中康复。具体来说,船上护理要求和基本内容主要包括如下:

(1)生命体征的观察和护理。

(2)舒适、休息与活动。

(3)观察和记录病人饮食、营养。

(4)观察和记录病人大、小便及痰和呕吐物情况。

(5)治疗技术。

(6)病情观察和危重患者的抢救与护理。

(7)临终护理(在《船员医护》里讲解)。

(8)感染的预防和控制(清洁、消毒、灭菌与无菌和隔离技术)。

(9)各种医疗和护理文书的记录。

第二节 生命体征的观察和护理

一、生命体征的测量及正常范围

每天至少早晚要各测一次体温、脉搏、呼吸及血压,并做记录,危重病人根据病情需要每1小时、2小时或4小时检查一次。

二、生命体征的护理

(一)异常体温的观察和护理

1.体温过高的定义及临床分度

体温过高又称发热,是由于各种原因使下丘脑体温调节中枢的调定点上移,产热增加而散热减少,导致体温升高超过正常范围。

以腋下温度为准,按照发热的高低分为:低热:37.5～37.9 ℃;中等热:38～38.9 ℃;高热:39～40.9 ℃;超高热:41 ℃及以上。

2.体温过高患者的护理

(1)收集患者资料:了解患者的年龄、性别、全身状况、文化程度、对发热知识的了解程度,评估发热的原因,排除影响体温的生理因素。

(2)降温措施:发热是身体的一种防御机制,低于 39 ℃的发热通常不会对人体造成伤害,所以一般 39 ℃以下可通过提供合适的环境,如加强通风、调整被盖、限制活动来使患者感觉舒适。39 ℃以上应采取物理降温或化学降温的方法。物理降温分为局部冷疗和全身冷疗两种。化学降温主要是指应用退热药,以抑制体温调节中枢,减少产热,加速散热。

(3)饮食调养:鼓励患者进食营养丰富易消化的清淡流质、半流质,要求低脂、高蛋白、高维生素且能促进食欲,少量多餐。增加水分摄入,每日 2 500～3 000 ml,必要时按医嘱静脉补充液体。

(4)保持清洁和舒适:高热患者在退热过程中往往大量出汗,应及时擦干汗液,更换衣被;条件允许应洗头、洗澡,以保持皮肤的清洁,但要防止着凉,避免对流风。要加强口腔护理,观察舌苔、舌质,保证口腔卫生。长期高热者,需防止压疮。

(5)密切观察病情变化:测体温每 6 小时 1 次,高热者每 4 小时 1 次,记录于体温单上,观察其热型及临床过程,观察呼吸、血压的变化以及一些伴随症状。体温恢复正常 3 天后,测体温每日 2 次。观察采用降温措施的效果,记录液体出入量。

(6)安全护理:高热患者有时会躁动不安、谵妄,应注意防止坠床而舌咬伤,必要时用床挡、约束带固定患者。

(7)心理护理:发热的各个阶段由于出现不同的临床症状,患者有寒战、面色苍白、头痛、出汗等,常导致患者产生紧张、恐惧的心理,应经常巡视患者,做好心理护理。

3.体温过低的定义及临床分度

体温过低是由于各种原因引起的产热减少或散热增加导致体温低于正常范围。当低于35 ℃时称为体温不升。如低温环境中,机体由于散热过多过快,而产热不能相应地增加,将使体温降低;全身衰竭的患者体温调节中枢障碍导致体温不升,常是临终前的表现;某些休克、极度衰弱、重度营养不良患者在应用退热药后发生急剧降温反应,可导致体温过低。

体温过低具体分度如下:

轻度:32～35 ℃(89.6～95.0 ℉);

中度:30～32 ℃(86.0～89.6 ℉);

重度:30 ℃(86.0 ℉),瞳孔散大,对光反射消失;

致死温度:23～25 ℃(73.4～77.0 ℉)。

4.体温过低患者的护理

(1)收集资料:体温过低患者通常表现为皮肤苍白、口唇耳垂呈紫色、轻度颤抖、心跳和呼吸减慢、血压降低、尿量减少、意识障碍甚至昏迷。因此应了解患者的一般情况,评估产生体温过低的原因。

(2)去除病因,给予保暖措施:提供合适的环境温度,以24 ℃左右为宜;新生儿可置于温箱中。给予毛毯、棉被、热水袋、电热毯等;给予温热饮料;同时,摩擦身体表面可以增加皮肤内的热量。

(3)密切观察病情:监测生命体征的变化,至少每小时一次,直到体温恢复至正常且稳定。如是治疗性体温过低,要防止冻伤。

(4)心理护理:多与患者接触,及时发现其情绪的变化,做心理护理,同时加强健康教育。

(二)异常脉搏的护理

(1)休息与活动:指导患者增加卧床休息以减少心肌耗氧量。

(2)给氧:根据病情实施氧疗。

(3)准备好急救物品:备齐抗心律失常的药物,有条件时应检查除颤机是否处于完好状态。

(4)密切观察病情:指导患者按时服药,观察用药的不良反应;如有起搏器,应做好相应的护理。

(5)健康教育:告知患者应保持情绪稳定,戒烟限酒,饮食清淡、易消化,勿用力排便,自我观察药物的不良反应,并教会其简单的急救技巧等。

(三)异常呼吸的护理

(1)评估患者目前的健康状况:如有无咳嗽、咳痰、咯血、发绀、呼吸困难及胸痛等主要症状。

(2)适当的休息与活动:如果病情需要卧床休息,应创造一个良好的休息环境;如病情好转需增加活动量,要注意活动量的耐受程度,以能耐受、不疲劳为度。

(3)保持一定的营养与水分:选择易于咀嚼和吞咽的食物,注意患者对水分的需要,记录24 小时出入量。患者的进餐不宜过饱,避免产气食物,以免膈肌上抬,影响呼吸。

(4)吸氧:保持呼吸道通畅。

(5)健康教育及心理社会支持:戒烟限酒,养成规律的生活习惯,多与患者沟通交流,同时重视患者对群体关系的需求。

(四)异常血压的护理

(1)密切监测血压:定时间、定部位、定体位。

(2)观察病情:指导患者按时服药,观察药物的不良反应;注意有无潜在的并发症发生。

(3)休息与活动:注意休息,减少活动,保证充足的睡眠。

(4)环境:安静、舒适,温湿度适宜。

(5)情绪:保持稳定,减少导致患者情绪激动的因素。

(6)饮食:易消化、低脂、低胆固醇、高维生素、富含纤维素,根据血压的高低限制盐的摄入,避免辛辣、刺激性食物。

(7)健康教育:戒烟限酒;保持大便通畅,必要时给予通便剂;养成有规律的生活习惯;学会观察有无高血压并发症的先兆。

第三节　舒适、休息与活动

　　舒适是指个体身心处于轻松、满意、自在、没有焦虑、没有疼痛的健康、安宁状态中的一种自我感觉。正确的体位对治疗疾病、减轻症状、进行各种检查、预防并发症、减少疲劳和增进舒适均有良好的治疗作用。因此,应尽可能将患者置于安静、清洁、温度适宜、采光和通风良好的房间,采取舒适的体位,如卧位、侧卧位、半坐卧位、端坐位、俯卧位、头低足高位、头高足低位等。尤其是卧位病人,应经常变换体位,改变姿势,至少每2小时1次,加强身体各部位的活动,加强受压部位的皮肤护理,适当遮盖患者,保护身体隐私,促进身心舒适。此外还应对患者的口腔、头发、皮肤、压疮等进行护理,对疼痛的患者进行药物或物理止痛,并设法减轻患者的心理压力,分散患者的注意力等,以增强患者身心舒适感。关心和询问病人需求,注意精神变化。由于船舶摇摆的特殊环境,要注意病人行动,避免从床上摔下。

　　休息是指在一定时间内相对地减少活动,使人从生理和心理得到放松,消除和减轻疲劳,恢复精力的过程。其中睡眠是休息中最常见和最重要的一种。充足而高质量的睡眠可缓解疲劳、紧张和焦虑,提高机体免疫力,促进机体体力和精力的恢复,减少消耗,促进蛋白质的合成及组织修复,提高治疗效果,促进机体康复。而身心的放松和环境等的舒适也有助于提高睡眠质量。

　　活动受限是指身体的活动力或任何一部分的活动由于某些原因而受到限制,如疼痛、神经功能损伤、严重疾病、身体残疾和医护措施限制等原因。活动受限可对机体的皮肤、骨骼和肌肉组织、心血管系统、呼吸系统、消化系统、泌尿系统和心理方面产生广泛的影响。如长期卧床可导致肌肉萎缩、关节僵硬、低血压与血栓、排尿困难、坠积性肺炎、便秘及心理方面的问题,表现为焦虑、失眠、自尊的改变、愤怒与挫折感等。活动受限的护理措施主要包括:协助患者选择合适的卧位和进行适当的肌肉运动与关节运动;保持脊柱的生理弯曲和各关节的功能位置;进行必要的健康教育。

第四节 病人饮食与营养

合理的饮食与营养可以保证机体正常的生长发育,维持机体的各种生理机能,提高机体免疫力,不良的饮食与营养则容易使机体患病。此外,均衡的饮食与充足的营养也是预防疾病、治疗疾病、促进疾病康复的有效手段。

基本饮食包括普通饮食、软质饮食、半流质饮食和流质饮食四种。普通饮食适用于消化功能正常,体温正常,病情较轻或疾病恢复期,无需饮食限制者。其原则是营养平衡,美观可口,易消化、无刺激的一般食物,与健康人饮食相似。软质饮食适用于消化和吸收功能差、低热、咀嚼不便者以及老人、幼儿和术后恢复期患者。其原则是营养平衡,食物碎、烂、软,易消化、易咀嚼,少油炸、少油腻、少粗纤维和强烈刺激的调味品。半流质饮食适用于发热、体弱、消化道和口腔疾患、咀嚼不便及术后的患者。其原则是少食多餐,无刺激性,易于咀嚼、吞咽和消化,纤维少,营养丰富,食物呈半流质状。流质饮食适用于高热、口腔疾患、各种大手术后、急性消化道疾患、重危或全身衰竭等患者。其原则是食物呈液状,易吞咽,易消化,无刺激性。

治疗饮食是指在基本饮食的基础上,适当调整总热能和某种营养素,以适应病情需要,从而达到治疗目的的一类饮食。如高热量饮食适用于热能消耗较高的患者,如甲状腺功能亢进、结核病、大面积烧伤、肝炎、胆道疾患、体重不足等患者及产妇;高蛋白饮食适用于高代谢性疾病,如烧伤、结核、恶性肿瘤、贫血、甲亢、肾病综合征、低蛋白血症、孕妇、乳母;低蛋白饮食适用于限制蛋白质摄入者,如急性肾炎、尿毒症、肝性昏迷等患者;低脂肪饮食适用于肝胆胰疾患、高脂血症、动脉硬化、冠心病、肥胖症及腹泻等患者;低胆固醇饮食适用于高胆固醇血症、动脉硬化、高血压、冠心病等患者;低盐饮食适用于心脏病、肾脏病(急、慢性肾炎)、肝硬化(有腹水)、重度高血压但水肿较轻等患者;高纤维食物适用于便秘、肥胖症、高脂血症、糖尿病等患者。少渣饮食适用于伤寒、痢疾、腹泻、肠炎,食管胃底静脉曲张、咽喉部及消化道手术的患者。

此外,还有一种试验饮食也称为诊断饮食,是指在特定时间内,通过对饮食内容的调整,以协助疾病的诊断和提高试验检查结果的正确性。

第五节 排泄物的观察

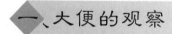

一、大便的观察

(一)排便活动异常

排便活动异常包括便秘、粪便嵌塞、腹泻、排便失禁和肠胀气。

便秘是指正常的排便形态改变,排便次数减少,排除过干过硬的粪便,如排便习惯不良、强烈的情绪反应、某些药物使用不合理、饮食结构不合理、饮水量不足、长期卧床或活动减少等均可抑制肠道功能而导致便秘的发生。

粪便嵌塞是指粪便持久滞留堆积在直肠内,坚硬不能排出,常发生于慢性便秘的患者。

腹泻是指排便次数增多,每天大于 3 次,伴有大便性状改变,频繁排出松散稀薄的粪便甚至水样便。病因包括饮食不当或使用泻剂不当、情绪紧张焦虑以及胃肠道疾患等。

排便失禁是指肛门括约肌不受意识的控制而不自主地排便。如神经肌肉系统的病变或损伤,如瘫痪、胃肠道疾患、精神障碍、情绪失调等。

肠胀气是指胃肠道内有过量气体积聚,不能排出。如食入产气性食物过多,吞入大量空气,肠蠕动减少,肠道梗阻及肠道手术后等。

(二)粪便的性质与性状的观察

粪便的性质与性状可以反映个体消化系统的功能状况,应从排便次数、量、形状与软硬度、颜色、内容物和气味进行观察。

(1)颜色:柏油样大便,说明上消化道出血;粪便表面带有鲜红色血液,见于痔疮或肛裂;黏液脓血便见于菌痢;果酱样便见于肠套叠、阿米巴痢疾;白色"米泔水"样便见于霍乱。

(2)次数与性状:正常成人每日 1～3 次成形大便,菌痢、肠炎、食物中毒、霍乱等患者每天大便可多达 15～30 次,呈水样便或稀便。

二、尿液的观察

(一)排尿活动异常

排尿活动异常包括多尿、少尿、无尿、膀胱刺激征、尿潴留和尿失禁。

多尿是指 24 h 尿量经常超过 2 500 ml。少尿是指 24 h 尿量少于 400 ml 或每小时少于 17 ml。无尿或尿闭是指 24 h 尿量少于 100 ml 或 12 h 内无尿者。膀胱刺激征的主要表现有尿频、尿急、尿痛,且每次尿量少。尿潴留是指尿液大量存留在膀胱内而不能自主排出。尿失禁是指排尿失去意识控制或不受意识控制,尿液不自主地流出。

(二)尿液的观察

正常、新鲜尿液呈淡黄色或深黄色,一般成人白天排尿 3～5 次,夜间 0～1 次,每次尿量 200～400 ml,24 h 尿量 1 000～2 000 ml,平均 1 500 ml 左右。尿液的观察应从尿量与次数、颜色、透明度和气味等方面进行。

1.肉眼见血尿,呈洗肉水色,见于尿路结石、急性肾小球肾炎、泌尿系统肿瘤、结核及感染;呈浓红茶色、酱油色,则见于血型不合的输血、恶性疟疾和阵发性睡眠性血红蛋白尿。

2.尿呈深黄色或黄褐色,振荡尿液后泡沫也呈黄色,见于阻塞性黄疸和肝细胞性黄疸。

3.尿有烂苹果味,可能是糖尿病酸中毒。

4.尿频尿急,尿道口痛感,可能是尿路感染。尿道口有脓性分泌物,可能是淋病。

三、痰液的观察

痰液的量、颜色、性质和形状都与疾病有关。

1.白色黏液样痰,提示支气管炎。

2.铁锈色痰,是大叶性肺炎即肺炎球菌肺炎的特征。

3.粉红色泡沫样痰,是肺水肿表现。

4.咳嗽伴血痰,见于肺结核、支气管扩张症、支气管肺癌等。

四、呕吐物的观察

呕吐物的颜色和性状同样是疾病诊断依据。呕吐物除了食物以外,如果是无色透明的液体,说明呕吐的是胃液,急性胃炎情况常见;如呕吐物颜色为红、咖啡色或黑红色,说明呕吐物中带血,为消化道溃疡、慢性胃炎、肝硬化、急性胃黏膜病变、癌症、胆道出血等引起;如果呕吐物颜色为绿色,说明呕吐物含有胆汁,可能为胆囊炎、食管炎、胆汁反流性胃炎或急性胰腺炎所致。

第六节　常用治疗技术

一、冷热疗法

冷热疗法是利用低于或高于人体温度的物质作用于人体表面,通过神经传导引起皮肤和内脏器官血管的收缩和舒张,改变机体各系统体液循环和新陈代谢,达到治疗目的。

年龄、性别、身体状况、居住习惯、肤色等差异影响冷热治疗的效应。婴幼儿由于体温调节中枢功能未成熟,对冷热的适应能力有限;老年人由于体温调节功能减退,对冷热刺激反应的敏感性降低。对冷热刺激女性较男性敏感。对昏迷、血液循环障碍、血管硬化、感觉迟钝等患者,因对冷热的敏感性降低,尤要注意防止烫伤与冻伤。长期居住在热带地区的人对热的耐受性较强,而长期居住在寒冷地区的人对冷的耐受性较强。浅肤色的人对冷、热的反应比深肤色的人强烈。

(一)冷疗法

机体受到冷的刺激,外周温度感受器和中枢冷敏神经元兴奋,使产热中枢兴奋性降低,血管收缩、血流缓慢、血量减少,从而达到止血、消肿、止痛、控制炎症扩散、降低体温的目的。适用于急性损伤和炎症的初期、牙痛、烫伤等。

1.冷疗的禁忌证和禁忌部位

(1)冷疗的禁忌证

有下列情况的患者慎用冷疗法:①血液循环障碍;②慢性炎症或深部化脓病灶;③组织损伤、破裂;④对冷过敏;⑤昏迷、感觉异常、年老体弱。

(2)冷疗的禁忌部位

①枕后、耳廓、阴囊处:以防冻伤;

②心前区:以防引起反射性心率减慢、心房或心室纤颤、房室传导阻滞;

③腹部:以防腹泻;

④足底:以防反射性末梢血管收缩而影响散热或引起一过性冠状动脉收缩。

2.冷疗的方法

冷疗的方法分为局部与全身冷疗法。局部冷疗法有冰袋冷敷、冰帽降温、冷湿敷等;全身冷疗法有温水擦浴、酒精擦浴等。

(1)局部冷疗法

局部冷疗法可用冰袋进行冷敷。装入半袋冰块,外包一层毛巾,放在患处,每次冷敷不超过 30 min,间隔 1 h 再重复。如为降温,使用 30 min 后测体温,体温降到 39 ℃ 以下,应取下冰袋。注意观察局部皮肤,如有发紫或麻木感,则停止使用。此外使用冰帽还可以达到头部降温、预防脑水肿的目的。如无条件,可采用冷湿敷的方法,将毛巾等浸入冰水中,拧至半干,抖开敷于患处,高热患者敷于前额,每 3~5 min 更换一次敷布,持续 15~20 min。

(2)全身冷疗法

全身冷疗法包括温水擦浴和酒精擦浴。温水擦浴是借助低于病人皮肤温度的水,使皮肤温度传递给体表的水而散热,属传导散热形式。酒精擦浴主要是利用酒精易挥发的特点,带走机体大量的热,属蒸发散热形式。

擦浴的方法是:将大毛巾垫至擦拭部位下,小毛巾浸入温水或酒精(擦浴的酒精浓度为26%~35%,剂量 200~300 ml)中,拧至半干,缠于手上呈手套状,以离心方向擦拭。先脱衣,擦拭两上肢;然后擦拭背、腰部,穿衣;脱裤,擦拭两下肢,穿裤。擦拭完毕,用大毛巾擦干皮肤,擦拭全过程不宜超过 20 min。擦浴完毕 30 min 后测体温,体温降到 39 ℃ 以下时,应取下头部冰袋。

为病人行酒精擦浴时需在头部放置冰袋,以助降温并防止头部充血而致头痛;热水袋置于足底,以促进足底血管扩张而减轻头部充血,并使患者感到舒适。

擦浴过程中应注意:(1)擦浴过程中注意观察病情,如出现寒战、面色苍白、脉搏、呼吸异常等情况,应停止擦拭,及时处理;(2)擦浴过程中尽量少暴露患者,隔离患者按隔离原则进行;(3)擦至腋窝、肘窝、手心、腹股沟、腘窝处稍用力并延长停留时间,以促进散热。

(二)热疗法

机体受到热的刺激,外周温度感受器和中枢热敏神经元兴奋,使散热中枢兴奋性降低,血管扩张、血流加快、血量增加,从而达到促进炎症的消散和局限,减轻疼痛和深部充血,同时可以起到保暖作用。

1.热疗的禁忌证

热疗的禁忌证包括:①未明确诊断的急性腹痛。热疗虽可减轻腹痛,但易掩盖病情的真相,贻误诊断及治疗,有引发腹膜炎的危险。②面部危险三角区的感染。因该处血管丰富,热疗可使血管扩张,血流增多,导致细菌和毒素进入血液循环,促进炎症扩散,造成严重的颅内感染和败血症。③各种脏器出血。热疗可使局部血管扩张,增加脏器的血流量和血管通透性而加重出血。④软组织损伤或扭伤的初期(48 h 内)。热疗可促进血液循环,加重皮下出血、肿胀和疼痛。

2.热疗的方法

热疗的方法分为干热法与湿热法。干热法有热水袋热敷、烤灯加热等;湿热法有热湿敷、热水坐浴、温水浸泡。

热水袋热敷的温度一般在 60～70 ℃,昏迷病人、老人、婴幼儿和感觉迟钝、循环不良等患者,水温应低于 50 ℃。湿布热敷的水温为 50～60 ℃,拧至不滴水为度,以不烫伤为宜。

热水坐浴用于会阴部、肛门疾病及手术后。但女性患者经期、妊娠后期、产后 2 周内、阴道出血和盆腔急性炎症不宜坐浴,以免引起感染。热水坐浴的水温为 40～45 ℃。常选用 1∶5 000 高锰酸钾溶液。坐浴时间为 15～20 min。

温水浸泡主要是达到消炎、镇痛、清洁消毒创口的目的。适用于手、足、前臂、小腿部感染。

二、膀胱导尿术

膀胱导尿术常用于尿潴留、尿失禁、手术和危重休克等病人的尿液引流,分导尿术和留置导尿术。

(一)导尿术

导尿术是指在严格无菌操作下,用导尿管插入膀胱引流尿液,以减轻尿潴留患者痛苦的方法。但导尿前,应尽可能帮助病人自行排尿。

1.导尿前的护理措施

(1)心理护理:安慰患者,消除紧张和焦虑情绪,提供隐蔽的排尿环境。

(2)调整体位和姿势:协助患者采取站、坐或跪的适当体位和习惯姿势排尿。

(3)诱导排尿:如听流水声或用温水冲洗会阴,提供小便声音暗示等,可放松肌肉,促进排尿。

(4)热敷和按摩:用热水袋热敷和按摩下腹部,可放松肌肉,促进排尿。经上述方法无效,则可做导尿。

2.男性导尿方法和步骤(见图 1-3-1)

(1)病人仰卧,暴露会阴部,垫上橡胶单与治疗巾。

(2)局部用 0.5% 碘伏消毒(忌用碘酒、酒精),铺手术洞巾。

(3)打开导尿包外层。

(4)操作人员洗手、戴无菌手套。

(5)双腔硅胶导尿管可用利多卡因凝胶或二甲基硅油涂抹(严禁用石油基质的润滑剂),左手用无菌纱布裹住并提起阴茎,使之与腹壁成 60°角,右手捏起导尿管近端,沿龟头尿道口缓缓插入。

（6）一般将导管插入约 15～20 cm,视有尿液流出即可。

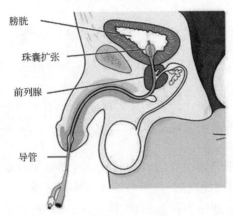

图 1-3-1 男性导尿法

（7）固定尿管。

（8）注意一次放尿不得超过 1 000 ml,因为大量放尿使腹压急剧下降,可导致膀胱黏膜急剧充血,发生血尿和血压下降而虚脱。

(二) 留置导尿术

留置导尿术是在导尿后,将导尿管保留在膀胱内引流尿液的方法。主要用于尿失禁、手术和危重休克等病人的尿液引流。方法同导尿术,只是导尿后用注射器抽取 20 ml 无菌生理盐水,通过导尿管气囊端注入气囊内使气囊扩张,将导尿管固定在膀胱颈部(见图 1-3-2)。

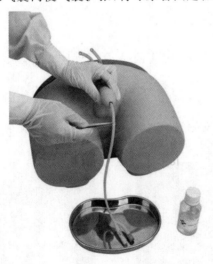

图 1-3-2 留置导尿术

在船上没有条件导尿时,对尿失禁的男病人,可在阴茎上套一避孕套,用胶布将其与腹部固定,在套的盲段剪一小口,插入导尿管;导尿管与阴茎套连接处用线扎紧,以免尿液泄漏;导尿管一端固定于大腿一侧,导尿管另一端通入尿壶或瓶子,可避免尿湿床铺。

三、注射技术

注射法是将一定量的无菌药液注入体内,引起全身疗效的方法。常用注射法有皮内、皮下、肌肉和静脉注射。

(一)注射原则

1.严格遵守无菌操作原则,防止感染。注射前应洗手,注射部位皮肤用棉签蘸 2.5% 碘酒,以注射点为中心从内向外螺旋式动作涂擦,直径应在 5 cm 以上,待干后,用 75% 酒精以同样方法脱碘,酒精干后方可注射。

2.仔细检查药物,如发现药液有变质、沉淀、混浊或药物有效期已过、安瓿有裂痕等现象,则不能使用。此外药物必须现配现用,以免药效降低或被污染。

3.选择合适注射部位,防止损害神经和血管,不能在发炎、化脓感染、硬结、疤痕及患皮肤病处进针。

4.注射器应完整无裂痕,不漏气。选用型号合适、无钩、无锈、无弯曲的锐利针头,同时注射器和针头的衔接必须紧密。

5.注射前,注射器内空气要排尽,以防空气进入血管形成空气栓子,同时在排气时应防止浪费药液。

6.在进针后,注射药液前,应抽动活塞,检查有无回血。静脉注射必须见有回血后方可注入药液。皮下、肌肉注射,如发现有回血,应退回针头重新进针,不可将药液注入血管内。

7.注射时做到"二快一慢",即进针和拔针要快,推药液要慢。

(二)注射的一般知识

1.注射用品

注射用品主要有无菌注射器、针头、无菌镊、无菌棉球或棉签、无菌巾、治疗盘、2.5% 碘酒、75% 酒精、小锯或砂轮、止血带等。

2.吸药法

(1)吸取安瓿药液法:弹下安瓿尖端药液,用酒精消毒瓶颈及小锯后,于安瓿颈部锯一条裂痕并折断(见图 1-3-3)。

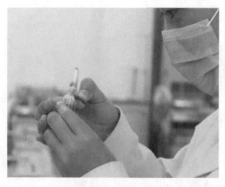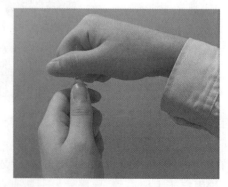

图 1-3-3 锯安瓿法

左手夹住安瓿,使瓶口向内,右手持注射器,将针头前部插入安瓿,右手抽动活塞,吸取药液于注射器内(见图 1-3-4)。

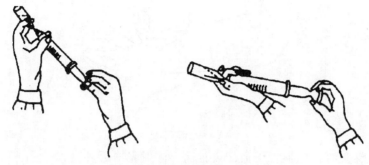

图 1-3-4　吸取安瓿药液法

(2)吸取密闭瓶药液法:消毒瓶盖,在针筒内吸入所需液量之等量空气,再将空气注入瓶内、吸药。吸取油剂、乳剂时,应用较粗针头(见图 1-3-5)。

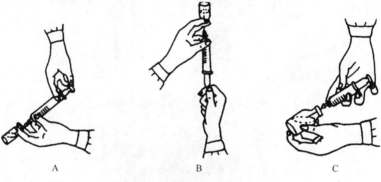

A　　　　　　　　　B　　　　　　　　　C

图 1-3-5　吸取密闭瓶药液法

(三)常用注射法

1.皮内注射法

皮内注射是将少量药物注射于表皮与真皮之间的方法。适用于做作各种药物过敏试验,部位取前臂掌侧下段。

皮内注射方法:用 1 ml 注射器和 5 号针头,抽取药液后,用酒精棉球消毒皮肤(忌用碘酒消毒,以免因脱碘不彻底而影响对局部反应的观察,且易与碘酒过敏反应相混淆)。左手绷紧前臂内侧皮肤,右手持注射器,使针头斜面向上,与皮肤呈 5°角刺入皮内,待针头斜面完全进入皮内后,放平注射器。左手拇指固定针栓,右手推注入药液 0.1 ml,使局部形成一皮丘,迅速拔出针头,切勿按压,待 15～20 h 后观察反应(见图 1-3-6)。

2.皮下注射法

皮下注射是将少量药液注入皮下组织的方法。适用于不能经口服用的药物且要求在一定时间内发生药效时,如预防接种或胰岛素等药物注射。部位常取上臂三角肌下缘,亦可选择在大腿前侧、外侧或两侧腹壁。

皮下注射方法:用 2 ml 注射器和 5 号或 6 号针头,吸好药液,排尽空气。用 2.5% 碘酒、75% 酒精消毒皮肤,待干。左手绷紧局部皮肤,右手持注射器,针头斜面向上与皮肤成 30°～

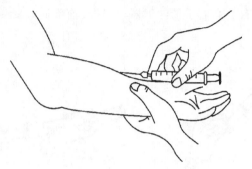

图 1-3-6　皮内注射法

40°角,迅速刺入针头的 2/3,回抽无血即可推药。注射完毕后,以棉球轻压针刺处,快速拔出针头(见图 1-3-7)。

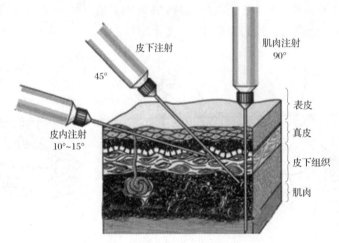

图 1-3-7　皮下注射法

3.肌肉注射法

肌肉注射是将少量药液注入肌肉组织内的方法。适用于注射刺激性较强或药量较多,以及不宜做静脉注射的药物。本法比皮下注射更能迅速发生疗效。部位一般取肌肉较厚,离大神经、大血管较远的部位,通常以一侧臀部外上 1/4 处的臀大肌为注射区。

肌肉注射的部位选择有两种方法(见图 1-3-8)。

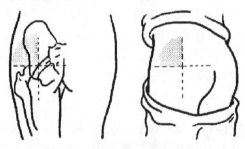

图 1-3-8　肌肉注射的部位选择

十字法:从臀裂顶点引一条水平线,从髂嵴最高点向下作一垂直平分线,其外上象限为注射部位。注意避开内角。

连线法:取髂前上棘与尾骨连线的外上 1/3 处为注射部位。

肌肉注射方法:准备好药液后,帮助病人取适当姿势,使注射部位肌肉放松,常规消毒注射部位皮肤,待干,排尽注射器内空气。一手拇指和食指绷紧注射部位皮肤,另一手持注射器,以中指和无名指固定针管,用手臂带动腕部的力量,将针头迅速垂直刺入肌肉内 2.5～3 cm(为针体的 2/3)。抽吸无回血后,缓缓注药,注射完毕用无菌棉签压迫针眼,迅速拔针(见图 1-3-9)。

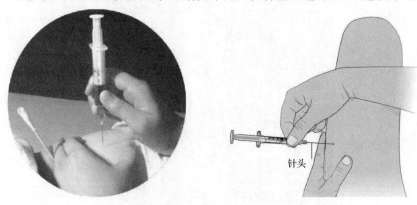

图 1-3-9 肌肉注射法

4.静脉注射法

静脉注射是向静脉注入药液的方法。适用于迅速发挥药效,且不宜皮下、肌肉注射及口服的药物,常取肘正中静脉或腕部及手足背部等浅静脉(见图 1-3-10)。

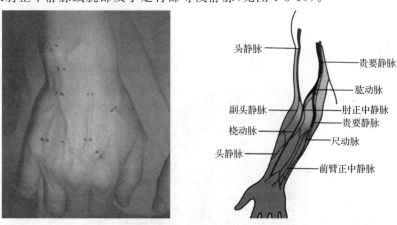

图 1-3-10 四肢静脉

(1)静脉注射方法和步骤

①准备物品:药液、一次性静脉输液器及针头、注射器、2%碘酒、75%酒精、棉签、网袋、输液架、止血带、砂轮、胶布、剪刀。

②认真核对药物(药名、浓度、剂量和有效期),检查药瓶有无破裂,将瓶上下摇动,对光检查药物有否变混浊、沉淀或溶液有无絮状物出现。

③将铝盖中心部打开,套上网袋,用碘酒和酒精消毒瓶塞,配好药液,将输液管插入瓶塞,并将写好药物的标签贴在输液瓶上。

④将输液瓶挂于架上并进行排气,使液体充满输液管,排除管内的气泡,夹紧输液开关阻断液体流出(见图 1-3-11)。

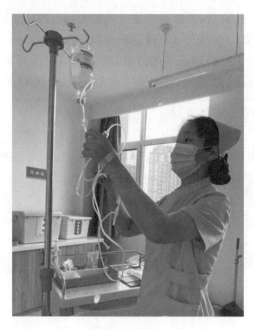

图 1-3-11　排气法

⑤选择并暴露病人静脉注射部位,在选择好部位上方 6 cm 处上止血带,嘱病人握拳,使血管怒张,用碘酒、酒精消毒皮肤。

⑥穿刺时,以左手拇指压住静脉下端皮肤,使其固定;右手持注射器,针尖斜面向上与皮肤成 20°角,由静脉上方或侧方刺入皮下,再沿静脉走向潜行刺入;见回血后再顺静脉推进少许,放松止血带,嘱病人松拳,松开输液管开关,见反流血液和液体进入血管(见图 1-3-12)。

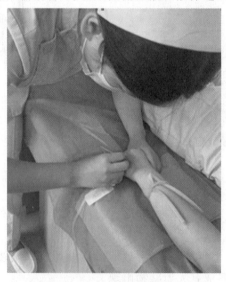

图 1-3-12　静脉注射法

⑦用胶布固定针头,调整滴入速度,一般每分钟 40～60 滴,不宜太快。并随时观察和注意注射局部是否有肿胀或漏液情况,以及药液输完及时更换等。注意不能将空气输入血管,有漏液肿胀必须中止输液并重新穿刺。整个过程中要观察病人情况,有无输液反应发生(见图 1-3-13)。

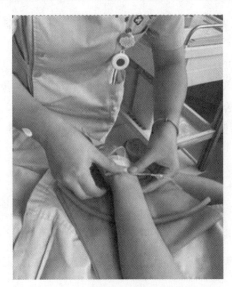

图 1-3-13 胶布固定法

（2）静脉注射注意事项

①注射时，应选择粗直、弹性好、不易滑动、避开关节和静脉瓣而易于固定的静脉。

②需长期静脉给药者，为了保护血管，应有次序地先下后上、由远端到近端地选择血管，进行注射。

③根据病情及药物性质，掌握注入药物的速度，并随时听取和观察病员的主诉和体征，以及病情变化。

④对组织有强烈刺激的药物，另备一盛有等渗盐水的注射器和头皮针，注射时先做穿刺，并注入少量等渗盐水，证实针头确在血管内，再取下注射器（针头不动），调换另一抽有药液的注射器进行注射，可防止药物外溢于组织内而发生组织坏死。

（3）静脉注射常见失败的原因

①针头刺入过深，穿透下面血管壁。

②针头斜面一半在管腔处，药液溢出至皮下。

③针刺太深，药物注入深部组织，有痛感，但局部不一定隆起。

第七节 病情观察和危重患者的护理

一、病情观察

病情观察是通过视、听、触、嗅等感觉器官及辅助工具来获得患者资料的过程。如通过视觉，观察患者呼吸、面色、疼痛的行为表现；通过听觉，听取患者主诉，辨别患者心率、呼吸、咳嗽等异常变化；通过触觉，测知患者身体某部的结构功能是否正常（如脉搏过速或过缓、皮肤湿冷或干热);通过嗅觉,辨别患者呼吸气味、排泄物的特殊气味及周围环境的气味等;通过医疗仪器设备等辅助工具的应用获取患者临床监测指标。

病情观察是护理人员应掌握的一种技巧,是一切科学工作的基础。它要求护理人员具有高度的责任感、扎实的科学知识、敏锐的观察能力,为危重患者的抢救赢得时间。

一般病情观察内容包括:发育、饮食与营养、表情与面容、体位与姿势、睡眠、皮肤与黏膜、呕吐物、排泄物等。此外还要观察患者的意识、瞳孔和生命体征等。

二、卧床病人护理

1.病床

床上用品应平整、清洁,经常更换,大小便失禁病人应使用不透水塑料单隔层垫好,并及时更换湿的或污染的棉垫。

2.床上擦浴

隔天擦浴一次,并注意保暖。

3.喂食

耐心、细心,协助病人进食。

4.口腔卫生

每天刷牙2次,进餐后漱口,口唇干裂可用薄层凡士林纱布覆盖。

5.大小便

对不能起床病人应供应大小便和吐痰器具,用后及时清洁消毒,注意观察大小便数量、颜色、性质、气味等情况。

三、意识丧失病人护理

1.必须保持病人呼吸道通畅。
2.必须保持病人无意识状态体位。
3.护理人员不要擅自离开病人。
4.要防止褥疮发生,每天给病人活动关节,每隔3~4 h要翻动病人一次。
5.口腔要经常用棉球沾水湿润,做口腔护理。

第四章
船舶药品和器材管理

第一节 ◣ 药物常识与船舶药品储备注意事项

药物是指可以改变或查明机体的生理功能及病理状态,可用以预防、诊断和治疗疾病的化学物质。药物和毒物之间并无严格界限。毒物是指较小剂量即对机体产生毒害作用,损害人体健康的化学物质。任何药物剂量过大都可产生毒性反应。

一、药物的体内过程

(一)吸收

药物自用药部位进入血液循环的过程称为吸收。不同给药途径有不同的药物吸收过程和特点。

口服:口服是最常用的给药途径,因为给药方便,且大部分药物能充分吸收。

吸入:由于肺泡表面积很大,肺血流量丰富,所以,只要具有一定溶解度的气态药物就能经肺迅速吸收。

局部用药:局部用药的目的是在皮肤、眼、鼻、咽喉和阴道等部位产生局部作用。

舌下给药:舌下给药时,药物由血流丰富的颊黏膜吸收,不通过肝脏直接进入全身血液循环。

注射给药:注射给药包括肌肉内注射、静脉注射、皮下注射、动脉内和鞘内注射等。其中比较常见的为静脉注射,避开了屏障而直接入血,作用发挥快。

(二)分布

药物一旦被吸收进入血液循环内,便可以分布到机体的各个部位和组织。药物吸收后从血循环到机体各个部位和组织的过程称为分布。药物在体内的分布受很多因素影响,包括药

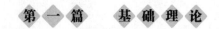

物的脂溶性、毛细血管通透性、器官和组织的血流量、与血浆蛋白和组织蛋白的结合能力、药物的 pk 和局部的 pH 值、药物转运载体的数量和动能状态、特殊组织膜的屏障作用等。

(三)代谢

药物作为一种异物进入体内后，机体要动员各种机制使药物发生化学结构的改变，即药物的转化或生物转化，又称为药物代谢。代谢是药物在体内消除的重要途径。药物经代谢后作用一般均降低或消失。

体内各种组织均有不同程度的代谢药物的能力，但肝脏是最主要的药物代谢器官，此外，胃肠道、肺、皮肤、肾也可产生有意义的药物代谢作用。

(四)排泄

排泄是药物的原形或其代谢产物通过排泄器官或分泌器官排出体外的转运过程。药物及代谢产物主要通过尿排泄，其次经粪排泄，挥发性药物主要经肺随呼出气体排泄，汗液和乳汁排泄也是药物的排泄途径。

二、药物的基本作用

(一)药物作用和药理效应

药物作用是指药物对机体的初始作用，是动因。药理效应是药物作用的结果，是机体反应的表现。由于二者意义接近，在习惯用法上并不严加区别。但当二者并用时，应体现先后顺序。

药理效应是指机体器官原有功能水平的改变，功能提高称为兴奋，功能降低称为抑制。例如，肾上腺素升高血压、呋塞米增加尿量均属兴奋；阿司匹林退热和吗啡镇痛均属抑制。

多数药物是通过化学反应而产生药理效应的。这种化学反应的专一性使药物的作用具有特异性。例如，阿托品特异性地阻断 M-胆碱受体，而对其他受体影响不大。药物作用特异性的物质基础是药物的化学结构。

(二)治疗效果

治疗效果也称疗效，是指药物作用的结果有利于改变病人的生理、生化功能或病理过程，使患病的机体恢复正常。根据治疗作用的效果，可将治疗作用分为如下。

1.对因治疗

用药目的在于消除原发致病因子，彻底治愈疾病，称为对因治疗，如用抗生素杀灭体内致病菌。

2.对症治疗

用药目的在于改善症状，称为对症治疗。对症治疗不能根除病因，但对病因未明暂时无法根治的疾病却是必不可少的。对某些重危急症如休克、惊厥、心力衰竭、心跳或呼吸暂停等，对症治疗可能比对因治疗更为迫切。

(三)不良反应

凡与用药目的无关,并为病人带来不适或痛苦的反应统称为药物不良反应。多数不良反应是药物固有的效应,在一般情况下是可以预知的,但不一定是能够避免的。少数较严重的不良反应较难恢复,称为药源性疾病,例如庆大霉素引起的神经性耳聋,肼屈嗪引起的红斑狼疮等。

1.副反应

由于选择性低,药理效应涉及多个器官,当某一效应用于治疗目的时,其他效应就成为副反应(通常也称副作用)。例如,阿托品用于解除胃肠痉挛时,可引起口干、心悸、便秘等副反应。副反应是在治疗剂量下发生的,是药物本身固有的作用,多数较轻微并可以预料。

2.毒性反应

毒性反应是指在剂量过大或药物在体内蓄积过多时发生的危害性反应,一般比较严重。毒性反应一般是可以预知的,应该避免发生。急性毒性多损害循环、呼吸及神经系统功能,慢性毒性多损害肝、肾、骨髓、内分泌等功能。

致癌、致畸胎和致突变反应也属于慢性毒性范畴。企图通过增加剂量或延长疗程以达到治疗目的,其有效性是有限度的,同时应考虑到过量用药的危险性。

3.后遗效应

后遗效应是指停药后血药浓度已降至阈浓度以下时残存的药理效应,例如服用比妥类催眠药后,次晨出现的乏力、困倦等现象。

4.停药反应

停药反应是指突然停药后原有疾病加剧,又称回跃反应,例如长期服用可乐定降血压,停药次日血压将明显回升。

5.变态反应

变态反应是药物作为变应原,在体内引发特异抗体或致敏淋巴细胞形成,使机体致敏后,药物变应原再次进入体内与特异抗体相结合,从而引发变态反应。这种反应仅见于少数有易感性的人。临床主要表现为皮疹、血管神经性水肿、过敏性休克、血清病综合征、哮喘等。对易致过敏的药物或过敏体质者,用药前应做过敏试验。

6.特异质反应

少数特异体质病人对某些药物反应特别敏感,反应性质也可能与常人不同,但与药物固有的药理作用基本一致,反应严重程度与剂量成比例,药理性拮抗药救治可能有效。这种反应不是免疫反应,故不需预先敏化过程。现在知道这是一类先天遗传异常所致的反应。例如,对骨骼肌松弛药琥珀胆碱产生的特异质反应是先天性血浆胆碱酯酶缺乏所致。

三、船舶药品采集和储备注意事项

船舶通常由受过医护训练的驾驶员负责药品的管理及使用。船上小型医院内配有药柜、病床、检查床、消毒锅等设备。医院有两套钥匙,一套由负责医务的驾驶员专用,一套存于船长处。

船上药柜应配备柜门、保护隔、分隔板等设施以防摇晃时药品跌落。内服药、外用药、剧毒药、控制性药物等应分类存放。尤其控制性药物更应专门上锁。药品存放通常按药物的类别、用途和剂型等合理存放,例如抗生素类、抗过敏药、呼吸系统用药、消化系统用药等,药品标签要清楚。药品使用要有登记本记录,控制性药物使用记录应一式两份,存根放于船长处备查,至少保存 3 年。所有药品、医疗设备、医用耗材等都应定期检查,以保证随时处于适用状态。有些生物制品类药物还需要冷藏。

船上药物应根据航线远近和人员数量配备充足。有些药的商品名称有多种叫法,尽量使用通用名。控制性药物(麻醉药、缓解剂、兴奋剂等)应标以特殊标签"控制性药物",其他告示性标签亦应适当采用,如"剧毒""外用"等。

药物的储存温度一般为 15～25 ℃。有些应储存于冰箱,温度维持在 2～5 ℃,但切不可冷冻;有些药则需避光保存。

精神类、麻醉类药应严加保管,船上配备有严格控制。应严格掌握适应证并根据医嘱谨慎用药,详细记录使用时间、使用者、用量等,记录存根应保存三年。远洋船抵港前对精神类、麻醉类药均须申报并封存。在国外如需补充此类药物,只能从有供应此类药执照的药剂师处获得,并需有船东或船长签名的订单。

药物使用前要尽量诊断明确,对所用药物的规格、剂量、副反应要熟悉。一般药物的副反应不严重,如消化道不适、头痛,不影响继续用药。如出现皮疹(抗生素)、哮喘(阿司匹林)、黄疸及酱油色尿(伯氨喹),则需要立即停药。

第二节 船舶常用药品的适应证及使用注意事项

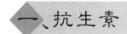

一、抗生素

(一)β-内酰胺类抗生素

β-内酰胺类抗生素(Beta-lactam actam antibiotic)是指化学结构中含有 β-内酰胺环的一类抗生素。该类抗生素临床使用时抗菌活性强、抗菌范围广、毒性低、疗效高、适应证广,且品种多,使用广泛。抗菌作用机制主要是作用于细菌菌体内的青霉素结合蛋白,抑制细菌细胞壁合成,菌体失去渗透屏障而膨胀、裂解,同时借助细菌的自溶酶溶解而产生抗菌作用。

1.青霉素类

按抗菌谱和耐药性分为 5 类。

①窄谱青霉素类:以青霉素 G 和青霉素 V 为代表。

②耐酶青霉素类:以甲氧西林、氯唑西林和氟氯西林为代表。

③广谱青霉素类:以氨苄西林和阿莫西林为代表。

④抗铜绿假单胞菌广谱青霉素类:以羧苄西林、哌拉西林为代表。

⑤抗革兰阴性菌青霉素类:以美西林和匹美西林为代表。

2.头孢菌素类

按抗菌谱、耐药性和肾毒性分为一、二、三、四、五代。

①第一代头孢菌素:以头孢拉定和头孢氨苄为代表。

②第二代头孢菌素:以头孢呋辛和头孢克洛为代表。

③第三代头孢菌素:以头孢哌酮、头孢噻肟和头孢克肟为代表。

④第四代头孢菌素:以头孢匹罗为代表。

⑤第五代头孢菌素:以头孢洛林、头孢吡普为代表。

3.其他 β-内酰胺类

其他 β-内酰胺类包括碳青霉烯类、头孢霉素类、氧头孢烯类、单环 β-内酰胺类。

4.β-内酰胺酶抑制药

β-内酰胺酶抑制药包括棒酸和舒巴坦类。

5.β-内酰胺类抗生素的复方制剂

青霉素钠(钾)(青霉素 G,penicillin G)

【抗菌作用】青霉素 G 抗菌作用很强,在细菌繁殖期低浓度抑菌,较高浓度杀菌。对病原菌有高度抗菌活性:①大多数 G^+ 球菌,如溶血性链球菌、肺炎球菌、草绿色链球菌、敏感金黄色葡萄球菌和表皮葡萄球菌等;②G^+ 杆菌,如白喉棒状杆菌、炭疽杆菌、产气荚膜梭菌、破伤风梭菌、乳酸杆菌等;③G^- 球菌,如脑膜炎奈瑟菌、敏感淋病奈瑟菌等;④少数 G^- 杆菌,如流感杆菌、百日咳鲍特菌等;⑤螺旋体、放线杆菌,如梅毒螺旋体、钩端螺旋体、回归热螺旋体、牛放线杆菌等。对大多数 G^- 杆菌作用较弱,对肠球菌不敏感,对真菌、原虫、立克次体、病毒等无作用。金黄色葡萄球菌、淋病奈瑟菌、肺炎球菌、脑膜炎奈瑟菌等对本品极易产生耐药性。

【临床应用】本品肌内注射或静脉滴注为治疗敏感的 G^+ 球菌和杆菌、G^- 球菌及螺旋体所致感染的首选药。如溶血性链球菌引起的蜂窝织炎、丹毒、猩红热、咽炎、扁桃体炎、心内膜炎等;肺炎球菌引起的大叶性肺炎、脓胸、支气管肺炎等;淋病奈瑟菌所致的生殖道淋病;敏感的金黄色葡萄球菌引起的疖、痈败血症等;脑膜炎奈瑟菌引起的流行性脑脊髓膜炎。也可用于放线杆菌病、钩端螺旋体病、梅毒、回归热的治疗。还可用于白喉、破伤风、气性坏疽和流产后产气荚膜梭菌所致的败血症的治疗。但因青霉素 G 对细菌产生的外毒素无效,故必须加用抗毒素血清。

【不良反应】

1.变态反应:为青霉素类最常见的不良反应,在各种药物中居首位,以Ⅱ型即溶血性贫血、药疹、接触性皮炎、间质性肾炎、哮喘和Ⅲ型即血清病样反应较多见,但多不严重,停药后可消失。最严重的是Ⅰ型即过敏性休克,发生率占用药人数的(0.4~1.5)/万,死亡率约为 0.1/万。

过敏性休克患者的临床表现主要为循环衰竭、呼吸衰竭和中枢抑制。主要防治措施:①仔细询问过敏史,对青霉素过敏者禁用;②避免滥用和局部用药;③避免在饥饿时注射青霉素;④不在没有急救药物(如肾上腺素)和抢救设备的条件下使用;⑤初次使用、用药间隔 1 天以上或换批号者必须做皮肤过敏试验,反应阳性者禁用;⑥注射液需临用现配;⑦患者每次用药后需观察 30 min,无反应者方可离去;⑧一旦发生过敏性休克,应首先立即皮下或肌内注射肾上腺素 0.3～0.5 mg,严重者应稀释后缓慢静注或滴注,必要时加入糖皮质激素和抗组胺药。同时采用其他急救措施。

2.赫氏反应(herxheimer reaction):应用青霉素 G 治疗梅毒、钩端螺旋体、雅司、鼠咬热或炭疽等感染时,可有症状加剧现象,表现为全身不适、寒战、发热、咽痛、肌痛、心跳加快等症状。此反应可能是大量病原体被杀死后释放的物质所引起的。

3.其他不良反应:肌内注射青霉素 G 可产生局部疼痛、红肿或硬结。剂量过大或静脉给药过快时可对大脑皮质产生直接刺激作用。鞘内注射可引起脑膜或神经刺激症状。

青霉素 V(penicillin V, phenxymethypenicillin, 苯甲氧青霉素)

青霉素 V 为广泛使用的口服青霉素类药,抗菌谱和抗菌活性同青霉素 G。最大的特点为耐酸,口服吸收好。本品主要用于轻度敏感菌感染、恢复期的巩固治疗和防止感染复发的预防用药。

氨苄西林(氨苄青霉素, ampicillin)

【抗菌作用】对 G^- 杆菌有较强的抗菌作用,如对伤寒沙门菌、副伤寒沙门菌、百日咳鲍特菌、大肠埃希菌、痢疾志贺菌等均有较强的抗菌作用,对铜绿假单胞菌无效,对球菌、G^+ 杆菌、螺旋体的抗菌作用不及青霉素 G,但对粪链球菌作用优于青霉素 G。

【临床应用】治疗敏感菌所致的呼吸道感染、伤寒、副伤寒、尿路感染、胃肠道感染、软组织感染、脑膜炎、败血症、心内膜炎等,严重病例应与氨基糖苷类抗生素合用。

【不良反应与注意事项】本品可与青霉素 G 有交叉过敏反应。尚可引起胃肠道反应、二重感染等。

阿莫西林(羟氨苄青霉素, 阿莫仙, amoxycillin)

【抗菌作用】口服后迅速吸收且完全。抗菌谱和抗菌活性与氨苄西林相似,但对肺炎球菌、肠球菌、沙门菌属、幽门螺旋杆菌的杀菌作用比氨苄西林强。

【临床应用】主要用于敏感菌所致的呼吸道、尿路、胆道感染以及伤寒治疗。此外也可用于慢性活动性胃炎和消化性溃疡的治疗。

【不良反应与注意事项】以恶心呕吐、腹泻等消化道反应和皮疹为主。少数患者的血清转氨酶升高,偶有嗜酸性粒细胞增多、白细胞计数降低和二重感染。对青霉素 G 过敏者禁用。

头孢菌素类抗生素(cephalosporin)

头孢菌素类(cephalosporin)是由真菌培养液中提取的多种抗菌成分之一的头孢菌素 C,水解得到母核 7·氨基头孢烷酸(7- aminocephalosporanic acid,7-ACA)接上不同侧链制成的一系列半合成抗生素。根据头孢菌素的抗菌谱、抗菌强度、对 β-内酰胺酶的稳定性及对肾脏的毒性,可分为五代。

第一代头孢菌素:供注射用的有头孢噻吩(cefalotin,先锋霉素 I)、头孢唑林(cefazolin,先锋霉素 V)、头孢乙氰氯(cefacetrile,先锋霉素 Ⅶ)、头孢匹林(cefapirin,先锋霉素 Ⅷ)、头孢硫脒(cefathiamidine,先锋霉素 18)、头孢西酮(cefazedone)等。供口服用的有头孢氨苄(cefalexin,先锋霉素 Ⅳ)、头孢羟氨苄(cefadroxil)等。供口服和注射用的有头孢拉定(cefradine,先锋霉素 Ⅵ)。

第二代头孢菌素:供注射用的有头孢呋辛(cefuroxime)、头孢孟多(cefamandole)、头孢替安(cefotiam)、头孢尼西(cefonicid)、头孢雷特(ceforanide)等。供口服用的有头孢呋辛酯(cefuroxime axetil)、头孢克洛(cefaclor)等。

第三代头孢菌素:供注射用的有头孢噻肟(cefotaxime)、头孢唑肟(ceftizoxime)、头孢曲松(centraxone)、头孢地秦(cefodizime)、头孢他啶(ceftazidime)、头孢哌酮(cefoperazone)、头孢匹胺(cefpiramide)、头孢甲肟(cefmenoxime)、头孢磺啶(cefsulodin)等。供口服用的有头孢克肟(cefixime)、头孢特仑酯(ceferam pivoxil)、头孢他美酯(cefetamet pivoxil)、头孢布烯(ceftibuten)、头孢地尼(ceon)、头孢泊肟酯(cefpodoxime pivoxetil)、头孢托仑匹酯(cefditoren pivoxil)等。

第四代头孢菌素:供注射用的有头孢匹罗(cefpirome)、头孢吡肟(cefepime)、头孢利定(cefolidine)等。

第五代头孢菌素:供注射用的有头孢洛林(ceftaroline)、头孢吡普(ceftobiprole)等。

【药理作用与临床应用】头孢菌素类为杀菌药,抗菌原理与青霉素类相同,能与细菌细胞膜上的 PBPs 结合,妨碍黏肽的形成,抑制细胞壁合成。细菌对头孢菌素可产生耐药性,并与青霉素类间有部分交叉耐药。

第一代头孢菌素对 G^+ 菌抗菌作用较第二、三代强,但对 G^- 菌的作用差。可被细菌产生的 β-内酰胺酶所破坏。主要用于治疗敏感菌所致呼吸道和尿路感染、皮肤及软组织感染。

第二代头孢菌素对 G^+ 菌作用略逊于第一代,对 G^- 菌有明显作用,对厌氧菌有一定作用,但对铜绿假单胞菌无效。对多种 β-内酰胺酶比较稳定。可用于治疗敏感菌所致肺炎、胆道感染、菌血症、尿路感染和其他组织器官感染等。

第三代头孢菌素对 G^+ 菌的作用不及第一、二代,对 G^- 菌包括肠杆菌类、铜绿假单胞菌及厌氧菌有较强的作用。对 β-内酰胺酶有较高的稳定性。可用于危及生命的败血症、脑膜炎、肺炎、骨髓炎及尿路严重感染的治疗,能有效控制严重的铜绿假单胞菌感染。

第四代头孢菌素对 G^+ 菌、G^- 菌均有高效,对 β-内酰胺酶高度稳定,可用于治疗对第三代头孢菌素耐药的细菌感染。

第五代头孢菌素对 G^+ 菌的作用强于前四代,尤其对耐甲氧西林金葡菌、耐万古霉素金葡菌、耐甲氧西林的表皮葡萄球菌、耐青霉素的肺炎链球菌有效,对一些厌氧菌也有很好的抗菌作用,对 G^- 菌的作用与第四代头孢菌素相似。

【不良反应】头孢菌素类药物毒性较低,不良反应较少,常见的是过敏反应,多为皮疹、荨麻疹等,过敏性休克罕见,但与青霉素类有交叉过敏现象,青霉素过敏者有 5%～10% 对头孢菌素类发生过敏。口服给药可发生胃肠道反应,静脉给药可发生静脉炎。第一代头孢菌素部分品种大剂量使用时可损害近曲小管细胞而出现肾毒性;第二代头孢菌素较之减轻;第三代头孢菌素对肾脏基本无毒;第四代头孢菌素则几乎无肾毒性。第三、四代头孢菌素偶见二重感染,头孢孟多、头孢哌酮可引起低凝血酶原症或血小板减少而导致严重出血。有报道大剂量使用头孢菌素类可发生头痛、头晕以及可逆性中毒性精神病等中枢神经系统反应。

【药物相互作用】头孢菌素类与其他有肾毒性的药物合用可加重肾损害,如氨基糖苷类、强效利尿药。与乙醇同时应用可产生"双硫仑"样反应,故本类药物在治疗期间或停药 3 天内应忌酒。

(二)氨基糖苷类抗生素

硫酸庆大霉素(庆大霉素,gentamicin)

【作用与用途】抗菌谱比链霉素广,对各种需氧 G^- 杆菌,包括铜绿假单胞菌都有较强杀菌作用;对耐药金黄色葡萄球菌也有效。口服吸收很少,肌内注射吸收迅速而完全,是治疗各种 G^- 杆菌感染的主要抗菌药,尤其对沙雷菌属作用更强,为氨基糖苷类药物的首选药。可与青霉素或其他抗生素合用,协同治疗严重的肺炎球菌、铜绿假单胞菌、肠球菌、葡萄球菌或草绿色链球菌感染。亦可用于术前预防和术后感染。还可局部用于皮肤、黏膜表面感染和眼、耳、鼻部感染。

【不良反应与注意事项】主要有耳毒性、肾毒性和神经肌肉阻滞,偶可发生过敏反应。由于庆大霉素耐药和不良反应较大,现选用阿米卡星或依替米星等代替。

阿米卡星(amikacin,丁胺卡那霉素)

【作用与用途】本品是抗菌谱较广的氨基糖苷类抗生素,对 G^- 杆菌和金黄色葡萄球菌均有较强的抗菌活性,但作用较庆大霉素弱。其突出优点是对肠道 G^- 杆菌和铜绿假单胞菌所产生的多种氨基糖苷类灭活酶稳定,故对一些氨基糖苷类耐药菌感染仍能有效控制,常作为首选药。另一个优点是它与 β-内酰胺类联合可获协同作用,当粒细胞缺乏或其他免疫缺陷患者合并严重 G^- 杆菌感染时,联合用药比阿米卡星单独使用效果更好。

【不良反应与注意事项】本品耳毒性强于庆大霉素,肾毒性低于庆大霉素。

依替米星(etimicin)

【作用与用途】本品特点为抗菌谱广、抗菌活性强、毒性低。对大部分 G^+ 及 G^- 菌有良好抗菌作用,尤其对大肠埃希菌、克雷伯肺炎杆菌、沙雷菌属、奇异变形杆菌、沙门菌属、流感嗜血杆菌及葡萄球菌属等有较高的抗菌活性,对部分耐庆大霉素、小诺米星和头孢唑林的金黄色菌球菌、大肠埃希菌和克雷伯肺炎杆菌,其体外最小抑菌浓度(MC)值仍在本品治疗剂量的血药浓度范围内。对产生青霉素酶的部分葡萄球菌和部分低水平耐甲氧西林的葡萄球菌(MRSA)亦有一定抗菌活性。

【不良反应与注意事项】依替米星发生耳毒性、肾毒性和神经肌肉麻痹的程度均较奈替米星、阿米卡星轻,是目前氨基糖苷类药物中不良反应发生率最低的药物。

(三)大环内酯类抗生素

大环内酯类(macrolides)系一类含有 14、15 和 16 元大环内酯环的具有抗菌作用的抗生素。其疗效稳定,无严重不良反应,常用作需氧 G^+ 菌、G^- 菌和厌氧球菌等感染的首选药,以及对 β-内酰胺类抗生素过敏患者的替代品。20 世纪 50 年代发现了第一代药物——红霉素,后因其抗菌谱窄、不良反应大、耐药性等问题;20 世纪 80 年代起又陆续发展了第二代半合成大环内酯类抗生素,最具代表性的是阿奇霉素、罗红霉素和克拉霉素,由于具有良好的抗生素后效应(postantibiotic effect,PAE),现已广泛用作治疗呼吸道感染的药物。然而,由于细菌对大环内酯类耐药性日益严重,促使人们加紧开发第三代大环内酯类抗生素,代表药有泰利霉素和喹红霉素。

大环内酯类抗生素按化学结构分为:

14 元大环内酯类:红霉素(erythromycin)、竹桃霉素(oleandomycin)、克拉霉素(clarithromycin)、罗红霉素(roxithromycin)、地红霉素(dirithromycin)、泰利霉素(telithromycin),替利霉素和喹红霉素(cethromycin)等。

15 元大环内酯类:阿奇霉素(azithromycin)。

16 元大环内酯类:麦迪霉素(medecamycin)、乙酰麦迪霉素(acetylmidecamycin)、吉他霉素(kitasamycin)、乙酰吉他霉素(acetylkitasamycin)、交沙霉素(josamycin)、螺旋霉素(spira-mycin)、乙酰螺旋霉素(acetylspiramycin)、罗他霉素(rokitamycin)等。

抗菌作用及机制：大环内酯类抗菌谱较窄，第一代药物主要对大多数 G$^+$ 菌、厌氧球菌和包括奈瑟菌、嗜血杆菌及白喉棒状杆菌在内的部分 G$^-$ 菌有强大抗菌活性，对嗜肺军团菌、弯曲菌、支原体、衣原体、弓形虫、非典型分枝杆菌等也具有良好作用。对产 β-内酰胺酶的葡萄球菌和耐甲氧西林金黄色葡萄球菌(MRSA)有一定抗菌活性。第二代药物扩大了抗菌范围，增加和提高了对 G$^-$ 菌的抗菌活性。大环内酯类抗生素通常为抑菌作用，高浓度时为杀菌作用。

大环内酯类抗生素主要是抑制细菌蛋白质合成。林可霉素、克林霉素和氯霉素与大环内酯类合用时可能发生拮抗作用，也易使细菌产生耐药。

红霉素(erythromycin)

【作用与用途】红霉素对 G$^+$ 菌的金黄色葡萄球菌(包括耐药菌)、表皮葡萄球菌、链球菌等抗菌作用强，对部分 G$^-$ 菌如脑膜炎奈瑟菌、淋病奈瑟菌、流感杆菌、百日咳鲍特菌、布鲁斯菌、军团菌等高度敏感。对某些螺旋体、肺炎支原体、立克次体和螺杆菌也有抗菌作用。红霉素的抗菌效力不及青霉素，临床常用于治疗耐青霉素的金黄色葡萄球菌感染和对青霉素过敏者，还用于上述敏感菌所致的各种感染，也能用于厌氧菌引起的口腔感染和肺炎支原体、肺炎衣原体、解脲脲原体等非典型病原体所致的呼吸系统、泌尿生殖系统感染。

【不良反应与注意事项】①胃肠道反应，有些患者不能耐受而不得不停药。②少数患者可发生肝损害，表现为转氨酶升高、肝大、黄疸等，一般于停药后数日可自行恢复。③个别患者可有过敏性药疹、药热、耳鸣、暂时性耳聋等。

克拉霉素(clarithromycin)

【作用与用途】抗菌活性强于红霉素；对酸稳定，口服吸收迅速完全，且不受进食影响；分布广泛且组织中的浓度明显高于血中浓度。

【不良反应与注意事项】不良反应发生率和对细胞色素 P450 影响均较红霉素为低。

阿奇霉素(azithromycin)

【作用与用途】阿奇霉素抗菌谱较红霉素广，增加了对 G$^-$ 菌的抗菌作用，对红霉素敏感菌的抗菌活性与其相当，而对 G$^-$ 菌明显强于红霉素，对某些细菌表现为快速杀菌作用，而其他大环内酯类为抑菌药；口服吸收快、组织分布广、血浆蛋白结合率低，细胞内游离浓度较同期血药浓度高 10～100 倍，半衰期长达 35～48 h，为大环内酯类中最长者，每日仅需给药一次；该药大部分以原形由粪便排出体外，少部分经尿排泄。

【不良反应与注意事项】不良反应轻，绝大多数患者均能耐受，轻至中度肝、肾功能不良者可以应用，且药动学特征无明显改变。

(四)磺胺类抗生素

磺胺甲基异恶唑(新诺明,新明磺,SMZ)

【作用与用途】本品属中效磺胺药，可透过血脑屏障。SMZ 与三甲氧苄氨嘧啶(TMP)合用(SMZ-TMP,SMZco)，对常见致病菌的敏感率可提高 2～10 倍，用于呼吸道、肠道感染及尿道感染，但对结核菌、绿脓杆菌无效。

【用法】口服：成人 1.0 g/次，一日 2 次，首次加倍。SMZ-TMP (SMZco)成人 2 片，一日 2

次。用于治疗伤寒时,退热后保持原量再用 10 日以巩固疗效;治疗尿道感染,见效后可减量维持 4~5 日。

【不良反应与注意事项】①少数人服药后胃部不适,偶有出现白细胞减少,可加服叶酸。服药 2 周以上可出现 ALT 上升,停药后可恢复正常。②严重肝肾疾病者、叶酸代谢障碍者、孕妇、早产儿、新生儿慎用。③对磺胺药过敏者禁用。

(五)喹诺酮类抗菌药

诺氟沙星(氟哌酸,norfloxacin)

【作用与用途】本品为氟喹诺酮类抗菌药。抗菌谱广,对革兰阴性菌(如绿脓杆菌、大肠杆菌、痢疾杆菌、伤寒杆菌、沙雷菌属、产气杆菌、流感杆菌、淋球菌等)和部分革兰阳性菌(如金黄色葡萄球菌)具有较强的抗菌作用,抗菌活性优于吡哌酸,但口服生物利用度仅 35%~45%,到达血液、肺组织、前列腺、胆汁中的药浓度很低,临床上主要用于敏感细菌所致的泌尿系统和肠道感染。由于本品对结核菌和非典型分枝杆菌也有一定抗菌作用,故也可用于尿道或肠道结核。

【用法】口服:成人用量一般为 0.2 g/次,一日 3~4 次。

【不良反应与注意事项】偶见消化道反应、皮疹以及血清 ALT 一过性升高,停药后很快恢复正常。严重肾功能障碍者、孕妇、幼儿慎用。

氧氟沙星(泰利必妥,ofloxacin)

【作用与用途】对本品敏感的细菌有葡萄球菌、链球菌、肠球菌、淋球菌、大肠杆菌、产气杆菌、克雷白杆菌、沙雷杆菌、变形杆菌、志贺杆菌、肠杆菌属、枸橼酸菌属、假单胞菌属(包括绿脓杆菌)、流感嗜血杆菌、衣原体等,抗菌作用强于 NFX。对分枝杆菌(包括结核菌)的抗菌活性高于乙胺丁醇,口服吸收迅速完全,在体内分布广,90% 以上以原形从尿中排出。本品对呼吸道、尿道、生殖系统、胆道、肠道的感染以及妇科、皮肤科、眼科、耳鼻咽喉科、口腔科的各种感染均有较好的疗效。

【用法】口服:成人用量一般为 0.2 g/次,一日 2~3 次。

【不良反应与注意事项】①少数可有头痛、呕吐、食欲缺乏、腹痛、腹泻、失眠、感觉异常、精神症状及肝功能异常。②禁用于对本品有过敏史者,如出现皮疹等过敏反应者应及时停药。③不宜用于孕妇和哺乳期妇女,对小儿慎用。④疗程中要进行血常规和肝、肾功能监护,有显著异常者慎用。

莫西沙星(moxifloxacin)

【作用与用途】莫西沙星对大多数革兰阳性菌、厌氧菌、结核分枝杆菌、衣原体和支原体具有很强的抗菌活性,强于环丙沙星、氧氟沙星、左氧氟沙星和司帕沙星。对大多数革兰阴性菌的作用与诺氟沙星相近。临床用于敏感菌所致的慢性支气管炎急性发作、社区获得性肺炎、急性鼻窦炎,也可用于泌尿生殖系统和皮肤软组织感染。

【不良反应】不良反应发生率虽然相对较低,常见一过性轻度呕吐和腹泻;但亦有严重不良反应发生,并呈上升趋势,如过敏性休克、横纹肌溶解 QT 间期延长和尖端扭转型心律失常。另外,国外资料显示该药可致严重皮肤反应、致死性肝损害,可使女性或老年患者发生心力衰竭。欧洲药品管理局建议,当其他抗菌药无法使用时可选用本品。

（六）其他抗菌药

甲硝唑（灭滴灵，metronidazole）

【作用与用途】甲硝唑1959年开始用于治疗阴道滴虫病，效果显著，故名"灭滴灵"，20世纪70年代研究证明具有良好抗厌氧菌作用，1978年WHO将本品列入抗感染的基本药物之一。近年来已普遍应用于厌氧菌（如脆弱拟杆菌、产黑色素厌氧杆菌、梭状芽孢杆菌等）感染。在严重缺氧条件下，本品对某些兼性厌氧菌（如大肠杆菌、变形杆菌、肺炎杆菌等）亦有抗菌活性。在乏氧情况下，对阴道嗜血杆菌、胚胎弯曲杆菌也有抗菌活性。适用于阑尾和结肠手术，妇产科手术，腹腔内感染，厌氧菌引起的败血症、肺脓肿、脑脓肿、破伤风；对抗生素诱发的伪膜性肠炎（由难辨梭状芽孢杆菌所致）、毛囊虫病、酒渣鼻、痤疮、齿周脓肿等，亦可收到一定疗效。

【用法】口服：成人0.2～0.4 g/次，一日3次。静滴：成人0.5～1.0 g/日，分2次。

①防治厌氧菌感染：成人0.4 g/次，一日3次，7日为一疗程。治疗破伤风病人，成人可用1.6～2.6 g/日，分3～4次，口服；不能口服者，可用胃管注入或加倍剂量进行保留灌肠，1～2周为一疗程。

②对伪膜性肠炎：成人0.4 g/次，一日3～4次。连用15日为一疗程。

③用于毛囊虫病、痤疮、酒渣鼻：成人0.2 g/次，一日2～3次，1～3周为一疗程。同时配合20％甲硝唑冷霜外搽。

④阿米巴病：成人0.4～0.8 g/次，一日3次。连用5～10日为一疗程。

⑤阴道滴虫病（夫妇同服）：0.2 g/次，一日3次，每晚再加0.2 g放入阴道内，7～10日为一疗程。

⑥梨形鞭毛虫病：每日20～25 mg/kg，分3次，口服。

【不良反应与注意事项】①胃肠道反应最多见，与口服剂量成正相关。②肝病病人需减量或免用。③头痛、头晕亦较多见，偶见感觉异常、肢体麻木、共济失调等，及时停药即可缓解。④少数病人可出现血白细胞减少。原有中枢神经系统疾病和血液病病人忌用。⑤本品能通过胎血屏障，并能分布于乳汁内，故妊娠期及哺乳期妇女忌用。⑥用本品期间忌酒。⑦本品已被公认为抗厌氧菌的首选药物。近年随着本品的普遍应用，其心脏毒性反应不断增多，须提高警惕。有人认为甲硝唑通过引起细菌突变或干扰其蛋白质合成而杀菌，因此也可能引起心肌细胞受损而导致心律失常等。

小檗碱（黄连素，berberin）

【作用与用途】本品对革兰阳性菌和某些革兰阴性菌（如痢疾菌、大肠杆菌等）均有抑制作用。口服吸收差，主要用于治疗肠道感染、细菌性痢疾等。局部用于急性外眼炎症、化脓性中耳炎等。

【用法】口服：成人0.2～0.3 g/次，一日3～4次。

【不良反应与注意事项】本品不良反应轻，偶有恶心、呕吐、皮疹、药热，停药后即可消退。

二、抗真菌药

真菌感染一般分为两类：表浅部真菌感染和深部真菌感染。前者常由各种癣菌引起，主要侵犯皮肤、毛发、指（趾）甲、口腔或阴道黏膜等，发病率高。后者多由白念珠菌和新型隐球菌引起,主要侵犯内脏器官和深部组织,病情严重,病死率高。近年来,深部真菌感染的发病率呈持续上升趋势,这与长期不合理应用广谱抗菌药物、免疫抑制剂、肾上腺皮质激素和细胞毒抗恶性肿瘤药物等有关。

酮康唑(里苏劳,ketoconazole)

【作用与用途】本品系咪唑类抗真菌药,口服后胃肠道易吸收。本药不能透过血脑屏障。临床上用于治疗多种皮肤癣病和深部真菌病,如黄癣、甲癣、体股癣、花斑癣、慢性皮肤黏膜念珠菌病、孢子丝菌病、球孢子菌病、副孢子菌病、组织胞浆菌病、曲霉菌病、着色真菌病、足菌肿、芽生菌病等。

【用法】口服:成人 200 mg/日,亦可增加至 400 mg/日,分 2 次服。

【不良反应与注意事项】①本品可发生的副作用有恶心、呕吐、腹痛、腹泻,瘙痒、过敏性皮疹,头痛、头晕、嗜睡、畏光,轻度阳痿、性欲减低,白细胞减少,精神障碍等。②肝损害可出现黄疸与肝功能异常。长期用药也可发生中毒性肝炎致死,故有肝病者应提高警惕。③妊娠和哺乳期妇女及 1 岁以下婴儿不宜使用本品。

伊曲康唑(itraconazole)

【作用与用途】抗真菌谱较酮康唑广,体内外抗真菌活性较酮康唑强 5～100 倍,可有效治疗深部、皮下及浅表真菌感染,已成为治疗罕见真菌,如组织胞浆菌感染和芽生菌感染的首选药物。

【不良反应与注意事项】不良反应发生率低,主要为胃肠道反应、头痛、头晕、低血钾、高血压、水肿和皮肤瘙痒等。肝毒性明显低于酮康唑。由于不抑制雄激素合成,故也可避免酮康唑所发生的内分泌异常。

三、抗病毒药

利巴韦林(病毒唑,三氮唑核苷,ribavirin)

【作用与用途】本品为 1972 年合成的广谱、核苷类、非选择抗病毒药,对多种 RNA 和 DNA 病毒均有抑制作用。在细胞培养内抗 RNA 病毒作用较强(对流感病毒最为敏感,其次为乙脑病毒、副流感病毒、呼吸道合胞病毒、麻疹病毒、流行性出血热病毒和甲肝病毒)。可用于 RNA 病毒引起的感染。可与干扰素 a 联用治疗慢性丙型肝炎。

【用法】口服:成人 200～300 mg/日,分 2～3 次,可连用 5 日或酌情延长。口含:成人每 2 小时 1 片。静脉滴注:每日 10～20 mg/kg,分 2 次。

【不良反应与注意事项】①口渴、思饮、腹泻、血细胞减少等,及时停药或适当减量可自动缓解。②本品用于 RNA 病毒感染早期(相当于病毒血症期)有一定抑制病毒的作用,对于极期病人(如乙脑病人的脑实质已经明显受损)则无疗效。③妊娠期头 3 个月内孕妇忌用。

阿昔洛韦(aciclovir,ACV,无环鸟苷)为人工合成的嘌呤核苷类衍生物

【作用与用途】阿昔洛韦为 HSV 感染的首选药。局部应用治疗疱疹性角膜炎、单纯疱疹和带状疱疹,口服或静脉注射可有效治疗单纯疱疹脑炎、生殖器疱疹、免疫缺陷病人单纯疱疹

感染等。

【不良反应】最常见的不良反应为胃肠道功能紊乱、头痛和斑疹。静脉输注可引起静脉炎、可逆性肾功能紊乱,包括血尿素氮和肌酐水平升高以及神经毒性包括震颤和谵妄等。与青霉素类、头孢菌素类和丙磺舒合用可致其血浓度升高。

四、抗疟药

氯喹(chloroquine)

【作用与用途】本品可杀灭红细胞内各发育阶段的疟原虫,抑制裂殖体 DNA 的复制与转录过程而呈现强烈抗疟作用,从而控制各型疟疾症状的发作,对红细胞外期疟原虫无效,不能阻止复发与根治间日疟,但由于作用持久,故能延迟复发,与其他抑制红细胞内期的药物相比,复发较少,恶性疟因无红细胞外期,所以能被根治。氯喹对红细胞前期无效,不能用于病因预防,对配子体也无直接作用,不能中断疟疾的传播。

临床主要用于已发作的疟疾,亦可预防其发作,并可根治恶性疟。此外,本品尚可用于阿米巴肝脓肿、肺吸虫病、肝吸虫病以及某些自身免疫性疾病。

【用法】治疗疟疾:成人首次 1.0 g(高热期间宜酌情减量服用,如试用小剂量服药后副作用不明显,可争取在 3~4 h 内将全量服完),6~8 h 后(如病人一般状态较差者可免用)及第 2~3 日各服 0.5 g(可分 2 次服用)。预防疟疾:成人 0.5 g/周。

【不良反应与注意事项】①少数有头晕、恶心、呕吐、腹痛以及皮疹、药热等过敏反应,停药后可缓解。②疟疾发作期一次大量给药,可能发生赫氏反应,需提高警惕。③本品有类似奎尼丁作用,大剂量服用可致心动过缓、心律失常、血压下降,甚至出现阿一斯综合征,可危及生命。年老及器质性心脏病病人忌用。④有时可见白细胞减少,必要时停药。剂量较大,用药时间较长,可引起视网膜病变、皮疹、皮炎以及剥脱性皮炎。本品成人极量 1.0 g/次,2 g/日,超过极量用药有中毒或致命危险。抗疟治疗成人总量 2~2.5 g。

蒿甲醚和青蒿琥酯(artemether and artesunate)

蒿甲醚(artemether)是青蒿素的脂溶性衍生物,而青蒿琥酯(artesunate)是青蒿素的水溶性衍生物。前者溶解度大,可制成油针剂注射给药。后者可经口、静脉、肌内、直肠等多种途径给药。两药抗疟作用机制同青蒿素,抗疟效果强于青蒿素,可用于治疗耐氯喹的恶性疟以及危急病例的抢救。

五、镇痛药

盐酸吗啡(吗啡,morphine hydrochloride,morphine)

【作用与用途】本品属阿片受体激动剂,具有强烈的中枢性镇痛作用。对心血管功能影响轻微。对呼吸及咳嗽中枢均有明显抑制作用。可增加胃肠道及其括约肌的张力,减少胃肠蠕动,延长胃排空时间。能增加胆道张力,尤以胆总管下端括约肌更为显著。还有催吐和缩瞳作用。主要用于缓解急剧疼痛或心源性哮喘等,也广泛用于术前用药和静脉麻醉。

【用法】镇痛:成人每次 5～15 mg,对剧痛者可肌肉注射或按 0.1 mg/kg 稀释后静脉缓注。麻醉:心内直视手术,0.5～3 mg/kg;一般手术,0.2～0.3 mg/kg。

【不良反应与注意事项】①治疗剂量可引起眩晕、恶心、呕吐、便秘或尿潴留等,连续应用可成瘾。②中枢性呼吸抑制。宜于麻醉初期应用,剂量因人而异,术毕待自主呼吸恢复良好后方可停止呼吸支持和拔管,必要时可用纳洛酮拮抗之。③心率减慢,宜稀释缓注或静滴,必要时用阿托品对抗。④忌用于肝功能严重减退、支气管哮喘、肺气肿、肺心病、甲状腺功能减退的病人,婴幼儿或哺乳期妇女;慎用于颅脑手术病人。

盐酸哌替啶(杜冷丁,pethidine hydrochloridum,dolantin)

【作用与用途】本品作用与吗啡相似。镇痛作用为吗啡的 1/10～1/8;持续时间较吗啡短,为 2～4 h。致胃肠道、胆道和泌尿道痉挛作用也比吗啡轻。呼吸抑制、镇咳作用比吗啡弱。能增强巴比妥类药物的催眠作用。临床用于各种剧痛的止痛和麻醉。

【用法】镇痛:口服,成人每次 0.1～0.15 g,一日 3 次,极量每次 0.2 g;小儿每次 0.5～1 mg/kg,一日 3 次。肌注或皮下注射,成人每次 0.05～0.1 g,极量每次 0.15 g;小儿每次 0.5～1 mg/kg。连续应用时,两次用药间隔时间不宜短于 4 小时。麻醉:用于一般手术的平衡麻醉时,3～5 mg/kg,分次静注或静滴;复合应用其他镇痛药或吸入全麻药时,用量酌减。

【不良反应与注意事项】①可见头昏、头痛、出汗、口干、恶心或呕吐等;过量时瞳孔散大,中枢兴奋甚至惊厥;常见心动过速,可有血压下降和呼吸抑制。②不宜用于心功能低下病人,慎用于严重肝功能不全病人,忌用于颅脑损伤、颅内可疑占位性病变、慢性阻塞性肺部疾患或支气管哮喘病人。③由于其心血管作用明显,不宜用于平衡麻醉。④反复应用可成瘾,应控制使用。

曲马多(tramadol)

【作用与用途】为合成的可待因类似物。镇痛效力与喷他佐辛相当,镇咳效力为可待因的 1/2,呼吸抑制作用弱,对胃肠道无影响也无明显的心血管作用。镇痛作用机制尚未阐明。本品适用于中、重度急、慢性疼痛,如手术、创伤、分娩及晚期癌症疼痛等。

【不良反应与注意事项】不良反应有多汗、头晕、恶心、呕吐、口干、疲劳等,可引起癫痫,静脉注射过快可有颜面潮红、一过性心动过速。长期使用也可成瘾。抗癫痫药卡马西平可降低曲马多的血药浓度,减弱其镇痛作用。安定类药可增强其镇痛作用,合用时应调整剂量。不能与单胺氧化酶抑制药合用。

六、镇静催眠药及抗精神失常药

苯巴比妥(鲁米那,phenobarbital,luminal)

【作用与用途】本品对脑干和大脑皮质有抑制作用。常用于催眠、镇静,与苯妥英钠合用抗癫痫。和解热镇痛药配伍,可加强镇痛作用。

【用法】镇静及抗癫痫:成人口服 15～30 mg/次,一日 3 次。催眠:成人睡前半小时服 30～100 mg。抗惊厥:成人肌注:0.1～0.2 g/次,必要时 4～6 h 后可重复。成人极量 0.25 g/次,0.5 g/日。

【不良反应与注意事项】①有精神萎靡、头昏、乏力等后遗作用。②久用可成瘾及损害肝、肾功能。③少数有皮疹等过敏反应。④癫痫病人长期服用不能骤然停药,否则会诱发癫痫发作,甚至呈癫痫持续状态。⑤不可与酸性药物和氯丙嗪混合。

地西泮(安定,valium)

【作用与用途】本品为弱安定药,作用与利眠宁相似,但较强。对癫痫大发作、癫痫持续状态疗效较好。

【用法】口服:成人 2.5～5 mg/次,一日 3 次,总量不超过 25 mg/日。用于癫痫持续状态,可缓慢静注或静滴 10～20 mg/次;小儿每次 0.3～0.5 mg/kg,必要时 5 min 后再用 1 次,视病情而定。

【不良反应与注意事项】嗜睡、便秘等。婴儿、老人和体弱者慎用。有青光眼病史及重症肌无力病人禁用。静注时密切观察有无呼吸暂停,如出现应立即终止注射,并采取相应抢救措施。

艾司唑仑(舒乐安定,estazolam)

【作用与用途】本品为一种苯二氮杂䓬类的镇静催眠药,适用于失眠、惊厥、焦虑、紧张、恐惧等。还适用于癫痫大、小发作及术前镇静等。

【用法】口服:镇静 1～2 mg/次,一日 3 次。催眠 1～2 mg/次或 2～4 mg/次。抗癫痫 1～2 mg/次,一日 3 次。

【不良反应与注意事项】老年、体弱、小儿及高血压病人慎用。个别病人有时出现疲乏、无力、嗜睡等。

盐酸氯丙嗪(氯丙嗪,冬眠灵,chlorpromazine,wintemin)

【作用与用途】本品为 α 体阻滞剂,兼有明显的中枢安定和降温作用。适用于感染性休克伴有高热、抽搐和烦躁不安者;外伤或烧伤引起的休克有强烈血管收缩现象者;需在控制低血压状态下进行外科手术的病人。

【用法】静滴:本品与等量异丙嗪合用,简称"复冬",用量一般为每次 1.0 mg/kg,成人可用本品及异丙嗪各 50 mg 加入 5% 葡萄糖注射液或等渗盐水 250～500 ml 内静滴。根据血压调整滴速。

【不良反应与注意事项】①一般有嗜睡、口干、视力模糊、直立性低血压、锥体外系症状等。少数病人可有光敏性皮疹、药物过敏性皮炎、中毒性黄疸、粒细胞减少等。②对药物过敏、肝功能严重受损、尿毒症及心血管病人慎用。抗休克时必须补充血容量,以免血压进一步下降。有心血管病变及动脉硬化者忌用。

七、中枢兴奋药

尼可刹米(可拉明, nikethamide)

【作用与用途】本品能直接兴奋呼吸中枢, 使呼吸加深、加快, 用于抢救各种原因引起的中枢性呼吸抑制。尤以解除吗啡所致的呼吸抑制效果较好。

【用法】皮下、肌注或静注: 成人 0.25～0.5 g, 每 2～3 h/次, 或与安钠咖交替使用。极量: 1.25 g/次。

【不良反应与注意事项】副作用少, 用量过大可致阵挛性惊厥。

洛贝林(山梗菜碱, lobeline, lobelinum)

【作用与用途】刺激颈动脉化学感受器, 反射地兴奋呼吸中枢、迷走神经中枢和血管运动中枢, 改善呼吸和循环。主要用于新生儿窒息及各种疾病引起的呼吸衰竭。

【用法】成人静注: 3 mg/次, 极量 6 mg/次, 20 mg/日; 皮下或肌注: 10 mg/次, 极量 20 mg/次, 50 mg/日。

【不良反应与注意事项】副作用较少, 静注应缓慢, 大剂量可导致心动过缓、传导阻滞、呼吸抑制及强直性惊厥。

纳洛酮(naloxone)

【作用与用途】本品为阿片受体拮抗剂。有兴奋中枢神经、兴奋呼吸、抑制中枢迷走神经的作用。能改善大脑皮质氧的供应, 增加神经细胞的电活动。主要用于麻醉镇痛和非麻醉镇痛药过量、安眠药中毒、急性乙醇中毒、休克、脑梗死、新生儿缺血缺氧性脑病等。亦可用于急性呼吸衰竭、老年性痴呆、慢性阻塞性肺病等。

【用法】成人: 肌注、静注或静滴 0.4～0.8 mg/次。口服无效。

【不良反应与注意事项】偶有一过性、短暂的恶心、呕吐, 个别有血压升高及肺水肿。高血压、心功能不全者慎用。

八、解热镇痛抗炎药

阿司匹林(乙酰水杨酸, aspirin)

【作用与用途】本品属水杨酸类。口服吸收完全, 能透入关节腔、脑脊液、乳汁及胎盘。在肝代谢, 由尿排出。临床上具有以下作用: ①解热、镇痛及抗炎抗风湿作用。解热、镇痛作用温和而确实, 抗炎抗风湿作用也较强。本品是用于发热、头痛、神经痛、肉痛、风湿热、急性风湿性关节炎及类风湿性关节炎的首选药物。对急性风湿热伴有心肌炎者, 可与糖皮质激素类药物合用。本药还有促进尿酸排泄的作用, 可用于痛风。②抗血小板聚集作用。可用于治疗和预防动脉血栓、动脉粥样硬化、暂时性脑缺血和心肌梗死等。

【用法】解热镇痛: 0.3～0.6 g/次, 一日 3 次, 口服。抗风湿: 0.5～1 g/次, 一日 3 次。服时与碳酸氢钠或氢氧化铝合用以减少对胃的刺激,一个疗程为 2～3 月。预防血栓栓塞:成人 0.3 g/次,一日 1 次。

【不良反应与注意事项】①对消化道有刺激,用量较大时易发生食欲缺乏、恶心和呕吐,严重时可致消化道出血,故对溃疡病者慎用。重复多次应用时,宜与碳酸氢钠或胃舒平合用。②用量过大或久用可产生水杨酸反应,如头晕、眩晕、耳鸣、听力减退,甚至精神错乱,如出现耳鸣(早期中毒表现),立即停药。③过敏反应,皮疹、血管神经性水肿、渗出性多形性红斑、哮喘等,应予停药。④长期大剂量服用可抑制肝脏制造凝血因子及阻断前列腺素合成酶作用,血小板功能减退引起出血,可用维生素 K 防止。外科手术前一周禁用本品。⑤过量时还可产生酸中毒,尤以儿童较易发生。

对乙酰氨基酚(扑热息痛,百服宁,必理通,泰诺林止痛片,paracetamol,apamid)

【作用与用途】本品为非那西丁在体内的代谢产物。对胃肠道刺激性小,血中较快达到有效浓度,解热、镇痛作用缓和持久,为较安全有效的解热镇痛药。其解热作用与阿司匹林相似,但镇痛作用较弱。本药几无抗炎抗风湿作用。适用于感冒发热,以及各种神经痛、头痛、偏头痛等。对阿司匹林不能耐受或过敏者本药尤为适宜。

【用法】口服:成人 0.25～0.5 g/次,一日 3 次,每日总量不宜超过 2 g,疗程不宜超过 10 日。3 岁以下儿童最好不用。

【不良反应与注意事项】①长期应用对肝、肾脏有损害。②偶有过敏反应,如皮疹、药热、溶血性贫血和白细胞、血小板减少。

双氯芬酸(扶他林,diclofenac sodium)

【作用与用途】本品为新型的强效消炎镇痛药,具有显著抗风湿、消炎、止痛及解热作用。其作用比吲哚美辛强 2～2.5 倍,比阿司匹林强 26～50 倍。口服吸收迅速,经肝代谢,代谢产物由肾排出。该药特点是疗效好,适用于风湿性及类风湿性关节炎、强直性脊椎炎、非炎性关节痛、手术及创伤后疼痛,以及各种炎症所致发热等。

【用法】口服:每次 25 mg,一日 1～3 次。肌注:每次 50 mg,一日 1 次,必要时 6 h 后再注射 1 次,深部注射。双氯芬酸钠双释放肠溶胶囊(戴芬)75～150 mg,一日 1 次。

【不良反应与注意事项】一般耐受良好。治疗初期,可引起胃肠反应,如腹痛、嗳气、恶心、腹泻、头晕或头痛,几天后症状可消失。个别病人可发生过敏反应以及皮疹,水肿和肝功能不良。对阿司匹林过敏者或有哮喘病史者不宜应用。孕妇慎用,妊娠最后 3 个月禁用。

感冒通(氯芬黄敏片,compound diclofenac sodium chlorphenamine maleate)

【作用与用途】本品每片含双氯芬酸 15 mg、人工牛黄 15 mg、氯苯那敏(扑尔敏)2.5 mg。用于感冒及感冒引起的头痛、咽喉痛及发热等。

【用法】口服:成人 1～2 片/次,一日 3 次。

【不良反应与注意事项】参见双氯芬酸。

维 C 银翘片(vitmin C yinqiao tablets)

【作用与用途】本品为金银花、连翘、桔梗、维生素 C 等制成的复方制剂。有辛凉解表、清热解毒的作用。用于感冒引起的发热、头痛、咳嗽、口干和咽喉疼痛等症,该药用于早期感冒效果较好。

【用法】口服:成人 3 片,一日 3 次。片剂:0.2 g。

感冒清(curing cold capsule)

【作用与用途】本品为胶囊剂,内容物为灰绿色至灰褐色的粉末,味苦。有疏风解表、清热解毒的作用。用于风热感冒,发热,头痛,鼻塞流涕,喷嚏,咽喉肿痛,全身酸痛等。

【用法】口服,一次 1～2 粒,一日 3 次。

【不良反应与注意事项】有文献报道服用本品发生急性粒细胞减少,再生障碍性贫血、血小板减少、血尿等不良反应。

九、抗变态反应药物

苯海拉明(diphenhydramine)

【作用与用途】本品属乙醇胺类的经典的 H_1 阻滞剂。阻滞组胺对血管、胃肠道和支气管平滑肌的收缩作用,同时对中枢神经系统有较强的抑制作用,故有镇静作用和轻微的阿托品作用。本品口服吸收迅速,服药后 15～20 min 开始吸收。临床上用于皮肤过敏性疾病,如荨麻疹、虫咬皮炎、药疹、接触性皮炎等。对过敏性鼻炎、支气管哮喘效果较差。还可用于妊娠呕吐、内耳眩晕、晕动病、失眠等。

【用法】口服:抗过敏,每次 25～50 mg,一日 2～3 次,饭后服。肌注或静滴:10～20 mg/次,一日 2 次。

【不良反应与注意事项】嗜睡、头晕、口干、乏力,多不严重。过敏反应:皮疹。骨髓抑制,偶见粒细胞减少、贫血,多因长期服用而发生。需保持高度机敏的工作者如驾驶员、高空作业者等慎用,严重肝肾损害者慎用,过敏者慎用。

异丙嗪(非那根,promethazine)

【作用与用途】本品属吩噻嗪类药物,为氯丙嗪的衍生物。抗组胺作用较苯海拉明强而持久,有显著的中枢镇静作用和抗胆碱作用,能增强麻醉药、催眠药、镇静药和镇痛药的药效,并有降低体温的作用,止吐作用比苯海拉明强。口服吸收迅速。临床上用于荨麻疹、哮喘等过敏性疾病,以及晕动症、妊娠呕吐。与氯丙嗪等配合用于人工冬眠。

【用法】口服:成人每次 12.5～25 mg,一日 2～3 次。

【不良反应与注意事项】嗜睡常见;恶心、口干少见;皮疹罕见。注意事项同苯海拉明。不宜与哌替啶、阿托品多次合用,不能与氨茶碱混合注射,不宜皮下注射。

氯雷他定片(loratadine tablets)

【作用与用途】本品属二代抗组织胺药物。用于缓解过敏性鼻炎有关的症状,如喷嚏、流涕、鼻痒、鼻塞以及眼部痒及烧灼感。口服药物后,鼻和眼部症状及体征得以迅速缓解。亦适用于缓解慢性荨麻疹、瘙痒性皮肤病及其他过敏性皮肤病的症状及体征。

【用法】口服:成人及 12 岁以上儿童一日 1 次,一次 1 片(10 mg)。

【不良反应与注意事项】在每天 10 mg 的推荐剂量下,本品未见明显的镇静作用。常见不良反应有乏力、头痛、嗜睡、口干、胃肠道不适,包括恶心、胃炎以及皮疹等。

孟鲁司特钠片（montelukast sodium tablets）

【作用与用途】15 岁及 15 岁以上成人哮喘的预防和长期治疗,包括预防白天和夜间的哮喘症状,治疗对阿司匹林敏感的哮喘患者以及预防运动诱发的支气管收缩;减轻季节性过敏性鼻炎引起的症状(15 岁及 15 岁以上成人的季节性过敏性鼻炎和常年性过敏性鼻炎)。

【用法】每日一次,每次一片(10 mg)。哮喘病人应在睡前服用。

【不良反应与注意事项】本品一般耐受性良好,不良反应轻微,通常不需要终止治疗。

十、镇咳药

可待因（codeine phosphate）

【作用与用途】对咳嗽中枢的抑制作用较强,而对呼吸中枢的抑制作用较弱,成瘾性也较吗啡为轻。适用于剧烈的干咳。

【用法】口服:成人 15～30 mg/次,一日 3 次。皮下:成人 15～30 mg/次。

【不良反应与注意事项】便秘、抑制呼吸及成瘾性均较吗啡为轻。

氢溴酸右美沙芬（romilar,tussade）

【作用与用途】本品为中枢性镇咳药,主要抑制延脑的咳嗽中枢而发挥作用。用于感冒、急慢性支气管炎、咽喉炎、支气管哮喘、肺结核及其他上呼吸道感染引起的少痰咳嗽。

【用法】口服:成人 10～30 mg/次,3 次/日,最大剂量可用至 120 mg/日。

【不良反应与注意事项】可见头晕、头痛、嗜睡、易激动、嗳气、食欲缺乏、便秘、恶心、皮肤过敏等,但不影响疗效。停药后上述反应可自行消失。过量可引起神志不清,支气管痉挛,呼吸抑制。注意事项:①哮喘患者、痰多的患者、肝肾功能不全患者慎用;②孕妇慎用;③服药期间不得驾驶机、车、船,从事高空作业、机械作业及操作精密仪器;④对本品过敏者禁用,过敏体质者慎用。

喷托维林（咳必清,carbetapentan）

【作用与用途】本品为选择性作用于咳嗽中枢的非成瘾性镇咳药,也有局麻和阿托品作用。

【用法】口服:成人 12.5～25 mg/次,一日 3 次。

【不良反应与注意事项】①多痰与心功能不全伴有肺淤血的咳嗽病人忌用;②青光眼病人慎用。

十一、祛痰药

氯化铵（ammonium chloride）

【作用与用途】本品为恶心性祛痰药。

【用法】口服:成人 0.3～0.6 g/次,小儿每次 10～20 mg/kg,一日 3 次。

【不良反应与注意事项】有恶心和胃部不适等副作用。严重肝、肾功能不良者忌用。

克咳(止嗽立效胶囊,kekepian)

【作用与用途】主要成分为桔梗、苦杏仁、甘草等。用于止咳、定喘、祛痰。

【用法】口服:一次 3 粒,每日 2 次,小儿遵医嘱。

【不良反应与注意事项】无明显不良反应。

溴己新(bromhexine)

【作用与用途】本品能抑制气管和支气管腺体、杯状细胞合成酸性黏多糖,同时,使腺体和杯状细胞分泌小分子的黏蛋白,从而使黏稠度降低,痰液易于咳出。另外,本品有促进呼吸道黏膜纤毛运动,促进痰液排出以及恶心祛痰的作用。可口服、雾化、静脉给药,口服后 1 h 起效,3～5 h 达到高峰,维持 6～8 h,用于支气管炎、肺气肿、硅沉着病、慢性肺部炎症、支气管扩张症等有白色黏痰而不易咳出的患者。

【不良反应与注意事项】不良反应发生少,偶有转氨酶升高。溃疡患者慎用。

氨溴索(ambroxol)和溴凡克新(brovanexine)

氨溴索属于溴己新的代谢物。氨溴索作用强于溴己新,毒性小。溴凡克新还能使痰液中的酸性黏多糖纤维断裂,使黏痰液化而易咳出。

十二、平喘药

氨茶碱(茶碱乙烯双胺,aminophyline)

【作用与用途】本品能松弛支气管平滑肌,兼有兴奋呼吸中枢和膈肌运动、降低肺血管阻力和微血管通透性及扩张冠状动脉和利尿等功能。临床上主要用于平喘,也可用于心绞痛、心源性肺水肿。近年来发现小剂量茶碱还具有抗炎和免疫调节作用。

【用法】口服:一般成人 0.15～0.2 g/次,一日 3～4 次。肌注:成人 0.5 g/次。静脉给药:首次 5～6 mg/kg(推注速度每分钟不得高于 0.2 mg/kg,如果病人 24 h 内用过茶碱,首次剂量减半),如肝、肾功能良好,以后维持量可用 0.5～0.7 mg/kg 的每小时静脉滴注速度给药。

【不良反应与注意事项】①可有恶心、呕吐、食欲缺乏、胃部不适、失眠、心率增快等反应。②静脉给药太快或浓度过高可引起心动过速、心律失常、惊厥、血压骤降,甚至死亡。③低血压、休克、急性心肌梗死病人忌用。④婴儿对本品较敏感,需谨慎。哺乳期妇女应于授乳后用药,孕妇慎用。⑤西咪替丁、大环内酯族抗生素可使茶碱清除率下降;苯巴比妥、七烯类抗霉菌药可使茶碱清除率升高,均可导致茶碱血浓度改变,应注意调整剂量。⑥心、肺功能不全及肝、肾功能减退者应适当减量。⑦对危重病人应用本品宜做临床药物动力学监护。⑧肌注可致局部疼痛,现已少用。

沙丁胺醇(salbutanol)

【作用与用途】本品为选择性激动 β_2 受体,可松弛支气管平滑肌,用于哮喘、其他原因的支气管痉挛,喘息型支气管炎及 COPD 伴喘息的治疗。

【用法】吸入 5～15 min 起效，作用维持 3～6 h，半衰期为 3.8 h。口服 30 min 起效，作用持续 6 h；半衰期 2.7～5 h。

【不良反应】震颤、恶心、心动过速。

十三、强心药

地高辛（digoxin）

【作用与用途】本品为毛花洋地黄叶中提取的一种次苷，为中速类强心苷，由于排泄较快，蓄积作用较小，故较洋地黄和洋地黄毒苷安全，是临床上应用最为广泛的强心苷，口服后 75% 迅速吸收，10% 从大便排泄。适用于急、慢性心功能不全，尤其是伴心房颤动、心房扑动和室上性心动过速者（非预激综合征所致）。

【用法】口服：成人全效量 1.5～2.5 mg，0.125～0.25 mg/次，一日 2 次；5～6 日后改为 0.125～0.25 mg/次，一日 1 次维持。静注：成人开始 0.25～0.5 mg，4～6 h 后可再注射 0.25 mg。使用时以 50% 葡萄糖注射液 20 ml 稀释后缓慢注入。

【不良反应与注意事项】强心苷的安全范围小，一般治疗量约为中毒量的 1/2，而最小中毒量又为最小致死量的 1/2。其毒性反应包括：①消化道反应，可有厌食、恶心、呕吐、腹泻等；②视觉改变，可有黄视、绿视、视力模糊、畏光、弱视、盲点、闪烁感等；③神经系统症状，可有头痛、眩晕、失眠、抑郁、乏力、谵妄、精神错乱等；④心脏反应，最常见的是室性早搏，有时呈二、三联律，其他有房性早搏、阵发性室上性和室性心动过速，以及心房颤动、不同程度的房室传导阻滞。

西地兰（cedilanid，lanatoside C）

【作用与用途】本品系从毛花洋地黄叶中提取的一种快速类强心苷。蓄积性小，安全范围较其他洋地黄类强心苷大。静注后 10～30 min 起效，1～2 h 达最大效应，维持 2～4 日。本品抑制房室传导作用较毒毛花苷稍强。适用于急性心功能不全伴肺水肿者，对慢性心功能不全、室上性心动过速及快速型心房颤动者亦适用。

【用法】静注：成人全效量 1～1.2 mg，首剂 0.4～0.8 mg，以 50% 葡萄糖注射液 20 ml 稀释后缓慢静注，必要时 2～4 h 后再注射 0.2～0.4 mg，24 小时内不超过 1.6 mg。静注困难时亦可肌注。静注取得疗效后，改为口服洋地黄制剂维持。

【不良反应与注意事项】同地高辛。虽蓄积作用小，但在 2 周内用过洋地黄类者应减量慎用。

十四、抗心律失常药

美托洛尔（倍他乐克，metoprolol，betaloc）

【作用与用途】本品对 β_1 肾上腺素受体有选择性阻断作用，对 β_2 受体作用较弱，较大剂量可使血管平滑肌收缩,并有较弱的膜稳定作用,无内源性拟交感活性。可减慢心率、减低心排血量和心肌耗氧量以及降低血压。主要用于治疗心绞痛及高血压。本品静注对室上性心律失常有效。

【用法】口服:成人 12.5～100 mg/次,一日 2 次;治疗心力衰竭时,开始每次 6.25 mg,一日 2 次,逐渐增至每次 12.5～25 mg,一日 2 次。静注:开始 2～5 mg(1 mg/min),隔 5 min 重复注射,一般总量为 10～15 mg。

【不良反应与注意事项】偶有胃肠道不适、头晕、眩晕、失眠、做噩梦等反应。明显心动过慢、高度房室传导阻滞和心源性休克者忌用。严重心力衰竭者忌用或慎用。肝、肾功能障碍以及糖尿病、甲亢、支气管哮喘病人和孕妇慎用。

普罗帕酮(心律平,propafenone)

【作用与用途】本品属 Ic 类抗心律失常药,长期应用尚有轻度 β 受体阻滞作用。临床上用于各种类型室性或室上性心律失常,亦用于治疗预激综合征合并的快速心律失常。对心肌抑制作用较小,可慎用于轻度心功能不全病人。

【用法】口服:100～300 mg/次,每 8 小时 1 次。宜每隔 3 日增加 1 次剂量,以免药物浓度过度升高而致中毒。静脉:1.0～2.0 mg/kg 溶于 10% 葡萄糖注射液 20 ml 中,注射 5～10 min,如无效且无低压等不良反应,间隔 20～30 min 后可重复注射 1 次。有效后可用 0.3～1.0 mg/min 静脉滴注,维持疗效。

【不良反应与注意事项】可有胃肠道和神经系统反应,如恶心、呕吐、眩晕、口内金属味、眼闪光等。个别病人出现手指震颤、心动过慢、窦房或房室传导阻滞、精神障碍和低血压等,亦可发生致心律失常作用。本品禁用于慢性肺心病、哮喘及严重心功能不全或低血压病人,妊娠 3 个月内及哺乳期妇女慎用。与地高辛合用时剂量应酌减,与局麻药或慢心律和心肌收缩力药物合用时,本品作用可增强。

胺碘酮(可达龙,amiodarone)

【作用与用途】本品为广谱抗心律失常药。它可延长心房、心室肌和浦肯野纤维的不应期和动作电位时间,并能减慢心肌的 0 相除极速率、延长旁道的不应期。此外,尚有抑制窦房结与房室结功能。

【用法】不给负荷量时,需数周才能呈现抗心律失常作用,故需先给较大的负荷量。一般口服量为每日 600～1 000 mg,用 3～7 日后,逐渐减少剂量。常用维持量为 100～400 mg/日。由于本品许多毒副作用与剂量有关,故应尽可能使用较小的维持量。静脉注射按每次 2.5～5 mg/kg 计算,稀释后在监测血压、心电图的情况下缓慢静脉注射。

【不良反应与注意事项】①常见的有角膜色素沉着,轻者可用肝素钠、甲基纤维素滴眼治疗,重者应停药。②甲状腺功能减退或亢进,发生率 10% 左右。③肝脏酶值增高,甚至出现黄疸与肝硬化。④致心律失常作用。可诱发窦性停搏、房室传导阻滞或因 QT 间期过度延长而致扭转型室性心动过速。⑤间质性肺炎,系最严重的不良反应,尤易发生在原有肺脏疾病的病人。⑥本品合适剂量个体差异大,故应严密观察反应,并尽量采用最小维持量。⑦联合用药时,可增加华法林、奎尼丁、美西律、普罗帕酮的血浓度,从而导致出血、心脏传导阻滞或扭转型心动过速,与地高辛合用时应减少后者剂量,以防血浓度过高。⑧本品有效血浓度一般为 1～

2 pg/ml,但中毒浓度与治疗浓度间有相当重叠,故应重视临床观察与心电图改变,特别是 QT 间期是否过度延长。

利多卡因(塞罗卡因,lidocaine,xylocaine)

【作用与用途】本品适用于急性室性心律失常,并可降低急性心肌梗死病人室颤发生率,故常用于预防急性心肌梗死病人的室性心律失常,也可用于洋地黄、麻醉及手术中发生的室性心律失常(室性早搏、室性心动过速)。本品一般剂量对正常传导系统无明显影响。

【用法】静注:首次负荷量 1～2 mg/kg(成人 50～100 mg),于 90～120 s 内注完,15～30 s 见效,如无效可再重复注射同样剂量 1～2 次;显效后立即开始以 1～4 mg/min 静脉滴注,以维持有效血浓度。24 h 最大总量不超过 50 mg/kg。

【不良反应与注意事项】心力衰竭,肝肾功能不全、酸中毒、休克或老年病人,本品半衰期明显延长,故应减少剂量,否则可致中枢神经系统毒性反应(嗜睡、精神兴奋或癫痫样抽搐),或出现窦性停搏、传导阻滞与低血压等副作用。注意事项:①为迅速达到有效血浓度,必须先用负荷量,一旦显效即应静脉滴注维持量,以保持疗效;②在维持量滴注过程中,如心律失常复发,可经静脉追加负荷量 25～50 mg,或加快静滴速度;③心力衰竭病人血浓度比正常人增高一倍,故负荷量与维持量均应减少 1/2 左右并应检测血浓度;④与 β 受体阻滞剂合用可降低心排出量与肝血流出量,从而增加本品血浓度;⑤西咪替丁可降低本品清除率、提高血浓度,合用时应酌减剂量。

【制剂】针剂:0.1/5 ml、0.4/20 ml。

十五、抗心绞痛、心肌梗死及周围血管扩张药

硝酸甘油(nitroglycerin)

【作用与用途】本品为速效、短效硝酸盐类抗心绞痛药,主要作用于小静脉,扩张容量血管,降低心脏前负荷及左心室充盈压;并能扩张较大动脉,包括冠状动脉,从而减轻心脏后负荷以及增加冠状动脉侧支循环,改善心肌血供状况。舌下含服 0.5 mg,1～2 min 见效,持续 10～30 min。本品主要用于心绞痛急性发作的治疗。静脉给药用于急性心肌梗死、心功能不全以及心外科手术中降压等。本品还可用于暂时缓解胆绞痛、肾绞痛、幽门痉挛以及治疗雷诺病和视网膜动脉栓塞等。

【用法】成人 0.5～1 mg/次,舌下含服,一日可用多次。心绞痛未缓解,每隔 5 min 重复口含 0.5 mg,15 min 内不超过 2 mg。静滴:5～10 mg,加入 5% 或 10% 葡萄糖注射液 250 ml,以 5～10 μg/min 速度滴注,根据治疗反应,可增至 20～80 μg/min。

【不良反应与注意事项】①可有头痛、面部潮红、灼热感、耳鸣、眩晕、心动过速、体位性低血压等。②青光眼、心肌梗死伴低血压、脑出血、颅内压增高等忌用。③静滴过程中,须严密观察血压、心率的变化。④长期使用可产生耐药性,每天应保持 8～12 h"无硝酸盐"间期。

硝酸异山梨酯(硝异山梨醇酯,消心痛,isosrbide dinirate)

【作用与用途】本品为硝酸酯类速效、长效冠状动脉扩张剂,作用和硝酸甘油相似,但作用

持久。口腔黏膜及胃肠道吸收58％。舌下含服及口服后分别于5～10 min、30 min生效,持续时间分别为2～3 min、3～5 min。T1/2为0.25～0.5 min。本品常与β受体阻滞剂合用,治疗心绞痛、心肌梗死。本品可用于心绞痛发作的预防,也可用于周围血管痉挛或栓塞等疾病。

【用法】成人5～10 mg/次,一日3次,舌下含服或口服。

【不良反应与注意事项】可有头痛、眩晕、面部潮红以及恶心、呕吐等胃肠道反应。偶见皮疹。初用者可从小剂量开始(5 mg/次),以减轻头痛等不良反应。摄入酒精可增加其副作用。长期应用可产生耐药性。青光眼病人忌用。

速效救心丸(quick-acting heart-saving pill)

【作用与用途】本品系川芎、冰片等中药制剂,有增加冠状动脉状动脉血流量、缓解心绞痛的作用。

【用法】口服:1支/次,一日2次。

【不良反应与注意事项】无明显毒副作用。

十六、降压药

形成动脉血压的基本因素是心排血量和外周血管阻力。前者受心脏功能、回心血量和血容量的影响,后者主要受小动脉紧张度的影响。交感神经系统和RAS调节上述两种因素,使血压维持在一定的范围内。根据各种药物的作用和作用部位,可将抗高血压药物分为下列几类。

1.利尿药:如氢氯噻嗪等。

2.交感神经抑制药

(1)中枢性降压药:如可乐定等。

(2)神经节阻断药:如樟磺咪芬等。

(3)去甲肾上腺素能神经末梢阻断药:如利血平等。

(4)肾上腺素受体阻断药:如普萘洛尔等。

3.肾素-血管紧张素系统抑制药

(1)血管紧张素转化酶抑制药(ACEI):如卡托普利等。

(2)血管紧张素Ⅱ型受体阻断药(ARB):如氯沙坦等。

(3)肾素抑制药:如阿利吉仑。

4.钙通道阻滞药:如硝苯地平等。

5.血管扩张药:如肼屈嗪和硝普钠等。

目前,国内外应用广泛或称为第一线抗高血压药物的是利尿药、钙通道阻滞药、β受体阻断药、血管紧张素转化酶抑制药、血管紧张素Ⅱ型受体阻断药,统称为常用抗高血压药物。肾素抑制剂阿利吉仑是抗高血压新药。其他抗高血压药物如中枢性降压药和血管扩张药等较少单独使用。

苯磺酸氨氯地平(阿莫洛地平,络活喜,norvasc amlodipine besylate)

【作用与用途】本品为钙离子拮抗剂,是二氢吡啶类的钙离子拮抗剂。其主要用于:①高血压,可单独应用或与其他抗高血压药物联合应用。②冠心病(CAD)慢性稳定性心绞痛,可单独应用或与其他抗心绞痛药物联合应用。

【用法】①治疗高血压:初始剂量为 5 mg,一日 1 次;最大剂量为 10 mg,一日 1 次。一般的剂量调整应在 7～14 天后开始进行。②治疗心绞痛:初始剂量为 5～10 mg,一日 1 次。老年及肝功能不全的患者建议使用较低剂量治疗。大多数人的有效剂量为一日 10 mg。

【不良反应与注意事项】常见不良反应有:潮红、疲劳、水肿、眩晕、头痛、腹痛、恶心、心悸、嗜睡。注意事项:①低血压:因本品的扩血管作用是逐渐产生的,服用本品后发生急性低血压的情况罕有报道。② 心绞痛加重或心肌梗死:极少数患者,特别是伴有严重冠状动脉阻塞性疾病的患者,在开始使用苯磺酸氨氯地平治疗或增加剂量时,可出现心绞痛恶化或发生急性心肌梗死。③ β受体阻滞剂停药:β受体阻滞剂突然停药可能出现危险,由于氨氯地平不是β受体阻滞剂,其对因β受体阻滞剂停药出现的危险不能给予有效保护;任何一种β受体阻滞剂均应逐步停药。

硝苯地平控释片(拜新同,adalat GITS)

【作用与用途】本品为硝苯地平的控释口服片剂,可减少由硝苯地平普通型制剂半衰期短所致的峰谷波动,每日服药 1 次,使血药浓度保持相对平稳,并可减少扩张血管的副作用。本品主要用于高血压,并可用于治疗血管痉挛性心绞痛和慢性稳定型心绞痛。

【用法】口服:成人 30～60 mg/次,一日 1 次。

【不良反应与注意事项】与硝苯地平相似,扩血管副作用较轻。

贝那普利(苯那普利,洛汀新,benazepril,lotensin)

【作用与用途】本品为长效 ACEI 抑制剂,作用、用途、不良反应与注意事项基本同培哚普利。本品经肾、胆汁双通道排泄,适用于高血压,并可延缓肾脏病变的进展。

【用法】口服:成人 10～20 mg/次,一日 1 次。最大量每日 40 mg。肾功能不全者,初始剂量 5 mg。心力衰竭病人从每日 2.5 mg 开始,逐渐增加剂量,可达每日 20 mg。

缬沙坦胶囊(valsartan)

【作用与用途】本品是一种血管紧张素Ⅱ受体(ATⅠ型)阻滞剂,降压作用主要通过阻滞组织的血管紧张素Ⅱ受体亚型 AT1,更充分有效地阻断血管紧张素Ⅱ的水钠潴留、血管收缩与重构作用。服药 2 h 内开始出现降压作用,4～6 h 达降压高峰,降压作用可持续 24 h 以上。重复用药时,2～4 周内达最大降压效果。本品与利尿剂如氢氯噻嗪合用可显著增强降压效果。

【用法】80 mg/次,一日 1 次。2～4 周达最大抗高血压效应。如疗效不满意,可增至 160 mg/日,或加服利尿剂(如氢氯噻嗪)。

【不良反应与注意事项】本品副作用轻微、短暂,偶有血管性水肿、腹泻、肝功能异常、偏头痛、皮肤荨麻疹、瘙痒等。本品过敏者、妊娠与授乳妇女及儿童禁用。本品慎用于患肾动脉狭窄、肝功能不全的病人,肝功能损害者减少用量。

吲达帕胺(钠催离,indapamide,ntrilix)

【作用与用途】本品具有利尿作用和钙离子拮抗作用,为一种新的强效、长效降压药。

【用法】口服:2.5～5 mg/次,一日1次;维持量为2.5 mg/次,隔日1次。钠催离(又称钠催里)缓释片1.5 mg/次,一日1次。

【不良反应与注意事项】偶有眩晕、头痛、恶心、失眠等,但不影响治疗。大剂量利尿作用增强时,可有低血钾症。

十七、调血脂药

非诺贝特(力平脂,力平之,lipanthyl,fenofibrate)

【作用与用途】本品作用较氯贝丁酯强5～6倍,T1/2约为20 h,85%～90%经肾排泄,具有全面改善血脂水平的作用,适用于混合型高脂血症。对于既有 TG 又有 CHOL 浓度增高者,本品可使粥样斑块消退和改善供血状态。

【用法】成人:每日300 mg,维持量为100 mg/日,早晚餐后口服。微粒化力平脂200 mg/日。儿童:每日5 mg/kg。

【不良反应与注意事项】主要为轻度消化道反应、皮疹、肌肉痛及氨基转移酶升高。

阿托伐他汀钙片(atorvastatin calcium tablets)

【作用与用途】本品用于治疗高胆固醇血症和混合型高脂血症;冠心病和脑卒中的防治。

【用法用量】成人常用量口服:10～20 mg,每日1次,晚餐时服用。剂量可按需要调整,但最大剂量不超过每日80 mg。

【不良反应与注意事项】本品最常见的不良反应为胃肠道不适,其他还有头痛、皮疹、头晕、视觉模糊和味觉障碍。偶可引起血氨基转移酶可逆性升高。因此需监测肝功能。注意事项:①用药期间应定期检查血胆固醇和血肌酸磷酸激酶。应用本品时血氨基转移酶可能增高;有肝病史者服用本品还应定期监测肝功能试验。②血氨基转移酶增高达正常高限的3倍,或血肌酸磷酸激酶显著增高,或有肌炎、胰腺炎表现时,应停用本品。③应用本品时如有低血压、严重急性感染、创伤、代谢紊乱等情况,须注意可能出现的继发于肌溶解后的肾功能衰竭。④肾功能不全者应减少本品剂量。⑤本品宜与饮食共进,以利吸收。⑥饮食疗法始终是治疗高血脂的首要方法,加强锻炼和减轻体重等方式,都将优于任何形式的药物治疗。

十八、利尿药、脱水药

氢氯噻嗪(双氢克尿噻,双氢氯噻嗪,hydrochlorothiazide)

【作用与用途】本品主要作用是抑制远曲小管远段对 Na^+、Cl^- 的重收,而增加尿量。其用途为:①利尿:利尿作用温和持久。本品口服后1～2 h出现利尿作用,4～6 h达高峰,持续8～12 h,适用于心源性、肾性水肿和肝硬化腹水等。②抗利尿:本品对肾源性和血管升压素敏感性尿崩症病人,可致尿量减少。③降压:本品小剂量与其他降压药合用,可增加降压效果。

【用法】口服:成人 25 mg/次,一日 3 次;或 50 mg/次,一日 2 次。为防止电解质紊乱,可间歇服用。

【不良反应与注意事项】本品毒性很低,服用后耐受良好。常见的不良反应有:①低血钾:应用洋地黄者易致中毒,须及时调整剂量;重症肝病者易诱发肝昏迷,故应禁用。通常合用氯化钾 1 g,一日 3 次,可预防低血钾的发生。②恶心、呕吐、腹泻等轻度胃肠道反应。③偶见皮疹及血小板减少。④减少尿酸的排泄,可致高尿酸血症,个别病人可引起痛风。肝、肾疾病者忌用。因本品对胎儿有影响,孕妇忌用。

甘露醇(mannitor)

【作用与用途】本品可提高血浆渗透压,使组织的水分吸回到血管内而起脱水作用;并可使肾髓袢降支和集合管对水的重吸收减少,而引起利尿;尚有扩张肾血管、增加肾血流量和肾小球滤过率的作用。因肾小管管腔中水分增加,防止了管型的形成,故而可防治急性肾衰竭。本品主要用于脑水肿和青光眼的治疗,也用于外科手术后、创伤性大出血、低血容量等引起的急性少尿。

【用法】静滴:成人每次 1～2 g/kg;儿童每日 1.5 g/kg。静滴速度为 10 ml/min,每 4～6 h/次,或与 50% 葡萄糖注射液交替使用。

【不良反应与注意事项】①一般无不良反应。注射过快,可引起头晕、头痛、视力模糊等。②气温较低时,常析出结晶,可用热水(80 ℃)溶解后使用。③心、肾功能不全及因脱水造成的尿少病人慎用;活动性颅内出血病人,除非在手术过程中或危及生命时,一般不宜应用。④此药能透过胎盘屏障,孕妇禁用。⑤大剂量久用可引起肾小管损害及血尿,也可引起水、电解质失衡。

十九、升压药及抗休克药

盐酸肾上腺素(肾上腺素,adrenaline,epinephrine)

【作用与用途】本品兼有 α 受体和 β 受体的兴奋作用,可用于心搏骤停的急救、过敏性休克、胰岛素过量所致的低血糖性昏迷及支气管哮喘等。局部用于鼻黏膜充血及齿龈出血等。与局麻药合用,可减少出血和延长麻醉时间。1%～2%溶液用于青光眼的治疗,常与毛果芸香碱合用。

【用法】肌注:成人每次 0.25～0.5 mg,极量 1 mg;静注或心腔内注射:成人每次 0.25～0.5 mg(用生理盐水稀释 10 倍后注入)。

【不良反应与注意事项】①可有焦虑、不安、震颤、头痛、心悸等反应。大剂量或静滴过快可使血压急骤升高甚至引起脑出血、心律失常(包括心室颤动)。②对于休克宜先补充血容量和纠正酸中毒。③禁用于器质性心脏病、高血压、严重动脉硬化、甲状腺功能亢进、糖尿病、妊娠、洋地黄中毒、外伤及出血性休克等。④两周内用过单胺氧化酶抑制剂者忌用。⑤忌与氯仿、氟烷、环丙烷、洋地黄、钙剂等合用,以防发生严重心律失常。⑥本品应避光、避热。溶液变色等不可再用。

重酒石酸去甲肾上腺素（去甲肾上腺素，noradrenaline）

【作用与用途】本品主要兴奋 α 受体，能明显增加周围血管阻力，可用于嗜铬细胞瘤或交感神经切除术后内源性去甲肾上腺素不足以及外科手术后等，也可用于急性心肌梗死及其他低血压等循环衰竭的临时急救。本品还能通过升压、反射性地刺激颈动脉窦及主动脉弓的压力感受器，使心率减慢，故还可治疗阵发性室上性心动过速。此外，本品 1～3 mg 适当稀释后口服，利用其局部收缩血管的作用，可以制止急性上消化道出血。

【用法】静滴：成人 2～10 mg（相当于去甲肾上腺素 1～5 mg）加入 5％葡萄糖注射液或生理盐水 500～1 000 ml 内滴注。根据血压情况调整滴速。

【不良反应与注意事项】①可有不安、头痛、心悸等。长期应用可致滴注部位组织坏死。过量使用可致内脏血管强烈收缩，肾血流量减少而引起肾实质的损害，甚至肾衰竭。②本品不能皮下注射，如静滴时漏入皮下组织，应及时用 1％普鲁卡因或 0.1％酚妥拉明 5 ml 做皮下浸润封闭，以防组织坏死；或在静脉滴注液中加入酚妥拉明（5 mg/500 ml），有预防组织发生坏死的作用。③严重动脉硬化、高血压、完全性房室传导阻滞、心力衰竭、甲状腺功能亢进、肾脏病病人以及用氟烷、环丙烷、氯仿麻醉时忌用。④使用洋地黄制剂者，避免应用。⑤本品不宜与偏碱性注射液如氨茶碱、谷氨酸钠等配伍。

多巴胺（3-羟酪胺，dopamine，3-hydroxytyramine）

【作用与用途】本品具有 β1 受体刺激作用，也有一定的 α 受体刺激作用。能增强心肌收缩力，增加心排血量；对周围血管有轻度收缩作用，对内脏血管，如肾、肠系膜、冠状动脉则有扩张作用。本品可用于治疗各种低血压和休克。对伴有肾功能不全、心排血量减少、周围血管阻力增高而血容量已补足的病人尤为适用。也可用于心脏手术后或心脏复苏时升压。

【用法】静滴：成人 20～100 mg 加入 5％葡萄糖注射液 200～250 ml 内，按每分钟 2～4 μg/kg 的速度滴注，根据血压调整滴速。

【不良反应与注意事项】过量可导致呼吸加速、心律失常等，停药后即可消失。本品使用前宜先补充血容量及纠正酸中毒，使用时密切观察血压、心率及尿量。

阿托品（atropine）

【作用与用途】本品为抗胆碱药，能阻断 M 胆碱受体，解除平滑肌的痉挛以及迷走神经对心脏的抑制，加快心房及房室交界区的传导，使心跳加快，大剂量应用时，可使周围血管和内脏血管扩张，局部血流灌注量增加，因而可用于治疗严重感染中毒性休克。用于解救有机磷酸酯类中毒。

【用法】静注：成人 1～2 mg/次，用等渗盐水或 5％葡萄糖注射液 10～20 ml 稀释后静注，每隔 15～30 min/次，根据病情变换而增减，直至面色转红，四肢转暖，血压回升，延长间隔时间直至血压稳定，收缩压增至 10.7 kPa（80 mmHg）以上，再逐渐延长间隔时间，减量，直至停药。在应用本品前需补充血容量和纠正酸中毒。

【不良反应与注意事项】不同剂量所致的不良反应大致如下：0.5 mg，轻微心率加快，略有口干及少汗；1 mg，口干、心率加速、瞳孔扩大；2 mg，心悸、显著口干、瞳孔扩大，有时出现视物模糊；5 mg，上述症状加重，并有语言不清、烦躁不安、皮肤干燥发热、小便困难、肠蠕动减弱；10 mg 以上，上述症状严重，脉速减弱、中枢兴奋现象严重、呼吸加速加深、出现幻觉、惊厥等，严重中毒时可由中枢兴奋转入抑制,产生昏迷和呼吸麻痹。腹泻者和老年人慎用。青光眼病人忌用。

山莨菪碱(654-2,anisodamine)

【作用与用途】本品是我国合成的胆碱能神经阻滞剂。作用和阿托品相似,能解除平滑肌痉挛,改善微循环。主要用于感染性休克、有机磷农药中毒、脑血管痉挛、脑血栓形成、血栓闭塞性脉管炎、平滑肌痉挛引起的疼痛等。

【用法】静注:用于抗休克和有机磷中毒的抢救,成人 5～10 mg/次,必要时根据病情 10～30 min/次,须密切观察其副作用。静滴:成人 5～10 mg/次,一日 3 次;或 20～30 mg,一日 1 次。

【不良反应与注意事项】常见的不良反应有:口干、面红、视物模糊等;少见的有:心跳加快、排尿困难等;上述症状可在 1～3 h 内消失。用量过大时可出现阿托品样中毒症状。

二十、抗消化性溃疡及胃炎药

铝碳酸镁(胃达喜,talcid,hydrotalcite)

【作用与用途】本品每 1 片咀嚼片含 500 mg 铝碳酸镁,可迅速中和胃酸,失活胃蛋白酶,持续阻止胆酸和溶血卵磷脂对胃的损伤,增强胃黏膜保护作用。本品适用于急性和慢性胃炎、胃及十二指肠溃疡病,反流性食管炎,以及与胃相关的胃部不适,如胃灼痛、反酸、胃灼热感、腹胀、早饱、恶心与呕吐。

【不良反应与注意事项】偶尔产生副作用。大剂量服用可导致胃肠道不适,如软糊状便。肾功能损伤的病人(肌酐清除率＜30 ml/min)服用铝碳酸镁(胃达喜)时,应定期监测血清中镁和铝的含量。由于可能影响其他药物的吸收(摄取),本品不能与四环素、环丙沙星、氧氟沙星同用。其他药应提前或拖后 1～2 h 服用。

【用法】除非另有医嘱,成人在饭后 1～2 h,睡前或胃不适时服用 1～2 片胃达喜咀嚼片(不要超过 14 片);在治疗溃疡病时,所有症状消失后应持续服用 4 周。每片胃达喜咀嚼片有极少量糖分,糖尿病人可以服用。本品不含钠,因此高血压病人也可以服用。

雷尼替丁(呋喃硝胺,ranitidine)

【作用与用途】本品为结构中不具有组胺咪唑环的强效 H_2 受体阻断药,能选择性阻断 H_2 受体,能抑制正常人或十二指肠溃疡病人的基础胃酸分泌,以及由五肽胃泌素、组胺和食物刺激所引起的胃酸分泌。本品在人体内抑制胃酸分泌的作用比西咪替丁强 5～10 倍。本品具有速效和长效的特点,且不良反应少。主要用于十二指肠溃疡、胃溃疡、反流性食管炎,也可用于胃泌素瘤。

【用法】口服:溃疡病 0.15 g/次,一日 2 次(清晨和睡前服),连用 4～6 周后,改用维持量,睡前服 0.15 g,连用 2～3 个月或 6～12 个月。注射:本品 50 mg 缓慢静注,或以每小时 25 mg 之速度间歇静滴 2 h,每隔 6～8 h 重复 1 次;病情严重者可连续滴注,直至病人可口服为止。小儿慎用。

【不良反应与注意事项】常见的不良反应有皮疹、便秘、腹泻、皮肤瘙痒感等；也可有头痛、眩晕、恶心等，但多不严重，停药后即消失。本品主要经肾排泄，严重肾衰竭者血药浓度增加，故应注意调整剂量。孕妇及婴儿仅限绝对必要时用。

奥美拉唑（洛赛克，omeprazol，losec）

【作用与用途】本品为对壁细胞（H^+/K^+）-ATP 酶的特异性抑制剂，从而抑制胃酸分泌，作用强而维持时间久，溃疡愈合率略高于 H_2 受体阻断剂，主要用于十二指肠溃疡、胃溃疡、难治性溃疡、反流性食管炎及胃出血。

【用法】口服：20 mg/次，一日 1 次，溃疡病 4 周为一疗程。

【不良反应与注意事项】本品一般耐受性良好。可有恶心、头痛、头晕、呕吐、腹痛、氨基转氨酶轻度升高，少数人出现皮疹。但这些反应多属轻微而短暂，不影响治疗。儿童、妊娠及哺乳期妇女一般不宜服用。地西泮和苯妥英钠可影响本药体内滞留时间，如同时服用，应减少剂量，并加以严密观察。

二十一、助消化药及胃肠运动功能促进药

多酶片（mutienzyme tablet）

【作用与用途】本品含四种酶，每片内含胃蛋白酶 48 u，胰蛋白酶 160 u，胰淀粉酶 1 900 u，胰脂肪酶 200 u。主要用于消化不良，久病后消化功能减退。

【用法】口服：2～3 片/次，一日 3 次，饭前或进食时服用。

【不良反应与注意事项】避光，密闭保存。

多潘立酮（吗丁啉，domperidone，mtilium）

【作用与用途】本品为化学合成的新型胃运动功能促进药，止吐作用与胃复安相似，亦可促进胃蠕动，促使胃内食物和胃酸排空。其主要用于非溃疡性消化不良、食欲差、顽固性胃胀气及慢性胃炎，胆汁反流性胃炎，多种原因引起的急、慢性呕吐。此药不透过血脑屏障，故无锥体外系症状，不良反应很小。

二十二、泻药及止泻药

酚酞（果导，phenolphthalein，laxin）

【作用与用途】口服本品后在肠内碱性环境中形成可溶性钠盐，可刺激结肠而导泻。其泻下作用温和，服药后 6～8 h 排出软便。本品少量吸收后有肠肝循环，故作用能维持 3～4 日，适用于习惯性便秘。

【用法】口服：0.05～0.2 g/次，睡前顿服。

【不良反应与注意事项】本品服用后的不良反应：偶有皮疹、皮炎及过敏性肠炎。婴儿忌用，幼儿及孕妇慎用。

开塞露(carcero)

本品为含山梨醇的复方制剂。其处方为:硫酸镁 100 g,羟苯乙酯 0.5 g,苯甲酸钠 1 g,山梨醇溶液 45%～50%。一次注入量:20 ml。小儿酌减。

蒙脱石散(思密达,montmorillonite powder)

【作用与用途】本品适用于急、慢性腹泻,用于反流性食管炎、胃十二指肠溃疡、结肠疾病疼痛的对症治疗和肠易激综合征的症状治疗。

【用法】成人 3 g/次,一日 3 次;急性腹泻服用本品治疗时,首次剂量加倍。

【不良反应与注意事项】本品治疗急性腹泻时,应注意纠正脱水。如需服用其他药物,建议与本品间隔一段时间。过量服用,易致便秘。

二十三、止吐药

地芬尼多(二苯哌丁醇,眩晕停,difenidol,diphenidol,vontrol)

【作用与用途】本品可抑制耳前庭器而产生止吐作用。用于传染病、放射线照射、全身麻醉或由使用抗肿瘤药所引起的恶心与呕吐。对晕动症也有效。

【不良反应与注意事项】本品的副作用有嗜睡、口干,偶见幻听、幻觉等;一经发现,应立即停药。

【用法】口服:25～50 mg/次,一日 4 次。肌注:20～40 mg,一日 4 次。也可每次静注 20 mg,必要时每小时重复注射 1 次。

胃复安(甲氧氯普胺,metoclopramide)

【作用与用途】本品为镇吐药。主要用于:①各种病因所致恶心、呕吐、消化不良、胃部胀满、胃酸过多等症状的对症治疗;②反流性食管炎、胆汁反流性胃炎、功能性胃滞留、胃下垂等;③残胃排空延迟症;④糖尿病性胃轻瘫、尿毒症、硬皮病等结缔组织疾病所致胃排空障碍。

【用法】口服:成人每次 5～10 mg(每次 1～2 片),每日 3 次。用于糖尿病性胃排空功能障碍患者,于症状出现前 30 min 口服 10 mg(2 片);或于餐前及睡前服 5～10 mg(1～2 片),每日 4 次。成人总剂量不得超过一日 0.5 mg/kg。

【不良反应与注意事项】①较常见的不良反应为:昏睡、烦躁不安、疲倦无力;②少见的反应有:乳腺肿痛、恶心、便秘、皮疹、腹泻、睡眠障碍、眩晕、严重口渴、头痛、容易激动;③用药期间出现乳汁增多,是催乳素的刺激所致;④大剂量长期应用可能因阻断多巴胺受体,使胆碱能受体相对亢进而导致椎体外反应(特别是年轻人),可能出现肌震颤、发音困难、共济失调等。

二十四、促凝血药

酚磺乙胺(止血敏,etamsylate)

【作用与用途】本品能增加血小板生成,增强血小板黏附和聚集,促进血小板释放活性物质,从而缩短凝血时间,加速血块收缩,达到止血效果。此外,还能增强毛细血管抵抗力和降低通透性,防止渗血。本品静注后 1 h 血药浓度达高峰,可维持 4～6 h。适用于防治各种手术前后的出血,也用于血小板减少或血小板功能不良,血管脆弱引起的出血,如脑出血、胆道出血、胃肠出血、泌尿道出血、眼底出血、鼻出血、齿龈出血和血小板减少性紫癜等。

【用法】①手术前预防出血:在术前 15～30 min,每次 0.5～1 g,静注或肌注,必要时 2～4 h 后重复 1 次。②一般出血的治疗:0.25～0.75 g/次,一日 2～3 次,口服、肌注、静注或静滴。严重出血病例可大剂量应用,每日 4 g,加入 5% 葡萄糖液或生理盐水 250～500 ml 中静滴。

【不良反应与注意事项】本品副作用小,偶见恶心、头痛和皮疹等。有血栓形成病史者慎用。勿与氨基己酸混合注射,以免引起中毒。如用高分子血浆扩充剂,需在使用本品之后而不要在使用本品之前应用。

卡巴克洛(安络血,adrenosem)

【作用与用途】本品为肾上腺色素缩氨脲与水杨酸钠的复合物,能增强毛细血管的抵抗力,减少其通透性,使断裂的毛细血管回缩,出血时间缩短,并有抗变态反应等作用。主要用于血管因素所致的出血,如肺出血、脑出血、痔疮出血、子宫出血及过敏性紫癜等。对凝血障碍的出血无效。

【用法】口服:成人 2.5～5 mg/次,一日 3 次,严重病例 5～10 mg/次,6 h/次;肌注:成人 10 mg/次,一日 2 次,应用于严重病例 10～20 mg/次,6 h/次。

【不良反应与注意事项】①反复使用可引起水杨酸反应,如头痛、头晕、耳鸣、视力减退等。②对水杨酸盐过敏者禁用,有癫痫史和精神病史者慎用。③抗组胺药可抑制本品的疗效。

氨甲环酸(传明酸,凝血酸,止血环酸,tranexamic acid)

【作用与用途】本品是 WHO 必备药品清单之一,是一种抗纤溶蛋白溶解氨基酸,临床上常用的抗凝药物之一。其能竞争性地对抗纤溶酶激活因子,使纤溶酶原不能转变为纤溶酶,并有抑制纤溶酶的蛋白溶解活性。临床上主要用于纤维蛋白溶解亢进所致的各种出血,也适用于富有纤溶酶原激活物质的脏器外伤或手术前预防出血,如前列腺、尿道、肺、子宫、肾上腺、甲状腺等。也用于眼前房出血及严重鼻出血,中枢系统的轻症出血,如蛛网膜下腔出血和颅内动脉瘤的出血。

【用法】静脉滴注:一般成人一次 0.25～0.5 g,必要时可每日 1～2 g,分 1～2 次给药。根据年龄和症状可适当增减剂量,或遵医嘱。为防止手术前后出血,可参考上述剂量。治疗原发性纤维蛋白溶解所致出血,剂量可酌情加大。

【不良反应与注意事项】本品不良反应较 6-氨基己酸为少,偶有药物过量所致颅内血栓形成和出血,尚有腹泻、恶心及呕吐。

二十五、肾上腺皮质激素

氢化可的松(cortisol)

【作用与用途】本品用于治疗多种威胁生命的疾病,如系统性红斑狼疮、皮肌炎、类风湿关节炎、强直性脊柱炎、支气管哮喘、药疹、血小板减少性紫癜、溶血性贫血、白血病、恶性淋巴瘤、肾病综合征、溃疡性结肠炎等,也可用于治疗虹膜睫状体炎、脉络膜炎、视神经炎、交感性眼炎等。适用于原发性和继发性肾上腺皮质功能减退症的替代治疗,也可用于治疗其他内分泌代谢病,如亚急性甲状腺炎、自身免疫性甲状腺疾病等。

【用法】替代治疗:成人每日 20～30 mg,分 2 次日服;药理治疗:开始 60～240 mg,分 3 次口服。维持量每日 20～40 mg,分 2 次口服。皮质醇混悬剂可供肌注,一日 50～100 mg,分 2 次注射。皮质醇琥珀酸钠注射剂供静脉注射,一日 3 次,每次 100 mg。

【不良反应与注意事项】①除肾上腺皮质功能不全用于替代治疗外,糖皮质激素治疗均为抗炎、抑制免疫的姑息治疗。长期超过生理剂量的糖皮质激素替代治疗,势必增加有害的副作用发生率。②失眠、欣快感、精神失常、高血压、水肿、低血钾性碱中毒、糖耐量降低、生长障碍、肌软弱、肌萎缩、骨质疏松、消化性溃疡、股骨头无菌性坏死、创口愈合不良、易于感染、库欣体型等。③疗程结束时应逐渐减量乃至停用,以免发生戒断综合征(恶心、呕吐、软弱无力、烦躁不安、肌肉关节酸痛等)。长期应用糖皮质激素而突然停药,可因垂体-肾上腺系统受抑制,发生急性肾上腺皮质功能减退症,甚至死亡;还可使旧病复发,故不容忽视。④忌用于糖尿病、高血压、精神病、肾功能减退、溃疡病活动期及有病毒感染者。⑤感染性疾病尤其是细菌感染,应与适当的抗生素合用,控制毒血症状并预防感染扩散。⑥不宜与阿司匹林合用,以防消化道出血。

地塞米松(氟美松,dexamethasone)

【作用与用途】本品同氢化可的松,其抗炎作用为氢化可的松的 25 倍,对垂体-肾上腺皮质系统起抑制作用,可用于治疗先天性肾上腺皮质增生症,也可用于库欣综合征的诊断。

【用法】成人:开始一日 1.5～9.0 mg,分 2～3 次口服,维持量一日 0.50～0.75 mg。

【不良反应与注意事项】同氢化可的松。

泼尼松(强的松,去氢可的松,prednisone,meticorten,delta-cortisone,deltasone)

【作用与用途】去氢可的松须转化为去氢化可的松才发挥作用。其抗炎作用为氢化可的松的 4 倍,而潴留钠盐的作用较弱。

【用法】成人:开始剂量一日 20～60 mg,分 3 次口服,维持量一日 5～10 mg。

【不良反应与注意事项】同氢化可的松。

二十六、抗糖尿病药

胰岛素(insulin)

【临床应用】本品主要用于下列情况:①1 型糖尿病。②新诊断的 2 型糖尿病患者,如有明显的高血糖症状和(或)血糖及糖化血红蛋白水平明显升高,一开始即采用胰岛素治疗,加或不加其他药物。③2 型糖尿病经饮食控制或用口服降血糖药未能控制者。④发生各种急性或严重并发症的糖尿病,如酮症酸中毒及非酮症性高渗性昏迷。酮症酸中毒治疗原则是立即给予足够的胰岛素,纠正失水、电解质紊乱等异常和去除诱因。高渗性非酮症性糖尿病昏迷的治疗原则是纠正高血糖、高渗状态及酸中毒,适当补钾,但不宜贸然使用大剂量胰岛素,以免血糖下降太快,细胞外液中水分向高渗的细胞内转移,导致或加重脑水肿。⑤合并重度感染、消耗性疾病、高热、妊娠、创伤以及手术的各型糖尿病。⑥细胞内缺钾者,胰岛素与葡萄糖同用可促使钾内流。

【不良反应与注意事项】①低血糖,是最重要,也是最常见的不良反应。②过敏反应。③胰岛素抵抗。④脂肪萎缩。

二甲双胍(格华止,dimethyl biguanide)

【作用与用途】二甲双胍半衰期约 1.5 h,在体内不与蛋白结合,大部分以原形从尿中排出。该类药物可明显降低糖尿病患者的血糖,但对正常人血糖无明显影响。其作用机制可能是促进脂肪组织摄取葡萄糖,降低葡萄糖在肠的吸收及糖原异生,抑制胰高血糖素释放等。根据美国糖尿病协会(American Diabetes Association,ADA)《糖尿病诊疗指南》的建议,如果没有禁忌证且能够耐受,二甲双胍是 2 型糖尿病起始治疗的首选药物。主要用于轻症糖尿病患者,尤适用于肥胖及单用饮食控制无效者。

【不良反应与注意事项】本类药除有食欲下降、恶心、腹部不适及腹泻等不良反应外,尚有乳酸性酸血症、酮血症等严重不良反应,其他不良反应尚有食欲下降、恶心、腹部不适、腹泻及低血糖等。

阿卡波糖(拜唐苹,acarbose,glucobay,precose)

【作用与用途】阿卡波糖为 a 葡萄糖苷酶抑制剂,此类药物在小肠上皮刷状缘与碳水化合物竞争水解碳水化合物的糖苷水解酶(glycosidehydrolase),从而减慢碳水化合物水解及产生葡萄糖的速度并延缓葡萄糖的吸收。本品单独应用或与其他降糖药合用,可降低患者的餐后血糖。也有报道认为可降低空腹血糖及糖化血红蛋白。

【不良反应与注意事项】本品主要副作用为胃肠道反应。服药期间应增加饮食中碳水化合物的比例,并限制单糖的摄入量,以提高药物的疗效。

格列齐特(达美康,gliclazide,diamicron)

【作用与用途】本品可降低正常人血糖,对胰岛功能尚存的患者有效,但对 1 型糖尿病患者及切除胰腺的动物则无作用。其机制是:①刺激胰岛 β 细胞释放胰岛素。当本品与胰岛 β 细胞膜上的磺酰脲受体结合后,可阻滞与受体相偶联的 ATP 敏感钾通道而阻止钾外流,致使细胞膜去极化,增强电压依赖性钙通道开放,促进胞外钙内流。胞内游离钙浓度增加后,触发胰岛素的释放。②降低血清糖原水平。③增加胰岛素与靶组织的结合能力。长期服用且胰岛素已恢复至给药前水平的情况下,其降血糖作用仍然存在,这可能与其增加靶细胞膜上胰岛素受体的数目和亲和力有关。

【用法】成人 40～80 mg,一日 2 次,根据血糖浓度调整剂量,最大剂量 320 mg,餐前30 min服用。

【不良反应与注意事项】同格列苯脲,但低血糖发生率低,利尿剂和巴比妥盐可降低本品作用,而吡噻唑衍生物、水杨酸盐、保泰松、磺胺药和 β 肾上腺素能受体阻滞剂可增强本品降糖作用。

二十七、维生素

维生素 B₁(盐酸硫胺,vitamin B₁)

【作用与用途】维生素 B₁ 在体内形成焦磷酸硫胺,此物质为糖代谢中间代谢产物丙酮酸氧化脱羟酶的辅酶组成部分。维生素 B₁ 缺乏时,糖代谢发生障碍,能量供应减少,从而影响神经和心脏功能。维生素 B₁ 还能抑制胆碱酯酶的活性,当其缺乏时,胆碱酯酶活性增强,乙酰胆碱水解加速,以致影响神经传递和胃肠道功能。本品可用于防治脚气病、神经炎、心肌炎、消化不良以及感染、发热、甲状腺功能亢进等。

【用法】口服:成人 10～30 mg/次,一日 3 次;肌注、皮下:50～100 mg,一日 1 次。不宜静注。

【不良反应与注意事项】注射时偶见过敏反应,甚至可发生过敏性休克,故除急需补充者外,一般很少采用注射。

维生素 B₂(核黄素,vitamin B₂)

【作用与用途】维生素 B₂ 是体内黄酶类的辅酶组成部分。黄酶系统是体内氧化还原系统之一,参与糖、蛋白质和脂肪的代谢。本品主要用于治疗角膜炎、结膜炎、口角炎、舌炎、阴囊炎、脂溢性皮炎等。

【用法】口服:成人 5～10 mg/次,一日 3 次;肌注:成人 5～10 mg/次,一日 1 次。

维生素 C(抗坏血酸,bitamin C)

【作用与用途】本品具有抑制透明质酸酶和参与胶原纤维形成的作用,促进结缔组织中细胞间质的合成,降低毛细血管壁的通透性及脆性,可用于防治坏血病以及治疗各种急慢性感染、紫癜等。

【用法】口服:成人 50～100 mg,一日 3 次,静滴与肌注(局部剧痛):成人 250～500 mg/次,一日 1 次。

【不良反应与注意事项】①与阿司匹林合用,可使尿中维生素 C 的排量增加而降低维生素 C 的贮存,故长期服用阿司匹林者,应补充足量维生素 C。②大剂量维生素 C(>100 mg)可提高亚硫酸铁的吸收,从而提高铁剂的抗贫血疗效。③维生素 C 缺乏时,抗凝血药物抗凝血作用增强。④维生素 C 对维生素 B₁₂ 有破坏作用,每天摄入维生素 C 800 mg 以上时,应补充维生素 B₁₂。⑤维生素 C 不应与碱性较强的注射液如氨茶碱注射液配伍,否则会使其氧化而失效。

维生素 A(vitamin A)

【作用与用途】维生素 A 参与视网膜内视杆细胞中视紫红质的合成,增强视网膜的感光性能;维持上皮组织如表皮、黏膜上皮的正常结构和功能的完整。主要用于维生素 A 缺乏症,如夜盲症、眼干燥症、角膜软化症、皮肤粗糙、干燥等。

【用法】成人每日 2.5 万 u,一日 3 次。

【不良反应与注意事项】本品一般治疗量无毒性。长期大量服用(每日 5 万～50 万 u,连服数日），能引起维生素 A 过多症，表现为食欲缺乏、皮肤瘙痒、毛发脱落、骨质增生、易激动等。急性中毒可致颅内压升高、枕骨和手足肿胀等。

二十八、输液剂

氯化钠注射液(inj.natrii chloridi)

【作用与用途】本品能补充水和钠、氯离子。可纠治脱水（尤其是低渗性脱水）、低钠血症、低氯血症等，常用于液体疗法和休克等疾病的治疗。0.9％氯化钠溶液为等渗电解质溶液，可用于体腔、胃肠道、创面等冲洗，常用于溶解和稀释注射用药品。高渗氯化钠溶液用于严重低钠血症的治疗，急救时亦可用作催吐剂和扩容剂。

【用法】静滴：用量需根据病情计算，成人每日需要 0.9％氯化钠约 500 ml。

【不良反应与注意事项】①急速大量输注可引起水钠潴留、组织水肿。②心、肺、肾、脑疾病和低蛋白血症病人慎用。③高渗溶液严禁皮下注射。

复方氯化钠注射液(林格氏溶液，inj.natrii chloridi composita)

【作用与用途】本品能补充水和钠、钾、钙、氯等各种电解质。可用于液体疗法和抗休克治疗。

【用法】静滴：根据病情计算用量，一般每日 500～1 000 ml。

【不良反应与注意事项】本品的大量输注可引起钠、氯离子蓄积和水潴留，水、盐代谢障碍病人慎用。

葡萄糖注射液(inj.glucosi)

【作用与用途】①补充体液，供给热量，提供机体所需的基本营养素葡萄糖。用于有摄入障碍或体液丢失的病人，有促进肝脏解毒等功能。②静注高渗葡萄糖液有高渗性利尿作用，可促使组织脱水，用于治疗脑水肿、肺水肿。③与胰岛素合用可使细胞外钾离子向细胞内转移，可治疗高钾血症。

【用法】①常用 5％、10％溶液静滴，用量根据病情计算，5％葡萄糖溶液为等渗溶液。②50％，40 ml 静推可利尿。③25％，100 ml 内加入胰岛素 10 u(或 200 ml 内加 20 u)静注，可治疗高血钾，间隔 2～4 小时可重复 1 次，一般葡萄糖与胰岛素的比例为 4 g：1 u。

【不良反应与注意事项】①给药速度不宜过快，否则易产生利尿、高糖血症及循环负担过重。一般糖输入每小时不超过 0.5 g/kg。②糖尿病病人慎用。③高渗液脱水作用较弱，多作为辅助用药。渗漏血管外可使局部组织受刺激。

葡萄糖氯化钠注射液(inj.glucosi et natrii chloridi)

【作用与用途】本品能补充水、葡萄糖、钠和氯。本品在救治脱水的同时提供部分机体所需的葡萄糖，为等电解质高渗溶液。

【用法】静滴：用量根据病情计算，可参阅氯化钠注射液。

【不良反应与注意事项】参阅氯化钠注射液和葡萄糖注射液。

二十九、消毒防腐药

（见消毒与灭菌章节）

三十、局部涂擦药及局部保护药

鱼石脂软膏（ung.ichthyolum）

【用途】鱼石脂为温和刺激的消毒防腐药,有抑菌、抑制分泌、消炎消肿、轻度镇痛作用,可用于治疗疖肿、丹毒、皮炎等。

【用法】局部外敷。

【配方】每 100 g 含鱼石脂 10 g,羊毛脂 10 g,凡士林 80 g。

氧化锌软膏（锌氧软膏,ung.zinci oxydi）

【用途】本品有轻度收敛及保护皮肤、创面的作用,可阻断外界刺激,用于急性皮炎。

【用法】适量局部涂布。

【配方】氧化锌 15 g,凡士林加至 100 g。

三十一、皮肤科用药

醋酸肤轻松软膏（醋酸氟轻松软膏,ungnentum fluocinonidi acetate）

【作用与用途】本品含 0.025% 氟轻松,系高效糖皮质激素,用于治疗过敏性皮炎、脂溢性皮炎及湿疹等。

【用法】涂于患处,一日 2 次。

【不良反应与注意事项】①使用本药 1 周总量不能超过 50 g。②长期应用可引起局部皮肤萎缩及毛细血管扩张。③面部不用本药。

皮炎平软膏（piyan ping ointment）

【作用与用途】本品采用高效抗过敏和止痒药物配制而成,具有消炎、止痒和抗过敏作用。适用于各类型湿疹、皮炎及丘疹性荨麻疹、多形性红斑、冻疮红斑、皮肤瘙痒症等。

【用法】涂于患处,每天 2～3 次。

【不良反应与注意事项】本品可发生接触性皮炎。

复方咪康唑软膏（compound miconazole ointment）

【作用与用途】本品含硝酸咪康唑 2% 和丙酸氯倍他索 0.05%,用于治疗炎症和表现明显皮肤癣菌病。

【用法】外搽,一日 2～3 次。

【不良反应与注意事项】本品如吸收过多,能产生肾上腺糖皮质激素的全身不良反应。

三十二、眼科用药

红霉素(erythromycin)

【作用与用途】本品主要用于对青霉素过敏或耐药性金黄色葡萄球菌、溶血性链球菌引起的眼部感染,以及新生儿淋球菌性眼炎的防治。

【用法】涂眼:0.5%眼膏,一日 2 次。新生儿淋球菌性眼炎的预防:出生后涂眼,最迟不超过出生后 1 h。

氯霉素(清润,chloramphenicol,qingrin)

【作用与用途】本品为广谱抗生素。主要用于结膜炎、沙眼、角膜溃疡、慢性泪炎等。

【用法】滴眼:0.25%～0.5%眼液,一日 6～8 次。结膜下注射:50～100 mg。眼内注射:1～2 mg。

【注意事项】不宜长期使用(一般不超过 7 日左右)及反复使用。6 月龄以内婴儿、有骨髓功能不全史者以及对本品过敏者禁用。

氧氟沙星(氟嗪酸,泰利必妥,ofloxacin,tarivid)

【作用与用途】同诺氟沙星,但抗菌力较强、抑菌范围更广。

【注意事项】孕妇及哺乳妇女不宜使用。

色甘酸钠(色甘酸二钠,disodium cromoglicate)

【作用与用途】本品可抑制组织的过敏反应。用于春季卡他性结膜炎及其他变应性眼病。

【用法】滴眼:2%眼液,一日 3～4 次。

三十三、耳鼻咽喉科用药

过氧化氢溶液(双氧水,liquor hydrogen peroxide)

【作用与用途】本品具有清洁、去污、除臭、消毒、灭菌作用。用于急、慢性化脓性中耳炎。

【用法】将本品滴入耳内数滴,或用棉拭子蘸本品,清洗外耳道后再将耳内液体擦干。

【制剂】3%溶液。

氧氟沙星滴耳液(泰利必妥滴耳剂,ofloxacin otic solution,tarivid otic solution)

【作用与用途】本品是一种新型喹诺酮类广谱抗菌药,对金黄色葡萄球菌、绿脓杆菌、变形杆菌等有极强的杀菌作用。用于急、慢性化脓性中耳炎和外耳道炎及鼓膜炎。

【用法】滴耳后耳浴约 10 h,一日 2 次,每次成人 6～10 滴,小儿适当减量。

【不良反应与注意事项】偶有瘙痒感、外耳道皮疹及耳痛出现。本剂不宜长期使用,用药疗程以 4 周为限。对氧氟沙星有过敏史者忌用。药液较凉时有引起眩晕的可能,滴耳前最好用手将其加温。

【制剂】5 ml/瓶，每毫升含氧氟沙星 3 mg。

麻黄碱滴鼻液(naristilla ephedrine hydrochloride)

【作用与用途】本品收缩血管的作用较肾上腺素为弱而慢，但作用时间长，可达 2 h 以上，且继发性充血较轻。用于急、慢性鼻炎和鼻窦炎，也可用于鼻出血。

【用法】滴鼻，一日 3 次。

【制剂】0.5%溶液用于儿童，1%溶液用于成人。

西瓜霜(guilin watermelon)

【作用与用途】清热、解毒、消炎、止痛、止血。用于急、慢性咽喉炎和扁桃体炎、口腔炎、牙龈肿痛出血等。

【用法】片剂含化，每小时 2～4 片；喷剂对局部病灶做喷雾，每次喷 1～3 回，每日 3～4 次。

【制剂】片剂、粉剂。主要成分为西瓜霜、黄连、川贝、黄芩、射干、木汉果梅片等，含人体所需多种矿物元素和氨基酸。

西地碘片(华素片,tabellae cydiodine)

【作用与用途】本品在唾液作用下迅速释放出的碘分子可直接卤化菌体蛋白质，非选择地杀灭各种微生物，包括细菌繁殖体、真菌、芽孢甚至病毒。此外，本品还具有收敛、消肿、止痛、除臭、促进口腔溃疡黏膜愈合等功能。用于治疗慢性咽喉炎、白色念球菌感染性口炎、口腔溃疡、慢性牙龈炎、牙周炎等。

【用法】口含，每次 1 片，每日 3～5 片。

【不良反应与注意事项】个别口腔溃疡较重病人含药后可出现一过性刺激感。对碘过敏或可能敏感的病人慎用；正在测试甲状腺功能的病人，则应考虑碘可能吸收的影响；因吸收的碘能通过胎盘屏障，并在乳汁中排出，所以怀孕或授乳妇女避免使用。

第三节　船舶常用医疗器械的配置及使用原则

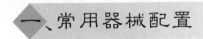

一、常用器械配置

表 1-4-1 所示为船舶常用医疗器械配置。

表 1-4-1　船舶常用医疗器械配置

小手术包		换药包		导尿包		其他物品	
品名	数量	品名	数量	品名	数量	品名	数量
腰形盘	1个	腰形盘(或换药碗)	2个	腰形盘	1个	胃管	2根
镊子(含1把有齿镊)	2把	镊子	2把	止血钳	1把	输液器	5套

（续表）

小手术包		换药包		导尿包		其他物品	
小弯钳	1把	无菌干棉球	若干	镊子	2把	一次性注射器（50 ml）	20副
小直钳	1把	无菌纱布	2～4块	无菌石蜡油（约5 ml）	1瓶	一次性注射器（10 ml）	50副
持针钳	1把			干棉球	若干	一次性注射器（5 ml）	50副
剪刀	1把			孔巾	1条		
探针	1把			（一次性气囊导尿管及注射器另备，不放在包内。）			
缝合线（约50 cm长）	1条						
无菌纱布	2～4块						
孔巾	1条						
缝合针（另备）	若干						

二、常用器械使用原则

1.小手术包

（1）腰形盘（见图1-4-1）。始终操持不被污染，盛放无菌敷料和各种棉球及其他换药器械。

（2）镊子（包括1把有齿镊）（见图4-3-1）有齿镊又叫外科镊或皮肤镊，镊子的尖端有齿，齿又分为粗齿与细齿，粗齿镊用于夹持较硬的组织，损伤性较大；细齿镊用于精细手术，如肌腱缝合、整形手术等。有齿镊尖端有钩齿，夹持牢固，但对组织有一定损伤。无齿镊又叫平镊或敷料镊、组织镊。其尖端无钩齿，用于夹持脆弱的组织、脏器及敷料。浅部操作时用短镊，深部操作时用长镊，尖头平镊对组织损伤较轻，用于血管、神经手术。

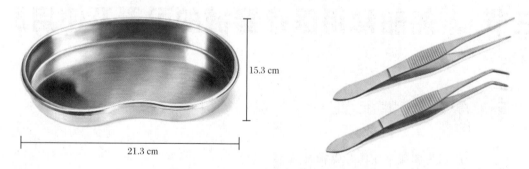

15.3 cm

21.3 cm

图 1-4-1　腰形盘和镊子

（3）小弯钳（见图1-4-2）。小弯钳可用于牵引缝线，拔出缝针或代替镊子使用。代替镊子使用时不宜夹持皮肤、脏器及较脆弱的组织，切不可扣紧钳柄上的轮齿，以免损伤组织。

（4）小直钳（见图1-4-2）。依齿槽床的不同，小直钳可分为弯、直、直角、弧形、有齿、无齿等，钳柄处均有扣锁钳的齿槽。直血管钳用于浅表组织和皮下止血，弯血管钳用于深部止血。

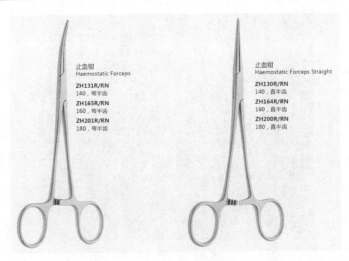

图 4-3-2 小弯钳和小直钳

（5）持针钳（见图 1-4-3）。持针钳也叫持针器，主要用于夹持缝合针来缝合组织，有时也用于器械打结，其基本结构与血管钳类似。持针器的前端齿槽床部短，柄长，钳叶内有交叉齿纹，使夹持缝针稳定，不易滑脱。使用时将持针器的尖端夹住缝针的中、后 1/3 交界处，并将缝线重叠部分也放于内侧针嘴内。若夹在齿槽床的中部，则容易将针折断。

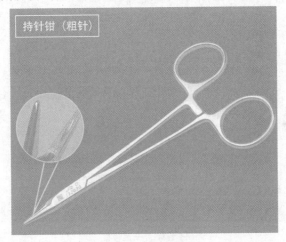

图 1-4-3 持针钳

（6）手术剪（见图 1-4-4）。用于伤口的拆线或剪除伤口内的不良组织。手术剪分为组织剪和线剪两大类。组织剪刀薄、锐利，有直、弯两型，大小长短不一，主要用于分离、解剖和剪开组织，通常浅部手术操作用直组织剪，深部手术操作一般使用中号或长号弯组织剪。线剪多为直剪，又分为剪线剪和拆线剪，前者用于剪断缝线、敷料、引流物等，后者用于拆除缝线。结构上组织剪的刃较薄，线剪的刃较钝厚，使用时不能用组织剪代替线剪，以免损坏刀刃，缩短剪刀的使用寿命。拆线剪的结构特点是一页钝凹，一页尖而直。

（7）探针。探针为探查伤口和窦道的深浅或走向的金属条，帮助置放纱布引流条。一般分为有槽、圆头和有孔三类。用时动作要轻柔。

（8）缝合线（约 50 cm 长）又称为手术用线，用于缝合组织和结扎血管。手术用线应具有下列条件：有一定的张力，易打结，组织反应小，无毒，不致敏，无致癌性，易灭菌和保存。手术

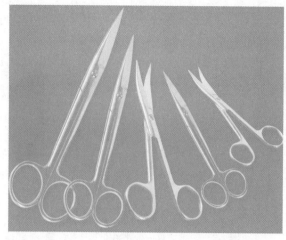

图 1-4-4 手术剪刀

用线分为可吸收线和不吸收线两大类。

（9）无菌纱布（见图 1-4-5）。用于消毒皮肤，擦拭术中渗血、脓液及分泌物，术后覆盖缝合切口。进入腹腔应用温湿纱布，以垂直角度在积液处轻压，蘸除积液，不可揩擦、横擦，否则易损伤组织。

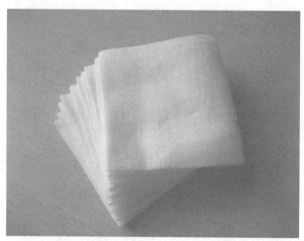

图 1-4-5 无菌纱布

（10）孔巾。孔巾即手术洞巾，就是专门用于给患者特定部位做外科手术的手术单，在该手术单上带有为特定手术位置而开设的孔洞，外科手术师可以在这个预设好的孔洞部位进行手术。它主要供医院病房、妇产科、五官科、手术室场所临床护理做防污隔离用。

（11）缝合针（另备）。缝合针用于各种组织缝合的器械，由三个基本部分组成，即针尖、针体和针眼。针尖按形状分为圆头、三角头及铲头三种；针体有近圆形、三角形及铲形三种；针眼是可供引线的孔，它有普通孔和弹机孔两种。圆针根据弧度不同分为 1/2、3/8 弧度等，弧度大者多用于深部组织。三角针前半部为三棱形，较锋利，用于缝合皮肤、软骨、韧带等坚韧组织，损伤性较大。无论用圆针或三角针，原则上应选用针径较细者，损伤较少，但有时组织韧性较大，针径过细易于折断，故应合理选用。此外，在使用弯针缝合时，应顺弯针弧度从组织拔出，否则易折断。

表 1-4-2 所示为缝合针的种类及用途。

表 1-4-2　缝合针的种类及用途

针尖	圆针	适用于缝合一般软组织和内脏
	三角针	适用于缝合皮肤或其他坚韧组织
针体	弯针	一般缝合
	半臂针	皮肤缝合应用
	直针	皮肤或胃肠浆膜缝合
针孔	无槽	缝线突出损伤组织
	有槽	缝线突在槽内,组织损伤小
	按孔	缝线穿过容易,但易脱出并被损伤
	无损伤	特制用于精细组织的缝合

2.换药包

(1)腰形盘(或换药碗)。一只在换药时始终操持不被污染,盛放无菌敷料和各种棉球及其他换药器械;另一只用来盛放换下来的脏敷料。

(2)镊子。一把在换药时始终保持无菌,不能与伤口发生直接的接触,仅用于拿取和传递无菌敷料和其他换药物品;另一把可直接与伤口接触,进行敷料的更换。

(3)无菌干棉球。主要用于蘸取消毒液(75%医用酒精或 0.2%碘酊)进行皮肤消毒时。

(4)无菌纱布。它用于覆盖和保护伤口的医用产品,主要作用是吸收皮肤表面或创伤渗出的液体。

3.导尿包

(1)腰形盘。腰形盘主要用于盛放导出的尿液。

(2)止血钳。止血钳主要用于钳夹血管或出血点。血管钳在结构上主要的不同是齿槽床,由于手术操作的需要,齿槽床分为直、弯、直角、弧形(如肾蒂钳)等。用于血管手术的血管钳,齿槽的齿较细、较浅,弹性较好,对组织的压榨作用及对血管壁、血管内膜的损伤均较轻,称为无损伤血管钳。由于钳的前端平滑,易插入筋膜内,不易刺破静脉,它也供分离解剖组织用。它还可用于牵引缝线、拔出缝针,或代替镊子使用,但不宜夹持皮肤、脏器及较脆弱的组织。用于止血时其尖端应与组织垂直,夹住出血血管断端,尽量少夹附近组织。

(3)镊子。镊子用于夹持脆弱的组织、脏器及敷料。

(4)无菌石蜡油(约 5 ml)。无菌石蜡油的作用与功效主要是在进行各种操作时起润滑作用。在留置导尿管时同样使用液体石蜡进行润滑,还有就是胃镜检查、肠镜检查的时候在进入管腔之前也需要用液体石蜡润滑镜头。液体石蜡一般情况下不会进行内服,部分情况下,如肠梗阻时可以混合盐水,进行灌肠使用。

(5)干棉球。干棉球用于涂药、擦洗、清创、皮肤消毒以及医疗器械消毒。

(6)孔巾(一次性气囊导尿管及注射器另备,不放在包内)。

4.其他物品

(1)胃管。胃管在特殊情况下可帮助不能吞咽的患者输送必要的水分和食物。其中,口胃管长约 45 cm,经口插入 35～40 cm 即可。鼻饲管长约 105 cm,需经鼻孔插入 55 cm 左右,经由咽部,通过食道到达胃部。鼻胃管容易脱出,应粘贴牢固,防止反复插管和误吸,由管路、胃管注食口接头、胃管夹、十字结堵帽组成。

(2)输液管经过无菌处理,建立静脉与药液之间通道,用于静脉输液。它一般由静脉针或注射针、针头护帽、输液软管、药液过滤器、流速调节器、滴壶、瓶塞穿刺器、空气过滤器等八个部分连接组成,部分输液器还有注射件、加药口等。

(3)一次性注射器(见图1-4-6)(50 ml)。适用范围:与一次性使用注射针配套用于静脉注射药液、抽血或溶药。

一次性注射器(10 ml)。适用范围:与一次性使用注射针配套用于肌肉、静脉注射药液、抽血或溶药。

一次性注射器(5 ml)。适用范围:与一次性使用注射针配套用于肌肉、静脉注射药液、抽血或溶药。

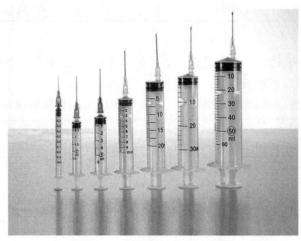

图1-4-6 一次性使用配药用注射器

第四节 船舶推荐药品和医疗器具

药物、医疗器具配备的数量、种类按船舶航行的远近、船员或旅客的人数而定。表1-4-3所列仅供参考。

表1-4-3 远洋船舶药品和医疗器具清单

NO.	药品中文名称	药品英文名称	单位	库存数量	主要功能
1.	新康泰克(复方盐酸伪麻黄碱缓释胶囊)蓝色装	compound pseudoephedrine HCI sustained release	10粒/盒	10	一般感冒(鼻塞、打喷嚏、流鼻涕、流眼泪等症状)
2.	新康泰克(复方盐酸伪麻黄碱缓释胶囊)红色装	compound pseudoephedrine HCI sustained release	10粒/盒	10	严重感冒(发烧、四肢酸痛、咽痛、咳嗽等症状)

（续表）

NO.	药品中文名称	药品英文名称	单位	库存数量	主要功能
3.	对乙酰氨基酚片（扑热息痛）	paracetamol tablets	12 片/盒	5	缓解轻中度疼痛,也用于普通感冒或流行性感冒引起的发热
4.	去痛片	comp aminopyrine phenacetin tablets	100 片/瓶	1	缓解中、轻度的疼痛
5.	扶他林片	diclofenac diethylamine emulgel	30 片/盒	5	扭伤、拉伤、挫伤、劳损、腰背部损伤引起的疼痛,关节痛
6.	芬必得	paracetamol & caffeine tablets	20 片/盒	10	发烧及疼痛
7.	维 C 银翘片	VC yinqiao tablets	18 片/袋	30	清热解毒、热伤风
8.	西瓜霜喷剂	guilin watermelon frost	盒	10	口腔炎症
9.	藿香正气水	huoxiang zhengqi solution	10 支/盒	5	外感风寒、内伤湿滞、中暑所致感冒等
10.	牛黄解毒片	niuhuang jiedu tablets	12 片/盒	13	火热内盛、咽喉肿痛、牙龈肿痛、口舌生疮
11.	阿莫西林	amoxicillin capsules	24 粒/盒	10	上呼吸道感染
12.	头孢羟氨苄	cefadroxil（duracef,ultracef）	12 粒/盒	10	一代头孢 G$^+$菌感染
13.	头孢氨苄	cephalexin capsules	30 粒/盒	10	一代头孢适用于扁桃体炎、咽峡炎、中耳炎、鼻窦炎、支气管炎、尿道感染等
14.	头孢呋辛酯	cefuroxime axetil tablets	12 片/盒	10	二代头孢临床重点药品。适用于儿童咽炎或扁桃体炎、急性中耳炎及脓疱病等
15.	头孢克肟	cefixime	12 粒/盒	10	三代头孢,适用于支气管炎、肺炎、肾盂肾炎、膀胱炎、尿道炎、胆囊炎、胆管炎、猩红热、中耳炎、鼻窦炎
16.	罗红霉素胶囊	roxithromycin capsules	10 粒/盒	10	大环内酯类广谱抗生素,适用于呼吸道、耳鼻喉、泌尿生殖系统感染,衣原体、支原体感染

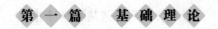

（续表）

NO.	药品中文名称	药品英文名称	单位	库存数量	主要功能
17.	阿奇霉素	azithromycin tablets	12 片/盒	20	大环内酯类广谱抗生素,适用于急性咽炎、急性扁桃体炎、鼻窦炎、中耳炎、支气管炎、肺炎、尿道炎、宫颈炎
18.	左氧氟沙星	levofloxacin tablets	12 片/盒	10	喹诺酮类半合成广谱抗生素,主治泌尿生殖系统、呼吸道、胃肠道等感染、伤寒、骨和关节感染等
19.	环丙沙星(环丙氟哌酸)	ciprofloxacin	10 粒/盒	10	第三代喹诺酮类抗菌药物,具广谱抗菌活性,杀菌效果好,几乎对所有细菌的抗菌活性较诺氟沙星和依诺沙星强 2~4 倍
20.	吡哌酸(PPA)	pipemidic acid	48 粒/盒	3	适用于革兰阴性杆菌所致的尿路感染和肠道感染
21.	诺氟沙星(氟哌酸)	norfloxacin	24 粒/盒	5	适用于敏感菌所致的尿路感染、淋病、前列腺炎、肠道感染和伤寒及其他沙门菌感染
22.	新癀片	xinhuang pian	36 片/盒	5	中成药:清热解毒、活血化瘀、消肿止痛
23.	黄连素	berberine hydrochl loride tablets	30 片/盒	10	适用于大肠湿热、赤白下痢、肛门灼热、肠炎等
24.	阿昔洛韦	aciclovir tablets	24 片/盒	5	适用于生殖器疱疹、带状疱疹、水痘
25.	甲硝唑	metronidazole tablets	100 片/瓶	5	适用于肠道和肠外阿米巴病
26.	人工牛黄甲硝唑	galculus bovis and metron-idazole capsules	24 粒/盒	6	适用于急性智齿冠周炎、局部牙槽脓肿、牙髓炎、根尖周炎
27.	磷酸氯化喹啉	chloroquine phosphate	10 片/盒	5	治疗疟疾急性发作,控制疟疾症状
28.	青蒿琥酯片	artesunate tablets	6 片/盒	10	适用于脑型疟疾及各种危重疟疾的抢救

（续表）

NO.	药品中文名称	药品英文名称	单位	库存数量	主要功能
29.	伊曲康唑	itraconazole capsules	12粒/盒	5	适用于深部真菌引起的系统感染,也可用于念珠菌病和曲菌病。禁止与特非那定等合用
30.	复方甘草合剂	compound glycyrrhiza oral solution	100 ml/瓶	10	适用于上呼吸道感染、支气管炎、咳嗽及咳痰不爽
31.	咳必清(喷托维林)	pentoxyverine citrate tablets	100片/瓶	2	适用于各种原因引起的干咳
32.	苦甘冲剂	kugan chongji	12袋/盒	5	疏风清热,宣肺化痰,止咳平喘
33.	连花清瘟胶囊	lianhua qingwen capsule	24粒/盒	10	清瘟解毒,宣肺泄热。用于治疗流行性感冒属热毒袭肺证
34.	沐舒坦(盐酸氨溴索缓释胶囊)	mucosolvan	10粒/盒	5	适用于伴痰液分泌不正常及排痰功能不良的急性、慢性呼吸道疾病
35.	硝酸甘油	nitroglycerin tablets	100片/瓶	4	用于冠心病、心绞痛的预防,降低血压或治疗充血性心力衰竭
36.	速效救心丸	quick-acting heart-saving pill	60丸×2瓶/盒	5	用于气滞血瘀型冠心病、心绞痛
37.	麝香保心丸	shexiang baoxin pills	60丸/盒	2	用于气滞血瘀所致的胸痹、症见心前区疼痛、固定不移、心肌缺血所致的心绞痛、心肌梗死
38.	阿司匹林肠溶片(拜耳)	aspirin enteric-coated tablets	30片/盒	8	降低急性心肌梗死发病风险;预防心肌梗死复发;降低短暂性脑缺血发作(TIA)及其继发脑卒中的风险;降低稳定性和不稳定性心绞痛患者的发病风险
39.	倍他乐克(美托洛尔)	betaloc zok	20片/盒	10	用于高血压、心绞痛、心律失常
40.	心律平(普罗帕酮)	propafenone hydrochloride	100片/瓶	2	用于阵发性室性心动过速
41.	硝苯地平(心痛定)	nifedipine tablets	100片/瓶	4	变异型心绞痛的首选药物,用于各种类型的高血压

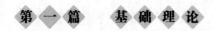

（续表）

NO.	药品中文名称	药品英文名称	单位	库存数量	主要功能
42.	卡托普利	captopril tablets	100 片/瓶	5	ACEI 类降压药,治疗高血压、心力衰竭
43.	厄贝沙坦片	irbesartan tablets	30 片/盒	5	ARB 类降压药,治疗原发性高血压,治疗合并高血压的 2 型糖尿病肾病
44.	胃复安	metocloproamide tablets	100 片/瓶	2	治疗恶心、呕吐、消化不良、胃胀、胃酸过多
45.	吗丁啉	domperidone tablets	30 片/盒	10	治疗消化不良、腹胀、嗳气、恶心、呕吐
46.	法莫替丁	famotidine tablets	24 片/盒	8	治疗由胃酸过多引起的胃痛、胃灼热、慢性胃炎
47.	奥美拉唑肠溶片	omeprazole enteric-coated tablets	14 片/盒	5	质子泵抑制剂,适用于胃溃疡、十二指肠溃疡、应激性溃疡、反流性食管炎
48.	消旋山莨菪碱片	RACEMIC anisodamine tablets	100 片/瓶	2	解除平滑肌痉挛、胃肠绞痛、胆道痉挛
49.	消炎利胆片	antiphlogistic and chola-gogic tablets	100 片/瓶	5	清热、祛湿、利胆
50.	茴三硫片	fennel trisulfide tablets	12 片/盒	5	适用于胆囊炎、胆石症、急慢性肝炎
51.	洛哌丁胺胶囊	loperamide	12 粒/盒	5	适用于急性腹泻以及各种病因引起的慢性腹泻
52.	麻仁胶囊	hemp seed capsule	60 粒/盒	2	润肠通便,用于肠燥便秘
53.	开塞露	carcero	支	10	用于便秘
54.	肾石通颗粒	shenshitons granules	10 袋/盒	20	清热利湿、活血止痛、化石、排石
55.	排石颗粒	stone-removing particle	10 袋/盒	10	清热利水,通淋排石
56.	癃清胶囊	iongqing capsule	48 粒/盒	8	用于下焦湿热所致的热淋,症见尿频、尿急、尿痛、腰痛、小腹坠胀
57.	地奥司明片	diosmin tablets	24 片/盒	5	治疗静脉淋巴功能不全相关的各种症状(腿部沉重、疼痛、晨起酸胀不适感)。治疗静脉曲张、下肢溃疡和痔疮

（续表）

NO.	药品中文名称	药品英文名称	单位	库存数量	主要功能
58.	枸橼酸氢钾钠颗粒（逍适柠）	potassium sodium hydrogen citrate granules	40 袋/盒	5	用于溶解尿酸结石和预防新结石的形成
59.	二甲双胍	metformin hydrochloride tablets	60 片/盒	5	用于单纯饮食控制不满意的2型糖尿病人
60.	胰岛素 400 u	insulin	支	2	降糖药,酒精中毒
61.	碳酸锂	lithium carbonate tablets	100 片/瓶	1	治疗狂躁症、分裂-情感性精神病
62.	草酸艾司西酞普兰片	escitalopram	14 片/盒	2	治疗抑郁障碍,治疗伴有或不伴有广场恐怖症的惊恐障碍
63.	利培酮	risperidone tablets	30 片/盒	2	急性和慢性精神分裂症以及其他各种精神病性状态明显的阳性症状
64.	复合枣仁胶囊	compound zaoren capsule	12 粒/盒	8	养心安神。用于心神不安、失眠、多梦、惊悸
65.	复方地西泮片	compound diazepam tablets	20 片/盒	10	用于精神分裂或狂躁症
66.	舒乐安定（艾司唑仑片）	estazolam tablets	100 片/瓶	2	用于精神分裂症或狂躁症
67.	开瑞坦（氯雷他定片）	loratadine tablets	6 片/盒	5	用于由鼻炎引起的喷嚏、流涕、鼻痒、鼻塞等
68.	西替利嗪片	cetirizine tablets	6 片/盒	5	二代抗组织胺类药品,用于季节性过敏性鼻炎、荨麻疹及皮肤瘙痒
69.	息斯敏	astemizole tablets	6 片/盒	5	一代抗组织胺类药品,治疗过敏性鼻炎、过敏性结膜炎、慢性荨麻疹等
70.	维生素 A	vitamin A tablets	100 片/瓶	2	防止夜盲症和视力减退,有助于对多种眼疾的治疗
71.	维生素 C	vitamin C tablets	100 片/瓶	5	预防坏血病、慢性传染疾病、紫癜等辅助治疗
72.	复合维生素 B	vitamin B complex tablets	100 片/瓶	3	用于营养不良、厌食、脚气病、糙皮病
73.	维生素 B_1	vitamin B_1 tablets	100 片/瓶	2	用于脚气病、神经炎、消化不良等
74.	地塞米松	dexamethasone tablets	100 片/瓶	3	详见说明书

（续表）

NO.	药品中文名称	药品英文名称	单位	库存数量	主要功能
75.	扶他林软膏	diclofenac diethylamine emulgel	支	5	治疗扭伤、拉伤、挫伤、劳损、腰背部损伤引起的疼痛，关节痛
76.	硫酸羟氯喹	hydroxychloroquine sulphate	14 片/盒	10	治疗类风湿关节炎
77.	三七伤药片	panax notoginseng injury tablets	60 片/盒	4	舒筋活血、散瘀止痛，用于跌打损伤、关节痹痛
78.	云南白药气雾剂	yunnan baiyao aerosol	1 组/盒	3	活血散瘀、消肿止痛，用于跌打损伤、肌肉酸痛
79.	云南白药粉	yunnan white powder	16 g/盒	2	用于刀、枪、跌打等伤
80.	云南白药膏	yunnan white ointment	5 贴/盒	3	用于跌打损伤、瘀血肿痛、风湿疼痛
81.	创可贴	bang-aids	100 贴/盒	4	用于小创伤、擦伤等
82.	清凉油(小)	cool oil	10 g/盒	30	用于伤暑引起的头痛、晕车、蚊虫叮咬
83.	达克宁	dyknin	15 g/支	10	用于手癣、足癣、股癣等
84.	皮炎平	compound dexamethasone acetate cream	10 g/支	10	用于皮炎、神经性皮炎、接触性皮炎等
85.	莫匹罗星软膏(百多邦)(中美史克)	mupirocin ointment	10 g/支	5	局部用抗生素,适用于各种细菌性皮肤感染,如:脓疱疮、疖病、毛囊炎等原发性皮肤感染,以及湿疹合并感染、溃疡合并感染、创伤合并感染等继发性感染
86.	鱼石脂软膏	ichthammol ointment	10 g/支	5	消毒防腐药,用于疖肿
87.	红霉素软膏	erythromycin ointment	2.5 g/支	10	用于皮肤感染
88.	正红花油	safflower oil	20 ml/瓶	5	祛风止痛。可用于风湿性骨关节痛、跌打损伤、感冒头痛、蚊虫叮咬
89.	风油精	essential balm	3 ml/瓶	20	清凉、止痛,用于蚊虫叮咬
90.	烫伤药	burd and scald cream	18 g/支	10	用于烫伤及烧伤
91.	马应龙痔疮膏	musk hemorrhoids ointment	20 g/支	5	治疗痔疮、大便出血或疼痛、有下坠感、肛周湿疹
92.	红霉素眼膏	erythromycin eye ointment	2.5 g/支	10	治疗沙眼、结膜炎及眼外部感染
93.	珍珠明目滴眼液	pearl eye drops	10 ml/瓶	10	用于早期老年性白内障、慢性结膜炎、视疲劳等

（续表）

NO.	药品中文名称	药品英文名称	单位	库存数量	主要功能
94.	左氧氟沙星滴眼液	levofloxacin eye drops	5 ml/瓶	10	用于结膜炎、角膜炎
95.	妥布霉素地塞米松滴眼液	tobramycin eye drops	5 ml/瓶	5	用于眼睑、结膜炎、角膜、眼球前段组织等眼疾
96.	双氯芬酸钠滴眼液	diclofenac eye prope	5 ml/瓶	5	用于葡萄膜炎、角膜炎、巩膜炎
97.	复方托吡卡胺滴眼液	tropicamide eye drops	10 ml/瓶	5	滴眼散瞳、调节麻痹
98.	炉甘石洗剂	calamine	120 ml/瓶	5	用于急性瘙痒性皮肤病,如湿疹和痱子
99.	碘伏	betadine	100 ml/瓶	20	用于皮肤与伤口内消毒
100.	75%酒精	75% alcohol	500 ml/瓶	10	用于皮肤消毒,器械浸泡
101.	过氧化氢	hydrogen peroxide	100 ml/瓶	10	用于深部伤口消毒清洁
102.	新洁尔灭	bromogeramine	500 ml/瓶	5	最常用的表面活性剂之一,具有洁净、杀菌消毒和灭藻作用
103.	碘酊	iodine tincture	500 ml/瓶	5	具有强大的杀灭病原体作用
104.	过氧乙酸	peroxyacetic acid	500 ml/瓶	5	广谱、速效、高效灭菌剂,本品是强氧化剂,可以杀灭一切微生物,对病毒、细菌、真菌及芽孢均能迅速杀灭
105.	生理盐水	stroke-physiological saline solution	500 ml/瓶	10	冲洗创面
106.	盐酸肾上腺素注射液	adrenaline hydrochloride injection	1 mg/支	10	用于支气管痉挛所致的严重呼吸困难,过敏性休克,心搏骤停
107.	去甲肾上腺素注射液	noradrenaline injection	2 mg/支	10	用于支气管痉挛所致的严重呼吸困难,缓解药物引起的过敏性休克
108.	间羟胺	metaraminol bitartrate injection	50 mg/支	10	用于出血、药物过敏发生的低血压的对症治疗;也可用于心源性休克或败血症所致的低血压

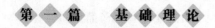

（续表）

NO.	药品中文名称	药品英文名称	单位	库存数量	主要功能
109.	多巴胺针	dopamine injection	20 mg/支	10	用于心脏病引起的休克
110.	尼可刹米注射液	nikethamide injection	0.375 8 g/支	10	用于中枢性呼吸抑制及各种原因引起的呼吸抑制
111.	盐酸纳洛酮注射液	naloxone hydrochloride injection	2 mg/支	10	用于呼吸抑制,乙醇中毒
112.	呋塞米注射液	furosemide injection	20 mg/支	10	用于水肿性疾病、高血压、高钾血症及高钙血症、稀释性低钠血症、巴比妥类药物中毒等
113.	甘露醇	mannitol injection	250 ml/瓶	5	脱水药、利尿药。治疗脑水肿及青光眼、急性少尿、预防急性肾功能衰竭,治疗肾病综合征水肿。活动性颅内出血者禁用注射液（开颅手术除外）
114.	氯化钾注射液	potassium chloride injection	1 g×5 支/盒	2	电解质补充药。治疗低钾血症,预防低钾血以及洋地黄中毒引起频发性、多源性早搏（期前收缩）或快速心律失常。注射前需要询问尿量
115.	利多卡因注射液	lidocaine injection	10 支/盒	2	局部麻醉药,抗心律失常药
116.	盐酸利多卡因注射液	lidocaine hydrochloride injection	100 mg/支	10	局麻药及抗心律失常药。主要用于浸润麻醉、硬膜外麻醉、表面麻醉及神经传导阻滞
117.	破伤风免疫球蛋白	tetanus immunoglobulin	1 500 u/支	10	主要用于预防和治疗破伤风梭菌引起的感染,尤其适用于对破伤风抗毒素（TAT）有过敏反应者
118.	硫酸阿托品注射液	atropine sulfate injection	0.5 mg/支	10	各种内脏绞痛、缓慢性心律失常、抗休克等

（续表）

NO.	药品中文名称	药品英文名称	单位	库存数量	主要功能
119.	山莨菪碱（654-2）注射液	anisodamine	5 mg/支	30	缓解平滑肌痉挛,解除血管痉挛（尤其是微血管）,镇痛,但扩瞳和抑制腺体（如唾液腺）分泌的作用较弱
120.	左氧氟沙星注射液	levofloxacin injection	0.2 g/支	50	敏感细菌所引起的中、重度感染
121.	注射用头孢拉定	cefradine for injettion	1 g/支	50	治疗敏感菌所致的急性咽炎、扁桃体炎、中耳炎、支气管炎和肺炎等呼吸道感染、泌尿生殖道感染及皮肤软组织感染等
122.	头孢呋辛钠注射液	cefuroxime sodium for injection	0.25/支	50	用于急、慢性支气管炎,感染性支气管扩张症,细菌性肺炎;鼻窦炎、扁桃体炎、咽炎;急、慢性肾盂肾炎,膀胱炎及无症状的菌尿症
123.	注射用头孢曲松钠	ceftriaxone sodium（rocephin）	0.5/支	100	用于下呼吸道感染、尿路胆道感染,以及腹腔感染、盆腔感染、皮肤软组织感染、骨和关节感染、败血症、脑膜炎
124.	克林霉素注射液	clindamycin	0.15/支	10	用于敏感葡萄球菌属、肺炎链球菌及厌氧菌所致的呼吸道感染、皮肤软组织感染
125.	庆大霉素针剂	gentamycin sulfate injection	8 万 u/支	20	用于氨基糖苷类败血症、下呼吸道感染、肠道感染、盆腔感染、腹腔感染、皮肤软组织感染、复杂性尿路感染
126.	利巴韦林注射液	ribavirin injection	0.1/支	30	抗病毒药。用于呼吸道合胞病毒引起的病毒性肺炎与支气管炎
127.	复方丹参注射液	compound danshen injections	25 mg/支	50	用于心绞痛、心肌梗死、脑缺氧、脑栓塞、神经衰弱等

（续表）

NO.	药品中文名称	药品英文名称	单位	库存数量	主要功能
128.	安络血注射液	anluo blood injection	10 mg/支	10	用于血管因素出血,毛细血管出血
129.	5%葡萄糖注射液	5% glucose injection	250 ml/瓶	20	调节水盐、电解质及酸碱平衡药。可以补充能量和体液;用于各种原因引起的进食不足或大量体液丢失(如呕吐、腹泻等),全静脉内营养
130.	10%葡萄糖注射液	10% glucose injection	250 ml/瓶	20	补充能量和体液
131.	0.9%氯化钠注射液	0.9% sodium chloride injection	250 ml/瓶	20	用于失水,包括低渗性、等渗性和高渗性失水;作为外用生理盐水冲洗眼部、洗涤伤口等
132.	乳酸林格氏液	lactated ringer's solution	500 ml/瓶	10	治疗外伤、手术、烧伤等造成的失血,以及对肾衰竭病人促进造尿
133.	右旋糖酐40氯化钠注射液	dextran 40 sodium chloride injection	500 ml/瓶	10	1.用于休克; 2.用于预防手术后静脉血栓形成; 3.用于心绞痛、脑血栓、脑供血不足、血栓闭塞性脉管炎等
134.	血压计	blood pressure monitor	台	2	测量血压
135.	听诊器	sethoscope	个	2	体检
136.	电子血压计	electronic sphygmoma-nometer	个	1	测量血压
137.	血糖仪(含试纸)	glucometer	套	1	检测血糖
138.	体温计	thermometer	支	3	测量体温
139.	医用棉签	cotton tips	大袋	2	取消毒液使用
140.	一次性消毒纱布块(小包)	wound dressing	片	100	手术中吸收内渗出液,压迫止血,支撑、保护器官和组织等

（续表）

NO.	药品中文名称	药品英文名称	单位	库存数量	主要功能
141.	医用一次性无菌敷贴（自黏大号）	disposable aseptic application for medical use	包	10	用于无须缝合的小型创伤
142.	绷带	bandages	卷	10	用于包扎、固定
143.	弹性绷带	idealbinde elastic bandage type"ideal"	包	2	固定身体部位，例如手臂、腿部，用于固定绷带和压力治疗。它是非侵入性器械，仅接触未受损皮肤表面
144.	三角巾	triangular scarf	包	2	用于急救包扎
145.	医用胶带（3M）	first aid surgical tapes	卷	5	固定无菌敷料
146.	固定夹板	fixed splint	套	2	固定骨折
147.	医用输液贴（海诺）	infusion patch for medical use	盒	2	输液覆盖创面
148.	一次性注射器 50 ml	disposable syringe 5 ml	支	100	注射用
149.	一次性注射器 20 ml	disposable syringe 20 ml	个	50	注射用，配药
150.	一次性注射器 1 ml	disposable syringe 1 ml	个	100	注射用，皮试
151.	一次性输液器（6.5♯）	disposable infusion set	套	50	注射用，配输液套
152.	缝合针（中小号）	Suture needle	包	2	供缝合人体组织使用
153.	非吸收外科缝合线（2-0）	non-absorbable surgical sutures	包	1	供缝合人体组织和皮肤使用
154.	手术手套	surgical gloves	50 个/盒	1	用于手术和导尿等无菌操作
155.	手术缝合针线	surgical sutures, stitches	全套	4	手术用
156.	手术刀柄	scalpel handle 10♯ 3♯	把	1	高压蒸汽消毒后手术用
157.	刀片	surgical blade 11♯ 3♯	包	1	灭菌后

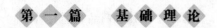

（续表）

NO.	药品中文名称	药品英文名称	单位	库存数量	主要功能
158.	组织镊	tissue tweezers	把	2	高压蒸汽消毒后手术用
159.	解剖镊	dissecting forceps	把	2	高压蒸汽消毒后手术用
160.	外科剪刀（直）	scissors （straight）	把	2	灭菌后
161.	外科剪刀（弯）	surgical scissors （bend）	把	2	灭菌后
162.	止血钳（直、小）	hemostatic forceps （straight，small）	个	2	高压蒸汽消毒后手术用
163.	止血钳（弯、小）	hemostatic forceps （curved，small）	个	2	高压蒸汽消毒后手术用
164.	持针器	needle holder	把	2	高压蒸汽消毒后手术用
165.	止血带	tourniquet	根	4	高压蒸汽消毒后止血用
166.	一次性导尿包	disposable catheter kit	包	2	临床导尿用
167.	棉签	cotton swabs	小包	50	消毒用
168.	脱脂棉	absorbent cotton	包	2	消毒、护理用
169.	垃圾桶	trash can	个	2	盛装塑料、医疗垃圾
170.	担架（罗伯逊）	walter S. robertson，stretcher	个	1	用于搬运
171.	N95 医用口罩	N95 surgical mask	个	150	呼吸道传染病防护
172.	一次性口罩	surgical mask	个	500	普通防护
173.	护目镜	goggles	副	20	防气溶胶及液体喷溅
174.	隔离衣（医生服）	isolation clothing	件	1	个人防护
175.	防护服	protective clothing	套	40	个人防护

（续表）

NO.	药品中文名称	药品英文名称	单位	库存数量	主要功能
176.	分药袋	dispensing bag	个	100	用于分药
177.	医用拐杖	medical crutches	对	1	用于康复
178.	医用大氧气瓶	large oxygen tank for medical use	个	1	输氧
179.	医用小氧气瓶	small oxygen tank for medical use	个	2	输氧
180.	氧气气压计	oxygen barometer	套	2	输氧
181.	可调式颈托	adjustable neck support	个	2	颈椎骨折保护颈部
182.	充气保护套	gas-filled sheath	个	3	颈椎骨折保护颈部
183.	剃毛刀	shaver	盒	5	备皮
184.	压舌板	tongue depressor	盒	1	检查扁桃体
185.	手术工具盒	surgical kit	个	1	手术用
186.	指套	finger covers	个	5	保护伤指,给药用
187.	眼罩	eye patch	个	1	保护眼睛
188.	隔尿垫	diuretic pad	包	2	护理用
189.	手术垫	surgical pad	张	1	手术用
190.	固定夹片	fixed clamp	套	1	骨折固定
191.	夜壶	chamber pot	个	1	护理用
192.	便盆	bedpan	个	3	护理用
193.	量杯	measuring glass	个	1	护理用
194.	裹尸袋	body bags	个	1	处理尸体
195.	塑料布	plastic sheeting	袋	1	护理用
196.	医用围裙	medical apron	袋	4	护理用
197.	化验收集盒	laboratory collection box	箱	1	收集医用垃圾

第五章
消毒与灭菌

第一节 ◪ 消毒与灭菌概述

微生物普遍存在于人体和周围环境中。在手术、注射、换药等过程中,如不采取一定措施,微生物即可通过直接接触、飞沫和空气进入伤口,引起感染。航行中遇到外伤,所有医疗器械如剪刀、镊子、敷料等必须消毒后才能使用,更换敷料、注射、简单伤口缝合等必须使用无菌技术,因此船舶兼职医生更有必要掌握消毒和灭菌技术。

细菌为单细胞生物,极易受外界条件的影响。若环境适宜,生长繁殖极为迅速;若环境变化剧烈,细菌因代谢障碍生长受到抑制,甚至死亡。根据这一现象,可以采用多种物理、化学或生物学方法来抑制或杀死外界环境中的病原微生物,以切断传播途径,从而控制或消灭传染病。

消毒与灭菌是两个不同的概念。灭菌可包括消毒,而消毒却不能代替灭菌。消毒多用于卫生防疫方面,灭菌则主要用于医疗护理。

消毒:杀死物体上病原微生物的方法,并不一定能杀死含芽孢的细菌或非病原微生物。用以消毒的药品称为消毒剂(disinfectant)。一般消毒剂在常用的浓度下,只对细菌的繁殖体有效,对其芽孢则需要提高消毒剂的浓度和延长作用的时间。根据有无已知的感染源可分为预防性消毒和疫源性消毒;根据消毒的时间可分为随时消毒和终末消毒。

灭菌:是指杀灭物体上所有微生物的方法。灭菌比消毒要求高,包括杀灭细菌芽孢在内的全部病原微生物和非病原微生物。经过灭菌的物品称"无菌物品"。用于需进入人体内部,包括进入血液、组织、体腔的医用器材,如手术器械、注射用具、一切置入体腔的引流管等,要求绝对无菌。

抑菌:是指抑制体内或体外细菌和真菌的生长繁殖。常用的抑菌剂(bacteriostat)为各种抗生素,可在体内抑制细菌的繁殖,或在体外用于抑菌试验以检测细菌对抗生素的敏感性。

防腐:是指防止或抑制体外细菌生长繁殖的方法。细菌一般不死亡。使用同一种化学药品在高浓度时为消毒剂,低浓度时常为防腐剂。

无菌：即不存在活菌。防止细菌进入人体或其他物品的操作技术，称为无菌操作。例如进行外科手术时需防止细菌进入创口。

消毒与灭菌的方法一般可分为物理方法和化学方法两大类。用于消毒灭菌的物理因素有热力、紫外线、辐射、超声波、滤过、干燥和低温等。

第二节 常用消毒和灭菌的方法

一、物理消毒灭菌法

(一)蒸汽灭菌法

蒸汽灭菌法多用于能耐受高温的物品，如金属器械、玻璃、搪瓷器皿、布类、橡胶类及药液等的灭菌。

1.高压蒸汽灭菌法

在密闭的灭菌器内，随着蒸汽温度的增高，可达 130 ℃以上。一般蒸气压力达到 103.4～137.8 kPa，温度升至 121～126 ℃，经过 30 min，可杀死所有的细菌，包括具有顽强抵抗力的芽孢细菌(见图 1-5-1)。

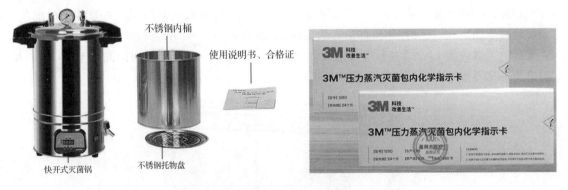

不锈钢内桶

使用说明书、合格证

快开式灭菌锅

不锈钢托物盘

图 1-5-1 高压蒸汽灭菌锅

使用时的注意事项：

(1)使用高压蒸汽灭菌前必须详细阅读其使用说明书，并仔细检查安全阀，以保证使用的安全。

(2)将灭菌物品洗净，并用布包好(灭菌包)，体积不宜过大。放入时不要挤得太紧，要留有一定的间隙，使蒸汽能对流易渗透到包裹中央。

(3)灭菌包内放入压力蒸汽灭菌化学指示卡，在饱和蒸汽条件下(132 ℃，3 min)变色完全者为"灭菌合格"。

(4)易燃、易爆物品，如胶木开关、碘仿、苯类的物品禁用高压蒸汽灭菌。

(5)布类物品应放在金属物品上一层,否则蒸汽遇冷凝聚成水珠,使包布受潮。阻碍蒸汽进入包裹中央,严重影响灭菌效果。

(6)有盖的物品应揭开盖子(除瓶装液体灭菌时,应用玻璃纸和纱布包扎瓶口),如用橡皮塞为盖,可在盖上插入针头,以便排气,防止器皿破裂。

(7)灭菌完毕后逐渐放出气体,干燥5～10 min后待灭菌物品完全冷却,方可取出。

(8)灭菌有效期为两周,过期须重新灭菌后才能使用。

2.流通蒸汽消毒法

利用100 ℃左右的水蒸气进行消毒,一般采用流通蒸汽灭菌器,加热15～39 min,可杀死细菌繁殖体。适用于敷料、布类和小包器械的灭菌。

船舶可用笼屉灭菌,使用前应将蒸笼上的油脂洗净。应将物品包放在笼屉最高层。水沸后,继续蒸1～2 h即可。

使用时应注意的事项:

(1)蒸笼要紧闭,灭菌物品需用双层布包起来,包装不宜过大、过紧以利于蒸汽穿透。

(2)可用明矾作指示剂,灭菌前将其放在包裹之间,明矾在93 ℃时溶化成乳白色液体,表示已达到灭菌的要求。

(3)物品蒸好后,应立即取出,置入无菌器皿中,放入烘干箱内烘干,无菌柜内保存,有效期一周。

(二)煮沸消毒法

煮沸消毒法是常用的一种消毒法。适用于耐高温、不怕潮湿的物品,如金属器械、玻璃器皿、橡胶制品、丝线的灭菌。用一般的铝锅便可,但盖子必须紧密,使用前应将油腻洗干净。在一个标准大气压下加水煮沸(100 ℃),持续15～30 min,可杀死一般细菌。对带芽孢的细菌,如接触过破伤风杆菌、气性坏疽杆菌等的器械,要每日煮沸1～2 h,连续3日。如在水内加入碳酸氢钠使其成为1%～2%碱性溶液时,可将沸点提高至105 ℃,煮沸时间缩短至10 min,并能避免金属器械因煮沸而生锈(见图1-5-2)。

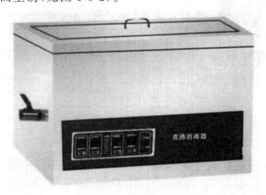

图1-5-2　煮沸消毒器

使用时应注意的事项:

(1)将需要灭菌的物品刷洗干净,全部浸没在锅内的水中,不可露出水面,锅底要垫放纱布,以防振动。

(2)玻璃类制品要用纱布包好,避免煮沸时相互碰撞而破裂,并应从冷水时逐渐加温,以防骤热而破裂。带盖的瓶子要打开或插入排气的空针头。注射器要拔出内芯,分别用纱布包好。

（3）煮沸时盖好锅盖,保持沸点。消毒时间应从煮沸时算起。如需加入其他物品,应从加入时起重新计算时间。

（4）丝线及橡胶类物品在水煮沸后加入,空腔导管腔内预先灌满水,持续煮沸 15 min 取出,以免因煮沸过久橡胶变软。

（5）锐利器械（刀、剪、针）不宜用煮沸灭菌法,以免利刃变钝。

（6）消毒后的物品应放在无菌器皿中,4 h 有效,超过时间须重新消毒。

（三）火烧灭菌法

此法灭菌不可靠,仅能在紧急情况下使用。金属器械可用此法灭菌,但易使锐利器械变钝,并使其失去光泽。灭菌方法:将器械放入搪瓷或金属盆中,倒入 95％酒精少许,点燃后直接燃烧 1～2 min,待冷却后即可取出使用。

（四）紫外线消毒法

紫外线可以杀灭悬浮在空气中和附着于物体表面的细菌、真菌、支原体和病毒等。用于手术室、传染病房、细菌实验室的空气消毒,或用于不耐热物品的表面消毒（见图 1-5-3）。

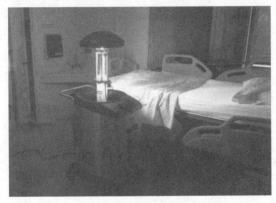

图 1-5-3　紫外线消毒法

紫外线消毒法的注意事项:①保持紫外线灯管清洁;②正确掌握消毒条件:消毒的适宜温度为 20～40 ℃,适宜湿度为 40％～60％;③正确记录消毒时间应从灯管开亮后 5～7 min 开始计时,照射时间不应少于 30 min;④使用超过 1 000 h,需更换灯管;⑤加强防护:紫外线对人的眼睛和皮肤有伤害作用,照射时人应离开房间,必要时戴防护镜、穿防护衣;⑥定期监测灭菌效果。

（五）微波消毒法

微波可穿透玻璃、塑料薄膜与陶瓷等物质,但不能穿透金属表面。消毒中常用的微波有 2 450 MHz 与 915 MHz 两种,多用于检验室用品、非金属器械、无菌病室的食品食具、药杯及其他用品的消毒,杀灭微生物速度较快。

二、化学消毒灭菌法

许多化学药物能影响细菌的化学组成、物理结构和生理活动,从而起到防腐、消毒乃至灭菌的作用。消毒防腐药物一般都对人体组织有害,只能外用或用于环境的消毒。

(一)消毒剂的主要种类及作用原理

1.酚类

石炭酸、来苏儿等酚类化合物,低浓度时破坏细菌细胞膜,使胞质内容物漏出,高浓度时使菌体蛋白质凝固。也有抑制细菌脱氢酶、氧化等作用。

2.醇类

杀菌机制在于去除细菌胞膜中的脂类,并使菌体蛋白质变性。乙醇最常用,浓度为70%~85%时杀菌力最强,更高浓度因能使菌体表面蛋白质迅速凝固,杀菌效力反而降低。异丙醇的杀菌作用比乙醇强,且挥发性低,但毒性较强。两者主要用于皮肤消毒和浸泡体温计等。

3.重金属盐类

高浓度时易与带阴电荷的菌体蛋白质结合,使之发生变性或沉淀,又可与细菌酶蛋白的-SH 基结合,使其丧失酶活性。

4.氧化剂

常用的有过氧化氢、过氧乙酸、高锰酸钾与卤素等。过氧化氢在水中可形成氧化能力强的自由羟基,破坏蛋白质的分子结构。过氧乙酸为强氧化剂,易溶于水,对细菌繁殖体和芽孢、真菌、病毒都有杀灭作用,应用广泛;但稳定性差、易分解,并有刺激性与腐蚀性,不适用于金属器具等的消毒。用于消毒的卤素有碘和氯两类,碘多用于皮肤消毒,氯多用于水的消毒。氯化合物有漂白粉、次氯酸钙、次氯酸钠等。

5.表面活性剂

表面活性剂又称去污剂,易溶于水,能降低液体的表面张力,使物品表油脂乳化而易于除去,故有清洁作用。常用于消毒的表面活性剂有新洁尔灭、度灭芬(杜米芬)、洗必泰(氯己定)等。

6.烷化剂

烷化剂杀菌机制在于其对细菌蛋白质和核酸的烷化作用,杀菌谱广,杀菌力强。常用的有甲醛、环氧乙烷和戊二醛等。甲醛与环氧乙烷主要是通过取代细菌酶蛋白中氨基、羧基、巯基或羟基上的原子,使酶失去活性而实现杀菌作用的。戊二醛主要是取代氨基上的氢原子。环氧乙烷能穿透包裹物,对分枝杆菌、病毒、真菌和细菌芽孢均有较强的杀菌力。烷化剂的缺点是对人体有一定毒性。

(二)船上常用的化学消毒剂

1.酒精

酒精是最常用的消毒剂,对细菌有较强的杀伤力。75%浓度的酒精杀菌效力较强。多用于消毒皮肤,器械消毒需浸泡 30 min。

2.碘酊(碘酒)

碘酊是广泛应用的皮肤消毒剂。常用浓度为 2%~3.5%。它使细菌蛋白氧化变性,能杀灭大部分细菌、真菌、芽孢和原虫。碘酊是游离状态的碘和酒精的混合物,其消毒作用的原理仍是游离状态的碘原子的超强氧化作用,可以破坏病原体的细胞膜结构及蛋白质分子。碘酊有强烈的杀菌作用,用于皮肤消毒时,应在涂抹后让其自干,然后用 75% 的酒精脱碘,否则易产生皮炎。会阴部、阴囊、口腔黏膜等部位禁用,以防损伤。

3.来苏儿(煤酚皂溶液)

1% 来苏儿溶液用于手的消毒。2% 来苏儿溶液用于一般器具,如地面、门窗、桌椅等的消毒。5% 来苏儿溶液可用来消毒器械,须浸泡 30 min。

4.碘伏(活力碘、聚维酮碘)

碘伏是碘与表面活性剂(如聚乙烯吡咯烷酮、聚乙氧基乙醇)的不定型结合物。由于表面活性剂起到碘的载体和助溶作用,使碘伏溶液逐渐释放碘,延长了碘的杀菌作用时间。碘伏具有广谱杀菌作用,刺激性小,毒性低,无腐蚀性(除银、铝和二价合金外)和性质稳定、便于贮存等优点,而且碘伏的颜色深浅与杀菌作用成正比,便于判断其杀菌能力。常用的 0.5% 溶液用于皮肤、黏膜及创面等消毒,使用时用原液擦拭消毒部位 2 遍,口腔、咽部消毒时,原液稀释 2 倍后使用。

5.新洁尔灭

新洁尔灭是常用的一种消毒剂,有较强的杀菌力,对皮肤和组织无刺激性。常用 0.1% 的水溶液,浸泡 30 min 消毒器械。

6.84 消毒液

本品是以次氯酸钠为主要有效成分的消毒液,有效氯含量为 1.1%~1.3%,可杀灭肠道致病菌、化脓性球菌和细菌芽孢。适用于一般物体表面、白色衣物、医院污染物品的消毒。消毒时,可擦拭和浸泡,时间为 10~30 min。

7.过氧乙酸

不同浓度的过氧乙酸溶液有以下用途:手的消毒是用 0.2% 溶液浸泡 1~2 min;餐具洗净后于 0.5% 溶液中浸泡 30~60 min;室内及空气可用 0.1%~0.5% 溶液喷雾消毒,喷 10~15 min,密闭 30 min。

8.戊二醛

2% 的戊二醛溶液适用于金属器械、塑料导管及其他不耐热物品的消毒与灭菌,对各种医疗器械和物品进行一般性消毒要浸泡 30~60 min,乙肝病毒污染的器械和物品消毒需浸泡 60 min。

(三)消毒剂的一般应用

1.病人排泄物与分泌物

粪、尿、脓、痰等,一般多用等量的 20% 漂白粉、5% 石炭酸或 2% 来苏儿溶液,搅拌均匀,作用 2 h 再倒去。

2.皮肤

2.5% 碘酒、70% 乙醇、碘伏、2% 红汞(现在基本不用)均可应用于皮肤消毒。

3.黏膜

黏膜消毒现最常用的是活力碘。口腔黏膜消毒可用 3% 过氧化氢;冲洗尿道、阴道、膀胱等可用 0.01％～0.1％洗必泰(氯己定)或 0.1％高锰酸钾。

4.饮水

自来水用氯气消毒,少量的饮用水可用漂白粉消毒。

5.厕所

厕所可用生石灰消毒,其有效成分是氢氧化钙。

6.空气

常用福尔马林(甲醛溶液)加热法:12.5～25 ml/m³熏蒸 12～24 min;或福尔马林混合高锰酸钾法:福尔马林 40 ml 加高锰酸钾(30 g/m³),熏蒸 12～24 min;肝炎病房可用过氧乙酸(3 g/m³)熏蒸 90 min。

7.手

手一般用 2％来苏儿溶液消毒。当疑有肝炎病毒污染时,用 0.2％～0.4％过氧乙酸浸泡 1～2 min 后,流水冲洗。或用 2％碘酊涂擦后用 70％乙醇擦洗。

(四)常用化学消毒灭菌方法

1.浸泡法

选用杀菌谱广、腐蚀性弱、水溶性消毒剂,将物品浸没于消毒剂内,在标准的浓度和时间内,达到消毒灭菌目的。锐利器械、内腔镜等不适合热力灭菌的器械,可使用化学药液浸泡消毒。

(1)常用的化学消毒剂及使用

①1:1000 新洁尔灭溶液:浸泡时间为 30 min,常用于刀片、剪刀、缝针的消毒。可在 1 000 ml 新洁尔灭溶液中加医用亚硝酸钠 5 g,配成"防锈新洁尔灭溶液",有防止金属器械生锈的作用。药液每周更换一次。

②1:1 000 洗必泰(氯己定)溶液:抗菌作用较新洁尔灭强。浸泡时间为 30 min,常用于锐利器械、塑料管、线等的消毒。

③75％酒精:浸泡 30 min,用途与新洁尔灭溶液相同。酒精应每周过滤后核对浓度一次。金属器械不宜长期浸泡在酒精内,以防生锈。

④10％甲醛溶液:浸泡时间为 30 min,适用于输尿管导管、塑料管、有机玻璃的消毒。

⑤器械消毒液:浸泡时间为 15 min,适用于锐利器械、精密仪器等医疗器械的消毒。其配方为:石炭酸 20 g、碳酸氢钠 10 g、甘油 266 ml、95％酒精 26 ml,加蒸馏水至 1 000 ml。每两周更换一次。

(2)药物浸泡时的注意事项

①消毒前洗净器械表面上的油脂,因油脂可妨碍消毒液的浸入。

②经药液浸泡消毒后的器械使用前,需用灭菌等渗盐水将药液冲洗干净,以免组织受到药液的损害。

③有轴节的器械(如剪刀)浸泡时,应将轴节张开,管瓶类物品的内外均应浸泡在消毒液中。

④器械消毒时,物品必须全部浸入溶液中。

2.擦拭法

选用易溶于水、穿透性强的消毒剂,擦拭物品表面,在标准的浓度和时间里达到消毒灭菌目的。

3.熏蒸法

加热或加入氧化剂,使消毒剂呈气体状态,在标准的浓度和时间里达到消毒灭菌目的。适用于室内物品及空气消毒,精密贵重仪器和不能蒸、煮、浸泡的物品(血压计、听诊器以及传染病人用过的票证等)均可用此法消毒。

(1)甲醛蒸气熏蒸法

①用 24 cm 有蒸格的铝锅,蒸格下放一量杯,加入高锰酸钾 2.5 g,再加入 40% 甲醛(福尔马林)溶液 5 ml,蒸格上放丝线,熏蒸 1 min,即可达消毒目的,且丝线不会变脆。

②每立方米空间用量为 12.5 ml,加等量水加热熏蒸后,密闭房间 24 min,可达到对房间进行灭菌目的。

(2)纯乳酸熏蒸法

常用于手术室和病室空气消毒。以净高 3 米计算,每 10 平方米乳酸用量 2 ml,将乳液溶入少量水中,加热蒸发,使乳酸细雾散于空气中。消毒结束后通风换气。

(3)食醋熏蒸法

每立方米空间用食醋 5~10 ml 加热水 1~2 ml,闭门加热熏蒸到食醋蒸发完为止。因食醋含 5% 醋酸可改变酸碱环境而有抑菌作用,可用于对流感、流脑病室的空气进行消毒。

4.喷雾法

借助普通喷雾器或气溶胶喷雾器,使消毒剂产生微粒气雾弥散在空间,进行空气和物品表面的消毒。如用 1% 漂白粉澄清液或 0.2% 过氧乙酸溶液作空气喷雾。对细菌芽孢污染的表面,每立方米喷雾 2% 过氧乙酸溶液 8 ml,经 30 min(在 18 ℃ 以上的室温下)可达 99.9% 杀菌率。

(五)器械物品的清洁、保管和处理

一切器械、敷料和用具在使用后,都必须经过严格的处理才能重新进行消毒,供下次使用,其处理方法随物品种类、污染性质和程度的不同而不同。

1.金属器械、玻璃、搪瓷等物品,在使用后都需要用清水洗净,特别需注意沟、槽、轴节等处的去污,然后擦干或晾干。

2.金属器械清洗后擦干,还须擦油防锈。

3.各种橡胶管在清洗时,还需注意冲洗内腔,然后予以擦干。

第三节 船舶常见传染病的处置与消毒方法

在船上发现疑似传染病人时,应迅速采取相对隔离措施,将病人转移到船舱或循环风的下风口处,其他乘客应距其 3 排座椅以上的距离。疑似病人、乘务人员和乘客应立即戴上口罩。

一、疑似病人排泄物和分泌物的消毒

疑似病人应使用单独的卫生间,分泌物、排泄物不得直接进入马桶,应排入单独的密闭容器内,到达目的地后由专门的消毒清洁人员进行消毒处理。对粪便加 2 倍量的 10％～20％漂白粉乳液,呕吐物加 1/5 量的干漂白粉,搅匀后加盖作用 2 h;对病人的尿液每 100 ml 加漂白粉 3 g,搅匀后加盖,作用 2 h 后再倒入厕所。患者使用的便器用 2 000 mg/L 的含氯消毒液浸泡 30 min。消毒后用水冲洗干净,干燥备用。

二、机舱或船舱内设施的消毒

到达目的地后,立即对机舱或船舱内的桌、椅、门把手,厕所内的马桶、洗手池等所有物品的表面和船舱内配餐区域的表面进行消毒。消毒时,可用有效氯为 500～1 000 mg/L 的含氯消毒剂喷洒、喷雾、擦拭,消毒作用时间 10～15 min。对船舱内的设施消毒后应用温水擦拭,再用清洁的干布擦干,以便去除残留的消毒剂。

三、卧具的消毒

对耐热、耐湿的纺织品可煮沸消毒 30 min,或用有效氯为 500 mg/L 的含氯消毒剂浸泡 30 min;不耐热的毛毯、被褥,可采取过氧乙酸熏蒸消毒。熏蒸消毒时,将欲消毒物品悬挂室内(勿堆集一处),密闭门窗,糊好缝隙,按 7 ml/m^3 标准,将 15％过氧乙酸放置瓷或玻璃容器中,加热熏蒸 2 h;或将被消毒物品置于环氧乙烷消毒柜中,在温度为 54 ℃、相对湿度为 80％条件下,用环氧乙烷气体(800 mg/L)消毒 6 h;或用高压蒸汽灭菌法进行消毒。

四、餐具和饮具的消毒

疑似病人用过的餐具和饮具,应密封保存,到目的地后由专门的消毒清洁人员进行消毒处理。一次性餐盒可焚烧。可重复使用的餐、饮具可用沸水煮沸 20 min;或用蒸锅流通蒸汽蒸 15～30 min;或使用红外线消毒碗柜,125 ℃维持 15 min 进行消毒;亦可使用有效氯含量为 250～500 mg/L 的含氯消毒剂浸泡 3 min,然后用净水冲洗,去除残留消毒剂。

五、手的消毒

船的卫生间内应备有洗手消毒剂,以供乘客和乘务人员随时使用。乘务人员应随时进行卫生消毒。手的消毒可采用有效碘含量为 0.3％～0.5％碘伏消毒液擦拭手部 1～3 min,防止手造成的交叉感染。

七步洗手法：

1.在流动水下,使双手充分淋湿。

2.取适量肥皂或皂液(3～5 ml),均匀涂抹至整个手掌、手背、手指、指缝。

3.认真揉搓双手至少 15 s,应注意清洗双手所有皮肤,包括指背、指尖、指缝。

第一步:掌心相对,手指并拢相互揉搓;

第二步:手心对手背沿指缝相互揉搓,交换进行;

第三步:掌心相对,双手交叉沿指缝相互揉搓;

第四步:弯曲手指使关节在另一手掌心旋转揉搓,交换进行;

第五步:右手握住左手大拇指旋转揉搓,交换进行;

第六步:将五个手指尖并拢,放在另一手掌心旋转搓擦,交换进行;

第七步:一手旋转揉搓另一手的腕部,交换进行。

4.在流动水下彻底洗净双手,擦干。

六、空气的消毒

1.机舱内空气的消毒

船到港后应对机舱内空气立即进行消毒,可采用循环风、紫外线、空气消毒机消毒的方法或按照海事局的有关规定,使用消毒剂进行喷雾消毒。消毒后,机舱内的设施应用温水擦拭,再用清洁的干布擦干,以便去除残留的消毒剂。

2.船舱内空气的消毒

船到达目的地后应立即对船舱内空气进行消毒,可采用0.3%～0.5%的过氧乙酸或3%过氧化氢,按 20 ml/m³ 的量,使用气溶胶喷雾的方法消毒 1 h,消毒结束后进行通风换气。对船舱内的设施消毒后应用温水擦拭,再用清洁的干布擦干,以便去除残留的消毒剂。未经消毒的船舶不得继续使用。

七、消毒注意事项

1.对机舱内的空气和物体表面消毒时,应按交通运输部的有关规定进行。

2.消毒人员操作时应戴口罩、帽子、乳胶手套、防护眼镜,穿隔离衣和胶鞋等,做好个人防护。

3.船舶行进中,发现疑似病人时,能停船的应立即靠岸,将病人送往附近的医院。护送人员要做好防护措施。不能停船的应按照上述船舶在行进过程中发现病例时的消毒处理措施的原则处理。

思考题

1.试述消毒、灭菌、抑菌、防腐、无菌的概念。

2.物理消毒灭菌法有哪几种?

3.试述常用消毒剂的一般应用。

4.船舶消毒应注意哪些事项?

第六章
船舶常见中毒及处理

第一节　中毒诊治原则及预防

一、诊断与救治原则

有毒化学物质进入人体,达到中毒量而产生损害的全身性疾病叫作中毒。

随着我国经济建设的蓬勃发展,海上运输任务日益繁忙,船舶在运输危险货物(某些化工、石油及有毒有害物品)的过程中,必须遵守有关运输规则,在运输危险货物的时候,船员有接触的机会,在储运过程中如不慎,有引起中毒和受伤害的可能。

引起中毒的化学物质称为毒物。毒物根据来源和用途分为:①工业性毒物;②药物;③农药;④有毒动植物。

中毒可分为急性和慢性两大类,主要由接触毒物的毒性、剂量和时间决定。

急性中毒是由于短时间内吸收大量毒物所致,起病急骤,症状重,病情变化迅速,不及时治疗常危及生命。

(一)临床表现

不同的化学物质的急性中毒可产生不同的表现,发绀、昏迷、惊厥、呼吸困难、休克、少尿等可见于各种化学毒物严重中毒时。人体各系统的重要表现分述如下:

1.皮肤黏膜表现

(1)皮肤及口腔黏膜灼伤:见于强酸、强碱。

(2)发绀:引起氧合血红蛋白不足的毒物可产生发绀,如麻醉药、亚硝酸盐等中毒能产生高铁血红蛋白血症而出现发绀。

(3)黄疸:四氯化碳、毒蕈、鱼胆中毒损害肝可致黄疸。

2.眼球表现

(1)瞳孔扩大:见于阿托品、莨菪碱类中毒。

(2)瞳孔缩小:见于有机磷类杀虫药。

3.神经系统表现

(1)昏迷:见于麻醉药、催眠药、安定药等中毒;窒息性毒物中毒,如一氧化碳、硫化氢、氰化物等中毒;农药中毒,如有机磷杀虫药中毒。

(2)肌纤维颤动:见于有机磷杀虫药、氨基甲酸酯杀虫药中毒。

4.呼吸系统表现

(1)呼吸气味:氰化物有苦杏仁味;有机磷杀虫药有蒜味。

(2)呼吸加快:引起酸中毒的毒物,如水杨酸类、刺激性气体,引起脑水肿时,呼吸加快。

(3)呼吸减慢:见于催眠药、吗啡中毒。

5.循环系统表现

(1)心律失常、心搏骤停见于洋地黄、夹竹桃、蟾蜍、氨中毒。

(2)休克。其原因有:①剧烈的吐泻导致血容量减少,见于二氧化二砷中毒。②严重的化学灼伤,由于血浆渗出导致血容量减少,见于强酸、强碱等中毒。

6.泌尿系统表现

中毒后肾损害:见于头孢菌素类、氨基糖苷类抗生素、毒蕈、蛇毒、生鱼胆等中毒。磺胺结晶也可堵塞肾小管,最终均可导致急性肾衰竭。

7.血液系统表现

白细胞减少、再生障碍性贫血:见于氯霉素、抗肿瘤药、苯等中毒。

(二)诊断要点

判断毒物的性质是抢救工作的第一步,中毒诊断主要依据下列情况。

1.毒物接触史

对生活性中毒,如怀疑有服毒的可能性时,看患者身边有无药瓶、药袋;怀疑一氧化碳中毒时,查看有无煤气泄漏以及当时同室内其他人员的情况;如怀疑食物中毒时,应调查同餐进食者中有无同样症状发生。对职业中毒应询问接触毒物的种类和时间、环境条件、防护措施,以及工作中是否曾发生过事故等。总之,对任何中毒都要了解发病现场情况,查明接触毒物的证据。

2.看中毒人出现的症状和体征(见临床表现)

对突然出现发绀、呕吐、昏迷、惊厥、呼吸困难、休克而原因不明的患者,要想到急性中毒的可能性。

3.根据实验室检查

急性中毒时,应常规留取剩余的毒物或可能含毒的标本,如呕吐物、胃内容物、尿、粪、血标本等。必要时进行毒物分析或细菌培养。毒物分析虽很重要,毒物检测理论上是诊断中毒最客观的方法,其特异性强,但敏感性较低,加之技术条件的限制和毒物理化性质的差异,很多中毒患者体内并不能检测到毒物,因此诊断中毒时不能过分依赖毒物检测,不能等待检查结果报告后才开始治疗。

(三)治疗原则

1.立即脱离中毒现场;

2.清除进入人体内已被吸收或尚未吸收的毒物;

3.如有可能,选用特效解毒药;

4.对症治疗。

(四)现场急救

1.立即脱离中毒现场,终止毒物接触

毒物由呼吸道或皮肤侵入时:要立即将患者撤离中毒现场,转到空气新鲜的地方。立即脱去污染的衣服,清洗接触部位的皮肤,清除皮肤上的毒物。接触可经完好皮肤或灼伤皮肤吸收的毒物时,用肥皂水和大量温水清洗皮肤和毛发,不必用药物中和。清除眼内的毒物:毒物溅入眼内,应立即用流动清水彻底冲洗。局部一般不用化学拮抗药。

2.对呼吸、循环功能、生命指征进行检查

如病员呼吸、心搏骤停,应立即实施心肺复苏,并采取有效的紧急治疗措施。

3.迅速清除体内尚未吸收的毒物

清除胃肠道尚未被吸收的毒物,对经口进入的毒物早期清除可使病情明显改善,愈早、愈彻底愈好。

(1)催吐。患者神志清楚且能合作时,让患者饮温水 300～500 ml,然后自己用手指或压舌板、筷子刺激咽后壁或舌根诱发呕吐。如此反复进行,直到胃内容物完全呕出为止。

注意:①患者处于昏迷、惊厥状态,吞服石油蒸馏物、腐蚀剂不应催吐。吞服腐蚀性毒物者,催吐可能引起出血或食管、胃穿孔。②空腹服毒者要先饮水 500 ml,再施行催吐。③催吐过程尽量使胃内容物排空,且严防吸入气管导致窒息,故需头侧位。严格掌握催吐禁忌证与适应证。

(2)洗胃。洗胃应尽早进行,一般在服毒后 6 min 内洗胃有效。即使超过 6 小时,由于部分毒物仍可滞留于胃内,多数仍有洗胃的必要。

注意:吞服强腐蚀性毒物的患者,洗胃有可能引起穿孔,一般不宜进行洗胃。洗胃时,患者取左侧卧位,头低位并转向一侧,以免洗胃液误入气管内。洗胃液一般可用温开水,如已知毒物的种类,也可选用适当的洗胃液。每次注入 200～250 ml,不宜过多,以免促使毒物进入肠内。每次灌液后尽量排出。为了使毒物排尽,需要反复灌洗,直至回收液澄清为止。

洗胃需要洗胃机等专用设备,在船上一般很难做到,自饮催吐是现场排毒的有效办法,反复几次催吐,自行将胃内容物吐出,可以起到洗胃的作用(见图 1-6-1)。

(3)导泻。洗胃后,灌泻药以清除进入肠道内的毒物。一般不用油类泻药,以免促进脂溶性毒物吸收。导泻常用盐类泻药,如硫酸钠或硫酸镁 15 g 溶于水内口服。

(4)灌肠。除腐蚀性毒物中毒外,适用于口服中毒超过 6 h 以上,导泻无效者,及抑制肠蠕动的毒物(颠茄类、阿片类)中毒。灌肠方法:1% 温肥皂水 5 000 ml,连续多次灌肠。

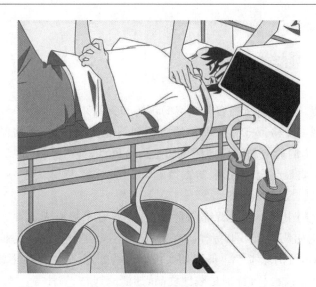

图 1-6-1　洗胃术

4.促进已吸收毒物的排出

(1)利尿。静脉滴注葡萄糖液可增加尿量而促进毒物的排出;用作用较强的利尿药如呋塞米增加尿量,促进其毒物排出;改变尿 pH 值可促使毒物由尿排出,如用碳酸氢钠使尿液碱性化(pH 值可达 8.0),可增加弱酸性化合物吸收,而由尿中排出。

(2)供氧。一氧化碳中毒时,吸氧可使碳氧血红蛋白解离,加速一氧化碳排出。高压氧治疗是一氧化碳中毒的特效疗法。

(3)血液净化。必要时血液透析、血液灌流、血浆置换可用于清除血液中的毒物。

5.特殊解毒药的应用

(1)金属中毒解毒药:此类药物多属螯合剂,常用的有二巯基丙醇、二巯基丁二酸。

(2)氰化物中毒解毒药:氰化物中毒一般采用亚硝酸盐－硫代硫酸钠疗法。

(3)有机磷农药中毒解毒药:阿托品、解磷定等。

(4)中枢神经抑制剂解毒药:①纳洛酮。纳洛酮不仅对急性酒精中毒有催醒作用,而且用于各种镇静催眠药如地西泮等中毒。②氟马西尼。本药是苯二氮卓类药物中毒的拮抗药。

6.对症治疗

很多急性中毒并无特殊解毒疗法。对症治疗很重要,可帮助危重患者渡过难关,重要的在于保护生命脏器,使其恢复功能。

(1)昏迷患者必须注意保持呼吸道通畅,充分供氧、保暖。定时翻身以免发生坠积性肺炎和褥疮,输液或鼻饲以维持营养。注意观察患者神志、呼吸、心率、脉搏、血压等情况。

(2)中毒严重,出现休克、昏迷、肺水肿等应积极采取相应有效的抢救措施,并且根据病情选用适当的抗生素。

(3)惊厥时应保护患者避免受伤。用抗惊厥药物如苯巴比妥钠、地西泮等。有脑水肿时,用脱水疗法,应用甘露醇和地塞米松等。

二、中毒预防

1.加强防毒宣传。使船员掌握有关中毒的预防和急救知识。

2.加强毒物管理。严格遵守有关毒物的防护和管理制度，加强毒物保管。防止化学物质跑、冒、滴、漏。有毒物的船舱加强局部通风和全面通风，以排出毒物。

3.遵守空气中毒物最高允许，加强防毒措施。

4.注意废水、废气、废灌的治理。

5.预防化学性食物中毒。食用特殊的食品前，要注意了解有无毒性。不要吃有毒或变质的动植物。有些植物如蕈类如果不易辨认有无毒性，不可进食。有些动植物如河豚、木薯、附子等经过适当处理后，可消除毒性。但要切实做好这些处理，如无把握不要进食。

6.镀锌器皿不宜存放食品，特别是酸性食品，如清凉饮料、果汁等。

7.防止误食毒物或用药过量，盛药物或化学物品的容器要加标签。

8.外用药不可内服。

9.剧毒药物如消毒液、杀虫药要严格管理。

10.用药和发药要进行严格查对制度，以免误服或用药过量，服药前要核实。

第二节 食物中毒

一、食物中毒的特点

1.夏、秋季是食物中毒的多发季节，发病多为群体性，潜伏期短，大约在进食后半小时至24 h内相继发病。

2.与食物有密切关系，所有病人都食用过同一种食物，不食用该种食物的人不发病。

3.中毒病人都具有相同或相似的症状，以频繁呕吐、腹泻为主。

4.食物中毒没有人与人之间的直接传染性，当停止食用该种有毒食物后，发病即可控制。

二、现场急救措施

1.了解发病前后进食情况，一旦确定为食物中毒，应立即进行抢救，对于进食而未发病者也应密切观察和治疗。同时，向有关部门报告。

2.催吐。最简便的方法是用手指或动物的羽毛等轻触患者咽部，引发呕吐。如毒物太稠，可取食盐一匙(约 20 g)，加冷开水 200 ml，让患者喝下，多喝几次即可呕吐，对昏迷者不宜催吐,以免残留于胃内的毒物堵塞气管,发生窒息,应尽早送其至医院洗胃。对已有吐、泻者不宜进行。

3.导泻。食物中毒时间超过 2 h,精神较好者,则可用大黄 30 g,一次煎服;番泻叶 15 g,一次煎服或用开水冲服,对已有吐、泻者不宜进行。

4.解毒。常口服牛奶和生鸡蛋清,以保护胃黏膜,减少毒物刺激,阻止毒物吸收,并可中和、解毒。

5.就地收集和封存一切可疑的中毒食物,所剩食物均应烧毁或深埋。与中毒食物接触的用具、容器等要彻底清洗消毒,可用碱水清洗,然后煮沸。

6.将疑为中毒的食物样品与中毒的患者一起送医院做进一步检查和进行洗胃、药物解毒等治疗。

三、常见的食物中毒

(一)细菌性食物中毒

细菌性食物中毒是国内外最常见的一类食物中毒,一般 5～10 月份发病率较高,但病死率较低。临床上分为胃肠型和神经型两大类。

1.中毒症状

由沙门菌、葡萄球菌、大肠杆菌、嗜盐菌引起的食物中毒表现为胃肠型,主要症状为急性胃肠炎症状:腹痛、恶心、频繁和剧烈地呕吐、发热、腹泻等;肉毒梭状杆菌食物中毒主要症状是神经症状,早期出现恶心、呕吐、头晕、全身无力、头痛等,然后出现眼部症状,视力减弱、视力模糊、复视、瞳孔散大、眼睑下垂、对光反应迟钝等;同时或稍后出现走路不稳、张口、吞咽困难等,严重者出现呼吸麻痹。

2.治疗

(1)一般治疗

本病常有自限性,仅需卧床休息,必要时禁食。恢复饮食应为易消化的流质或半流质饮食,病情好转后可恢复正常饮食。沙门菌属食物中毒应床边隔离。

(2)对症治疗

呕吐、腹痛明显者,可口服溴丙胺太林(普鲁本辛)或皮下注射阿托品,亦可注射山莨菪碱。能进食者应给予口服补液。剧烈呕吐不能进食或腹泻频繁者,给予糖盐水静滴。出现酸中毒者酌情补充 5%碳酸氢钠注射液或 11.2%乳酸钠溶液。脱水严重甚至休克者,应积极补液,保持电解质平衡及给予抗休克处理。

(3)抗菌治疗

一般可不用抗菌药物。伴有高热的严重患者,可按不同的病原菌选用抗菌药物。如大肠杆菌、志贺菌、沙门菌、副溶血弧菌均可选用喹诺酮类抗生素。

3.预防措施

(1)防止食品被细菌污染,不食用病死牲畜肉,防止食品的生熟交叉污染和食品从业人员带菌者对熟食的污染。

(2)控制细菌繁殖,低温储存食品,储存温度控制在 5 ℃以下。

(3)杀灭细菌,彻底加热,在炖煮肉、禽类食品时,要尽量将块切得小些,食物要充分煮熟、煮透;吃烧烤食品时,要把肉彻底烤熟;海产品应烧熟、煮透。

(4)加工后的食品应避免被再次污染和在较高温度或缺氧条件下存放。

(二)真菌(霉菌)性食物中毒

小麦、大麦、黑麦及玉米等在生长收获期间遇到阴雨气候,会被赤霉菌感染。人畜食用含有赤霉菌毒素的病麦后,会发生中毒。此类中毒的潜伏期为 0.5～2 h,主要症状有恶心、头痛、头晕、呕吐等,有时出现类似醉酒的症状,故有"醉谷病"之称。

发现中毒应积极治疗病人,现场采取急救措施。预防措施为不食霉变的甘蔗等。

主要治疗措施:①尽快尽早洗胃、洗肠并服泻剂,洗胃可用 1:2 000～1:5 000 的高锰酸钾溶液(若病人已发生呕血、便血,则洗胃、洗肠都应特别小心)。②服生大蒜一头或 50 g。③补液纠正脱水,酸中毒,治疗休克,但要注意心、肾功能。④狂躁、惊厥、抽搐均属重症,应给甘露醇等脱水剂及镇静剂。⑤对症治疗,如强心,止血,保护肝、肾等均应注意实施。⑥对食入未经杀死真菌的食物应给予抗真菌药物。⑦应用抗生素预防感染。⑧加强护理维持营养。

(三)化学性食物中毒

1.亚硝酸盐中毒

亚硝酸盐为白色结晶,味咸略苦,类似食盐,在医学上作为抢救氰化物中毒的解毒剂,在食品加工业用作防腐剂。在日常生活中它主要存在于青菜、芥菜等绿色蔬菜中,在变质的熟菜及腌制食品中含量高。中毒原因有两种情况:一是把亚硝酸盐当作食盐或碱面误食;二是吃含有大量亚硝酸盐的腐烂变质、不新鲜的蔬菜,喝了受污染的井水(苦井水)或隔夜温锅水等。主要症状是口唇、皮肤、指甲青紫伴有头晕、腹胀等,严重病人如不及时抢救,会很快因昏迷、呼吸衰竭而死亡。

处理措施:除了进行催吐、洗胃、导泻等急救处理外,应立即使用特效药物 1%亚甲蓝溶液静脉注射。

预防措施:一是加强宣传教育,严格亚硝酸盐的生产、经营管理;二是保持蔬菜的新鲜,勿食存放过久的变质蔬菜;三是吃剩下的熟蔬菜不可在高温下长时间存放后食用;四是勿食大量刚腌制的菜,腌菜时,盐应稍多,至少需腌制 15 天以上再食用;五是肉制品中硝酸盐和亚硝酸盐的用量严格按照国家卫生标准的规定,不可多加。

2.变质食油中毒

常用的花生油及各种动物油,存放时间过长,就会发生氧化变质,产生毒性物质。这种油可出现酸味、哈喇味、油变色。加热时烟大、呛人,刺激眼睛,耗油量大,食后会造成中毒。其潜伏期为 2～3 h 或 10 h 以上,主要表现为头晕、头痛及全身疼、发冷、发热 38～40 ℃、腹胀、腹泻、腹鸣,嗳气时有明显的变质油气味。此类中毒一般可在短期内自行恢复,对发热或吐泻较重者,可给糖开水或茶水饮服。

(四)有毒动物食物中毒

有毒动物食物中毒以河豚中毒较常见,河豚产于我国沿海和长江中下游。这种鱼的肝脏、卵巢、鱼籽、皮肤、血液、睾丸等都含有毒素,以肝脏、卵巢和鱼籽毒性最强。

食后 0.5～3 h 内发病,开始是胃肠刺激症状,随后出现神经系统症状,先是感觉神经异常,随后是运动神经麻痹,严重者常因呼吸、循环衰竭而死亡。死亡多发生在发病后 4～6 h 内,最快食后一个半小时即死亡。

处理措施:①应该立即给予病人催吐、洗胃和导泻的治疗,以减少毒素的再吸收,防止加重中毒。同时可以在给病人洗胃后给予活性炭等吸附剂使用,以减少肠道内毒素再吸收。②因河豚毒素目前尚无特效解毒制剂,除上述治疗外,可以给予输液、利尿、激素应用等,以促进毒素的代谢,提高组织的耐受性。③在维持病人呼吸、循环功能稳定的前提下,所进行的对症支持治疗。

(五)有毒植物食物中毒

1.毒蘑菇中毒

我国有毒蘑菇 180 余种,常因误食而引起中毒。由于一种蘑菇含有多种毒素,而一种毒素又往往存在于多种蘑菇中,因此中毒症状较复杂。一般分为四种类型:即胃肠炎型、神经精神型、溶血型和肝损害型。

处理方法:①首先考虑帮助病人排除体内毒物,防止毒素继续吸收而加重病情。催吐、洗胃、导泻、灌肠。②输液和利尿:早期可采用大量输液,以使毒素从尿中大量排出。输液可用 10%葡萄糖、生理盐水等,同时应用静脉注射利尿剂,一般用呋塞米(速尿)20～40 mg 或 20%甘露醇 250 ml 静脉注射,必要时可多次重复注射。但要注意进入液体平衡,还要注意水、电解质平衡和对低钾病人补充氯化钾。③出现毒蕈碱样症状,可使用阿托品;出现精神错乱、幻视等症,可用镇静剂等。④溶血型:可选用强的松(泼尼松)、可的松、碳酸氢钠等,严重贫血者可采用肾上腺皮质激素或输血治疗。

2.苦杏仁、苦桃仁、苹果仁、李子仁、枇杷仁、梅仁、亚麻仁、木薯中毒

此类中毒的潜伏期一般为 1～2 h,中毒后轻者出现头痛、头晕、乏力、恶心等症状,严重者呕吐、神志不清、呼吸困难、昏迷。最后可因呼吸中枢麻痹而死亡。

中毒后应立即催吐、洗胃。口服 10%硫代硫酸钠,吸入亚硝酸异戊酯等特效治疗。

3.发芽土豆中毒

发芽后的土豆皮肉变绿发紫,表皮及发芽的芽眼都含有龙葵素。这种物质能溶解血细胞,刺激黏膜,引起食物中毒。一般在食后半小时左右发生恶心、呕吐、头晕、咽干、瞳孔散大、耳鸣、腹泻等症状,严重者可出现抽搐甚至死亡。

目前无特效治疗,食后应立即催吐、洗胃及对症处理。

4.豆浆中毒

生大豆中含有一种有毒的胰蛋白酶抑制物,食用未煮开的豆浆和未熟的豆子都会引起中毒。食后 0.5～1 h 内发病,主要是恶心、呕吐等胃肠症状,一般很快自愈,无需特殊处理。

5.扁豆中毒

扁豆又称菜豆、芸豆、四季豆。其含有植物血凝素,是一种有毒蛋白,彻底加热可破坏,中毒是因为扁豆未熟透导致,一般食后 1～5 h 发病,初期恶心、呕吐,并伴有腹痛、头晕、头痛等,呕吐严重时可脱水。一旦中毒,应立即采用催吐、洗胃及对症处理。

第三节 ◈ 有毒气体中毒

气体中毒主要包括一些窒息性气体(如一氧化碳、硫化氢、氰化物等)和刺激性气体(如氯气、光气、二氧化碳等)中毒。比较常见和严重的气体中毒是一氧化碳中毒、硫化氢中毒、氰化物中毒、氯气中毒。

一、一氧化碳中毒

一氧化碳(CO)又称煤气或瓦斯,为无色、无臭、无味、无刺激性气体,比空气略轻。生产中CO中毒发生在炼钢、炼焦、矿井放炮等通风不良时;生活中CO中毒多发生在冬季,因家庭取暖用煤炉、烧炕,当煤以及其他燃料燃烧不完全或烟道堵塞,门窗紧闭而排烟不畅使室内CO含量增高时。由于人们很难察觉出来,因而绝大多数人是在不知情的情况下发生急性中毒,轻者影响健康,重者危及生命,CO中毒对人体危害是全身组织缺氧,造成对氧最敏感的脑和心脏的损害。

(一)中毒表现

开始时头痛、头晕、乏力、恶心、呕吐,之后出现晕倒、昏睡、昏迷、大小便失禁、呼吸困难等现象,严重者会因缺氧、呼吸循环衰竭而死亡(见表1-6-1)。

表1-6-1　一氧化碳中毒分度及临床表现

中毒分度	碳氧血红蛋白浓度	临床表现
轻度中毒	10%～30%	头晕、头痛、眼花、耳鸣、恶心、呕吐、心慌、全身乏力
中度中毒	30%～50%	除上述症状外,尚可出现多汗、烦躁、走路不稳、皮肤苍白、意识模糊,老是感觉睡不醒、困倦乏力
重度中毒	>50%	神志不清,牙关紧闭,全身抽动,大小便失禁,面色口唇呈现樱红色,呼吸、脉搏增快,血压上升,心律不齐,肺部有啰音,体温可能上升

(二)现场急救

当发现有人CO中毒时,救助者必须迅速按下列程序进行救助:

(1)因CO的比重比空气略轻,故浮于上层,救助者进入和撤离现场时,宜蹲位或俯卧位入出,打开门窗,使室内通风。

(2)迅速将中毒者转移出中毒现场,在通风保暖处平卧,解开衣领及腰带使其呼吸通畅。轻度中毒者会很快好转,有条件时可尽快吸入高浓度的氧气。重度中毒应同时与陆上联系,随时准备送往有高压氧治疗的医院抢救。

（3）氧疗：氧能加速血液中 HbCO 解离和 CO 排出，是治疗 CO 中毒最有效的方法。有条件神志清醒者应用封闭面罩吸氧，氧流量 5～10 L/min，通常持续吸氧 2 天才能使血液中 HbCO 浓度降至 15％以下，症状缓解和血液 HbCO 浓度降至 5％时可停止吸氧。高压氧治疗适合中毒重度者，吸入新鲜空气时，CO 由 HbCO 释放出半量约需 4 h；吸入纯氧可缩短至 30～40 min，吸入 3 个大气压的纯氧可缩短至 20 min。高压氧治疗能缩短昏迷时间和病程，预防迟发性脑病发生。一般高压氧治疗 1～2 min，1～2 次/天。

（4）对昏迷的患者，将其头部偏向一侧，以防舌后坠或呕吐物误吸入肺内导致窒息。为促其清醒，可用针刺或手指掐人中穴。

（5）若患者呼吸、心跳停止，则需立即进行口对口人工呼吸及胸外按压。

（6）严重 CO 中毒后，24～48 h 脑水肿达到高峰，应积极采取措施降颅压和恢复脑功能，20％甘露醇 250～500 ml 快速静滴，1 次/6～8 h，地塞米松 10～20 mg/天，疗程 3～5 日，如出现抽搐，则使用地西泮 10～20 mg 静脉注射。

二、硫化氢中毒

硫化氢是一种刺激性、窒息性无色气体，呈"臭蛋样"气味，是在采矿、冶炼、制革等工业中和沼泽地、化粪池、下水道等有机物腐败场所产生的对人体有害气体。中毒症状：轻者表现为流泪、眼刺痛、流涕或伴有头痛、头晕、恶心、呕吐等；中度中毒有咳嗽、胸闷、心悸、呼吸困难；较重者出现昏迷、抽搐、呼吸循环衰竭等。

三、氰化物中毒

含有氰基的化合物，多有剧毒。此类中毒症状：流泪、眼刺痛、刺激性干咳，进而出现呼吸困难、胸闷、头昏、心悸、心率增快、皮肤黏膜樱桃红色；口服中毒者有恶心、呕吐、腹泻等。随即出现强直、痉挛，甚至角弓反张等，严重者昏迷、发绀、呼吸停止。

四、氯气中毒

氯气为黄绿色有剧烈刺激性的气体，比空气重。常见于造纸等行业，氯气中毒途径是经呼吸道吸入或皮肤黏膜接触，引起以呼吸系统损害为主的全身性中毒症状。中毒症状为眼、鼻、咽喉烧灼感、刺痛、流泪、流涕、刺激性干咳，大量白色或粉红色泡沫痰，胸闷、憋气、呼吸困难、口唇发绀、昏迷。若吸入极高浓度氯气则可反射性引起呼吸中枢抑制及心搏骤停，导致"闪电式"死亡。

硫化氢中毒、氰化物中毒、氯气中毒的现场抢救与 CO 中毒的救治原则相同。

第四节 急性酒精中毒

过量饮酒后引起以神经精神症状为主的急症,称为酒精(乙醇)中毒。

一、中毒机制

(一)抑制中枢神经系统功能

乙醇具有脂溶性,可通过血脑屏障作用于大脑神经细胞膜上的某些酶,影响细胞功能。随着剂量增加,可依次抑制小脑、网状结构和延髓中枢,引起共济失调、昏睡、昏迷及呼吸和循环衰竭。

(二)干扰代谢

乙醇主要经小肠和胃吸收。吸收后迅速分布于全身,90%在肝脏代谢分解,10%以原型从肺、肾排出。乙醇经肝脏代谢后的产物能影响体内多种代谢过程,使乳酸增多、酮体蓄积,进而引起代谢性酸中毒;还可使糖异生受阻,引起低血糖症。

二、临床表现

这类患者的呼气和呕吐物中有强烈的酒味,大多面颊潮红、说话不清,转入睡眠时,往往面色苍白、呼吸缓慢、鼾声大作。有的患者可因神经中枢受抑制而死于呼吸麻痹。

中毒表现与饮酒量和个体耐受性有关。临床上分为三个时期。

1.兴奋期

有欣快感、兴奋、多语,情绪不稳、喜怒无常,粗鲁无理或有攻击行为,也可沉默寡言。

2.共济失调期

表现为肌肉运动不协调,如行动笨拙,步态不稳,言语含糊不清,眼球震颤、视物模糊,恶心、呕吐,嗜睡等。

3.昏迷期

患者进入昏迷状态,瞳孔散大,体温不升,血压下降,呼吸减慢,且有鼾声,严重者可发生呼吸、循环衰竭而危及生命。

急性中毒患者苏醒后常有头痛、头晕、乏力、恶心、纳差等症状,少数可出现低血糖症、肺炎、急性肌病等并发症。

三、急诊处理

轻度中毒不需要治疗,中毒较重者,可予以催吐,必要时送医院处理。

(一)一般处理

(1)兴奋躁动者应适当约束,共济失调者严格限制其活动,以免发生外伤。保暖,维持正常体温。

(2)对烦躁不安或过度兴奋者,可用小剂量地西泮,禁用吗啡、氯丙嗪及巴比妥类镇静药。

(3)催吐对清除胃肠道内残留乙醇可有一定作用。

(4)有条件的应用 5% 葡萄糖盐水、维生素 B_1、维生素 B_6 等,能促进乙醇氧化为醋酸,达到解毒目的。

(二)支持治疗

对中毒较重者出现昏迷的患者重在维护心、肺、肝、肾、脑等生命器官功能。维持气道通畅,供氧充足,应用纳洛酮 0.4~0.8 mg 静脉注射,对昏迷患者有促醒作用。必要时应及时送医院处理,严重急性中毒时,可用血液透析使体内乙醇排出。

第七章
常见急症的现场急救

第一节 休克

休克是指机体受到致病因子的强烈侵袭导致有效循环血量急剧减少，全身组织、器官微循环灌注不良，引起以组织代谢紊乱和细胞受损为特征的急性循环功能不全综合征。休克是临床各科均较常见的危重症。临床上表现为血压下降、心搏加快、脉搏细弱、皮肤湿冷、面色苍白或发绀、尿量减少或无尿、神志模糊乃至昏迷。轻者经过补液等及时、正确的治疗能获痊愈，重者可引起死亡。

一、休克的分类

(一)按病因分类

1.感染性休克

感染性休克又称中毒性休克，是临床上最常见的类型，多由严重感染引起。由病原体、毒素及抗体复合物等所致，如败血症、胆道感染、中毒性痢疾等。

2.低血容量性休克

低血容量性休克大多由大量失血、失水、失血浆引起。一般来讲，健康成人总血量为4 000～5 000 ml，急性失血不超过总血量的1/4 即1 000～1 250 ml时，机体通过代偿作用，血压可维持正常水平，如果继续出血，总失血量达1/3（1 500 ml）以上，血压就要下降，从而引起休克。

3.心源性休克

心源性休克是由心脏排血功能低下所致，如急性心肌梗死、各种心肌炎、心律失常、急性心包积液等心脏病可引起休克。

4.过敏性休克

过敏性休克是由机体对某些药物或生物制品发生的过敏反应所引起,如青霉素、破伤风、白喉抗毒素及血清过敏等。

5.神经性休克

神经性休克常由外伤、剧痛、脑脊髓损伤及麻醉意外等引起,是由于神经作用使周围血管扩张、有效血容量相对减少所致。

(二)血流动力学分类

1.低血容量性休克;

2.心源性休克;

3.分布性休克;

4.阻塞性休克。

二、临床特点

1.休克早期

病人多表现为神志清楚,轻度烦躁不安、焦虑或激动,头晕、恶心、呕吐。部分病人可有尿量减少,脉搏尚有力。收缩压多接近正常或稍偏低,舒张压可相对稍偏高,脉压减少。脉搏细速常出现在血压下降之前,是机体代偿的表现。

2.休克中期

大多数病人神志尚清楚,常伴有表情淡漠,反应迟钝,而重者可表现为意识模糊或昏迷。血压明显降低收缩压多降至 80～60 mmHg 以下,脉压减少(<20 mmHg),脉快而弱。此外,病人尚可有明显口渴,呼吸急促,尿量明显减少(常低于 20 ml/h),甚至无尿。

3.休克晚期

病人处于昏迷状态,血压极低或测不清,伴有皮肤黏膜及内脏出血现象,并常有多脏器功能衰竭存在。

三、急救方法

1.一旦发现病人处于休克状态,必须迅速就地抢救,并呼叫急救医生。切忌将病人搬来搬去,在休克未明显改善时,不要试图送病人去医院。

2.让患者去枕平卧,下肢抬高 30°,保持安静,避免过多地搬动,有呕吐者头转向一侧,以防呕吐物阻塞呼吸道,并注意保暖(见图 1-7-1)。对伴有心衰不能平卧者可取半卧位。

3.如果患者神志清醒,又能喝水,可让病人喝少量糖盐水或淡盐水,有条件时可吸氧。

4.找出休克原因,尽快针对病因治疗。船上一般以心源性和失血性休克较为多见,如是出血所致的休克,应尽快止血,如伤口包扎,口服云南白药、安络血,肌注止血敏等。外伤性休克,除用止痛药外,应同时用止血药。

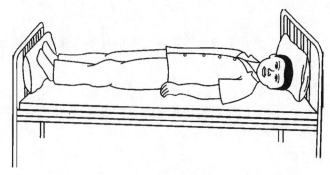

图 1-7-1 休克体位

5.补充血容量是抗休克的基本措施,包括输液或输血。但对心源性休克来讲,补液要慎重。

6.心血管药物的应用,使用目的在于纠正血流分布异常。肾上腺素是抢救过敏性休克最有效的药物,应用时一般选择股外侧肌肌肉注射,0.25～0.5 mg/次,极量为 1 mg/次;严重病例亦可用生理盐水稀释 10 倍后缓慢静脉注射,用时要注意血压和心律。去甲肾上腺素,可用 1～5 mg 加入生理盐水 500 ml 内静脉滴注。间羟胺(阿拉明)10～100 mg 加入生理盐水 500 ml 内静脉滴注。多巴胺 20～100 mg 加入 5％葡萄糖溶液 250～500 ml 内静脉滴注。

第二节 昏迷

昏迷是机体高级神经活动受到严重抑制的一种表现。临床上按意识障碍的程度将昏迷分为四级:①嗜睡:病人持续地处于睡眠状态,对刺激有反应,尚能唤醒,并能用语言或运动做出反应。②昏睡:较强刺激能唤醒,言语、运动、反应较少,刺激停止马上又进入睡眠状态。③浅昏迷:对声、光等刺激无反应,对疼痛等强烈刺激有运动反应,生命体征平稳,角膜反射、光反射等均存在。④深昏迷:对外刺激均无反应,肌肉松弛,各种生理反射消失,病理反射出现,生命体征常有改变。

昏迷病因很多,按部位不同可分为两大类:①颅内病变,如脑血管意外、高血压脑病、脑外伤、脑肿瘤、癫痫大发作等。②全身性疾病,如肺炎、中毒性菌痢、心脏病、肺性脑病、肝昏迷、尿毒症、糖尿病酸中毒、中暑、药物中毒等。

一、临床特点

通过了解昏迷病人的病史、发病经过和症状、体征,全面综合分析,才能做出正确的诊断。

1.了解发病时间及经过

突然发病见于急性脑血管病、脑外伤、急性药物中毒;逐渐发生的要考虑脑肿瘤;阵发性昏迷需考虑肝昏迷等。

2.首发症状

起病有剧烈头痛者以出血性脑血管病尤以蛛网膜下腔出血较为多见;病初有发热应考虑

颅内或全身感染的可能。

3.呼吸

呼吸深而快常见于代谢性酸中毒;呼吸浅而慢见于颅内压增高或碱中毒;呼吸过慢或叹息样呼吸则提示镇静、麻醉药过量。

4.皮肤

一氧化碳中毒皮肤呈樱桃红色;皮肤潮红见于感染性疾病及酒精中毒;皮肤苍白见于休克;皮肤黄染见于肝胆疾病;皮肤瘀点或者瘀斑可见于流行性脑膜炎、败血症、血液病等。

5.气味

呼气有烂苹果味见于糖尿病酮症酸中毒;呼气有氨味可能为肝昏迷;呼气有尿臭者要考虑尿毒症的可能;呼气有大蒜味提示为有机磷农药中毒。

6.瞳孔

吸毒过量、安定中毒等情况下瞳孔缩小,有机磷中毒时瞳孔亦缩小。

二、急救与处理

在船上发生病人昏迷的情况时,最紧急的是积极采取措施,挽救生命。具体措施有:

1.减轻脑水肿:常用 20％甘露醇 125～250 ml 快速静脉滴注,每 6 小时 1 次。

2.病因治疗:药物中毒患者应立即洗胃、输液、促进毒物排出,同时使用特效解毒药;CO 中毒时立即将病人搬离现场,吸氧;低血糖昏迷者即刻静脉滴注高渗葡萄糖液,几分钟后可清醒;癫痫持续状态时,立即给予安定 10～20 mg 稀释后缓慢静脉注射,或鲁米那(苯巴比妥)0.1～0.3 g 肌肉注射。

3.当发现病人呼吸与心跳停止,必须立即进行胸外按压和人工呼吸。如船上有条件,在进行徒手心肺复苏术时,可在医生的指导下行电除颤和药物复苏。常用的强心药为肾上腺素 1 mg 及阿托品 1～2 mg 静脉注射;常用的呼吸兴奋剂为尼可刹米 0.375 g 和洛贝林 10 mg 肌肉注射或静脉滴注。

4.加强护理,避免碰伤,有条件时吸入氧气,注意保暖。保持呼吸道通畅,及时用无线电联系,送往岸上救治。

第三节　窒息

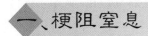
一、梗阻窒息

1.发病特征

梗阻窒息常因大块食物或异物堵在气道所致,其特征是:①起病突然,多发生在进食时。

②有突发性、阵发性呛咳,病人不能说话与呼吸(心脏病发作无此表现)。③缺氧明显。④发现犹如两指捏住喉颈部一样不能说话的特征(见图 1-7-2)。

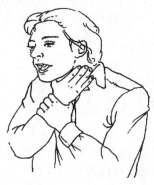

图 1-7-2　窒息的发病特征

2.急救处理

当病人清醒时,应鼓励其用力咳嗽以争取将异物咳出;若病人已出现呼吸困难则应立即采取腹部手拳冲击法——海姆立克急救法(Heimlich Maneuver)急救。海姆立克急救法是 CPR 的发展,是美国亨利·海姆立克教授于 1974 年首次推广报告。

(1)站位急救:救护者站在患者的身后,用双臂围抱住其上腹部,右手握拳,将大拇指一端抵住患者上腹部剑突与脐连线的中点,左手握住右手拳头,向上、向后快速用力冲击患者的上腹部 5～6 次,使患者横膈上抬,利用肺部的残气的压力将异物冲出(见图 1-7-3),这种方法多用于意识清醒者。

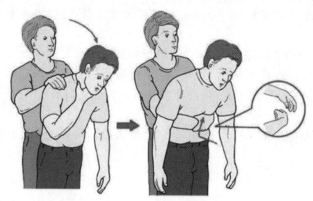

图 1-7-3　站位腹部冲击法

(2)卧位急救:若患者意识不清,应立即将患者置于仰卧位,用仰头抬颏法打开气道,救护者双膝分开,跪在病人髋部位置,将一手的掌根放在病人的脐之上,另一手直接放在其上,快速向上冲击患者的上腹部 5 次,观察患者口内异物,若见异物则设法将其取出(见图 1-7-4)。孕妇或肥胖者则采取仰卧位胸部冲击法(见图 1-7-5)。

(3)气道不完全梗阻的自救方法:患者自己稍微弯腰,右手握拳,将大拇指一端抵住患者上腹部剑突与脐连线的中点,左手握住右手拳头,向上、向后快速用力冲击患者的上腹部 5～6 次;或借助突起的硬物体挤压上述部位,重复动作数次促使异物排出(见图 1-7-6)。

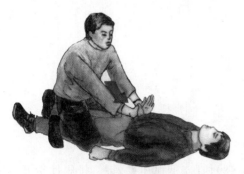
图 1-7-4　卧位腹部冲击法

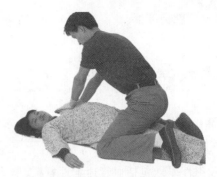
图 1-7-5　卧位胸部冲击法

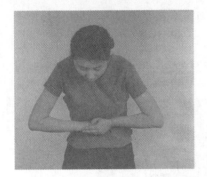

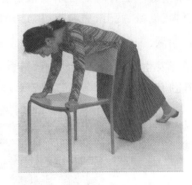

图 1-7-6　气道不完全梗阻自救法

气道异物阻塞经现场急救处理,若异物清除成功,呼吸道通畅,立即进行人工呼吸;若异物清除未成功,应重复拍背、手拳冲击、人工呼吸,直至取出异物,或转送医院急诊,进行复苏后处理,如器械取异物等。

二、气体窒息

煤气或有害烟雾可引起窒息。救治中注意发生起火或爆炸危险,密闭场所救治者要带防救设备,迅速将病人转入空气新鲜、通风场所,必要时进行人工呼吸和胸外按压术。

三、勒颈窒息

迅速割断绳索,让病人平躺,松解病人上衣,根据情况进行人工呼吸和胸外按压术。

第四节　晕厥

晕厥又称昏厥、虚脱、昏倒,是一过性脑部缺血、缺氧引起的短暂的意识不清。在脑供血恢复后,立刻就会苏醒。

一、晕厥分类

晕厥根据病因和发病机制的不同可分为四类。

1.反射性晕厥

反射性晕厥包括血管迷走性晕厥(单纯性晕厥)、直立低血压性晕厥、排尿性晕厥、吞咽性晕厥、咳嗽性晕厥等。血管迷走性晕厥最常见,可发生于所有年龄,年轻体弱的女性多见,情感刺激、疼痛、恐惧、见血、疲劳、失血等可为诱因,通常发生于长时间站立时(见图1-7-7)。

2.心源性晕厥

心源性晕厥发生迅速,无任何预感,与直立体位无关,运动诱发晕厥提示心脏性原因,患各种心脏病是其独有的特点。

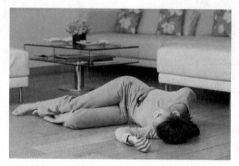

图 1-7-7　反射性晕厥

3.脑源性晕厥

脑源性晕厥由严重的脑部疾病所引起。

4.其他晕厥

其他晕厥有:如哭泣性晕厥(情感反应)、过度换气综合征、低血糖性晕厥和严重贫血性晕厥等。

二、临床特点

晕厥发作突然,持续时间短。典型可分为三个时期:

1.发作前期

前驱症状通常持续 10 s 至 1 min,表现为头晕、眼花、恶心、面色苍白、出冷汗和心动过速等。

2.发作期

患者感觉眼前发黑,意识丧失而跌倒,伴面色苍白、大汗、血压下降、脉缓细弱和瞳孔散大,心动过速变为心动过缓,可发生尿失禁。

3.恢复期

患者平卧后意识迅速(数秒至数分钟)恢复,可遗留紧张、头晕、头疼、恶心、面色苍白、出汗、无力等。休息数分钟或数十分钟可缓解,不留任何后遗症。

三、急救与处理

1.平卧、双腿抬高:如果发现某人面色苍白并开始摇晃,为了防止昏倒,应立即让他坐下,两腿分开,头低下在两膝之间,或让他平躺下,垫高双腿。已昏倒在地时,让患者平卧,头部略低,抬高下肢,解开衣领、腰带等。

2.移患者于空气流通处,使之获得新鲜空气,若有条件或呼吸有困难,可给予输氧,如呼吸停止,可行人工呼吸。

3.针刺或用手掐有效穴位,如人中、合谷等,以促其苏醒。

4.知觉恢复后可给以热茶、热咖啡。给患者擦涂清凉油、风油精等也有一定疗效。

5.患者清醒后,有条件的应送医院做进一步检查,以明确是否有心脏病、颈椎病、脑血管病等,以便针对病因治疗。

第五节　心搏骤停与心脏性猝死

心搏骤停是指各种原因引起的、在未能预计的时间内心脏突然停止搏动,从而导致有效心泵功能和有效循环突然中止,引起全身组织严重缺血、缺氧和代谢障碍,如不及时抢救可危及生命。心搏骤停不同于任何慢性病终末期的心脏停搏,若及时采取正确有效的复苏措施,病人有可能康复。

心脏性猝死是指急性症状发作后 1 h 内发生的以意识骤然丧失为特征的、由心脏原因引起的自然死亡。无论是否了解患者有无心脏病,其死亡的时间和形式均不能预料。心搏骤停是心脏性猝死的直接原因。

一、心搏骤停的原因

1.心源性骤停

因心脏本身的病变所致,如心肌梗死、心肌病、心脏瓣膜病、先天性心脏病等。

2.非心源性骤停

如气道异物、溺水和窒息引起的气道阻塞,药物中毒和过敏反应,电击或雷击等。

二、临床特点

绝大多数病人无先兆症状,常突然发病。心搏骤停的主要临床表现为意识突然丧失,心音及大动脉搏动消失,呼吸断续及停止,伴有面色苍白或发绀,瞳孔散大。心搏骤停发生后,大部分患者将在 4～6 min 内开始发生不可逆的脑损害,随后经数分钟过渡到生物学死亡。

心搏骤停的识别一般并不困难,最可靠且出现较早的临床征象是意识突然丧失和大动脉搏动消失。通常一边拍喊病人以判断意识是否存在,一边用另一手食指和中指摸其双侧颈动脉以了解有无搏动,如果二者均不存在,就可肯定心搏骤停的诊断,并应立即实施初步急救。

三、急救与处理

对于心搏骤停的病人,在诊断确立后,迅速采取有效果断措施,立即实施心肺复苏术,其主要措施包括开通气道、人工呼吸和人工胸外按压。如船上有条件,在进行徒手心肺复苏时,可在医生的指导下行电除颤和药物治疗。常用药物为肾上腺素 1 mg 及阿托品 1～2 mg 静脉注射,亦可用异丙肾上腺素 0.5～1 mg 心腔内注射。心肺复苏初步成功后,应立即送医院进行复苏后处理。

第六节　心绞痛与心肌梗死

一、心绞痛

心绞痛(angina pectoris)是指冠状动脉急性供血不足引起心肌暂时性缺血、缺氧所诱发的发作性胸痛。心绞痛绝大部分为冠状动脉粥样硬化所致的冠状动脉某主支管腔狭窄横断面积达 75％以上,致使病人运动时心肌供氧不足;或由于某些原因引起交感神经过度紧张所致(见图 1-7-8)。

(一) 临床特点

心绞痛大多发生于 40 岁以上的中老年人,男性发病率明显高于女性。其临床主要表现为间断性可缓解的发作性胸痛,并且这种疼痛具有鲜明的特征:

1.疼痛部位

典型者表现为胸骨后痛,位于胸骨体的上段或中段,部分病人可波及或表现在心前区,范围约手掌大小,可放射至左肩、左上肢、颈或背部,亦可沿左上肢达小指与无名指。

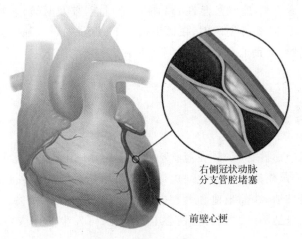

右侧冠状动脉
分支管腔堵塞

前壁心梗

图 1-7-8　心绞痛的发病机理

2.疼痛性质

典型者表现为胸骨后的压榨性、窒息性、紧缩性疼痛,疼痛开始症状轻微,随后迅速加剧,常常迫使病人不自觉地停止原来正在进行的活动。非典型病人可表现为持续性闷痛,伴有气短。

3.疼痛发作时间

典型病人大多数发作时间短暂,症状出现持续 3～5 min 消失,除自发性心绞痛外,一般很少有疼痛超过 15 min。

4.发作频率

轻者可几天或几周发作一次,甚至几个月内不发病,重者可一天发作几次或十几次。

5.缓解方法

典型患者大多休息后或舌下含服硝酸甘油后 1～5 min 内可缓解。

6.诱发因素

典型病人较常见的诱因有:体力劳动或运动、情绪激动、紧张、寒冷、饱餐后或饮酒、过度吸烟等,某些特殊因素还包括血压过高或过低,其他部位的疼痛及创伤,糖尿病者发生低血糖时。

本病须与心血管神经症鉴别,心血管神经症的疼痛多为瞬间的刺痛或持续长时间(数小时)的隐痛,有时出现气闷、呼吸不畅,常吸长气,作叹息样呼吸,疼痛部位多在左前胸,症状也不是在劳累或兴奋时出现,而在其后发生,舌下含硝酸甘油无效,常伴有心悸、疲乏和其他神经功能症状。

(二)急救与处理

1.休息。发作时立即休息,停止正在进行的活动和一切诱发因素,一般患者在停止活动后症状可消除。

2.吸氧。有条件时应给病人进行氧疗。

3.舌下含服药物。硝酸甘油为最常用而有效的药物,舌下含服 0.3～0.6 mg,病情多在 3 min 内见效,约半小时后作用消失。

4.对经处理效果不佳者,应注意急性心肌梗死的可能,要及时转诊。

5.已明确诊断者,平时要避免诱因,在医生指导下服药,如硝酸酯类药物、抑制血小板聚集的药物和减心律的药物,如消心痛、小剂量阿司匹林、美托洛尔等。

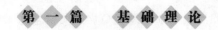

二、心肌梗死

心肌梗死是心肌缺血性坏死,是在冠状动脉病变的基础上,发生冠状动脉血流急剧减少或中断,使相应的心肌严重而持久地急性缺血导致心肌坏死。绝大多数心肌梗死是由于不稳定的冠状动脉粥样斑块破溃,继而出血和管腔内血栓形成,而致管腔闭塞。临床上有剧烈而持久的胸骨后疼痛、发热、血清酶增高及特征性心电图变化;可发生心律失常、休克或心力衰竭,属冠心病的严重类型。

诱发因素:过度疲劳;激动、紧张、愤怒等急剧的情绪变化;暴饮暴食;寒冷刺激;血压剧升或用力大便时;休克、脱水、出血、外科手术等。

(一)临床特点

1.先兆

多数患者在发病前数日有乏力,胸部不适,活动时心悸、气急、烦躁、心绞痛等前驱症状。

2.疼痛

急性疼痛常为最早发生和最突出的症状,其性质、位置及放射区均与心绞痛相似,但较剧烈而持久,范围亦较广,并多伴有冷汗、烦躁不安、恐惧或有濒死感。疼痛常持续 30 min 以上或数小时,甚至 1～2 天以上,且常在休息时发生,含服硝酸甘油多数无效。也有少数病人无疼痛,一开始即表现为休克或心力衰竭。

3.全身症状

全身症状有发热、心动过速等。一般在疼痛发生后 24～48 h 出现,体温在 38 ℃左右,很少超过 39 ℃,持续约一周。

4.胃肠道症状

疼痛剧烈时常伴有频繁的恶心、呕吐及上腹胀痛等表现,易被误诊为急性胃肠炎。

5.低血压和休克

低血压和休克患者面色苍白、焦虑不安、全身乏力、皮肤湿冷、大汗淋漓、脉搏细而快、血压下降,甚至昏厥和休克。这些情况的出现可使心肌缺血加重,严重的休克可在数小时内引起死亡。

6.心力衰竭

心力衰竭主要为急性左心衰竭,表现为呼吸困难、咳嗽、发绀、烦躁等症状,严重者可发生急性肺水肿。

7.心律失常

可出现各种心律失常。室颤是急性心肌梗死早期特别是入院前的主要死因。

(二)急救与处理

1.绝对安静卧床休息,避免活动,不要随便搬动病人,尽快联系专业救助。

2.吸氧,以改善心肌供氧。严密观察血压、呼吸和脉搏变化。除颤仪应随时处于备用状态。建立静通道,保持给药途径畅通。

3.无禁忌证者即嚼服肠溶阿司匹林 150～300 mg,然后每日 1 次,3 日后改为 75～150 mg,每日 1 次服用。

4.解除疼痛。吗啡 5～10 mg 皮下注射,必要时 1～2 h 后再注射 1 次,以后每 4～6 h 可重复应用,注意呼吸功能的抑制。

5.再试用硝酸甘油 0.3 mg 或硝酸异山梨酯 5～10 mg 舌下含服,血小板聚集的药物和减慢心率的药物如消心痛、小剂量阿司匹林、美托洛尔等。

第七节 高血压及高血压急症

血压是血液作用于动脉血管壁上的压力,系人体重要的生命体征之一,血压的变化往往反映出病情的程度。收缩压俗称高压,是心脏收缩时血管内的压力。舒张压俗称低压,是心脏舒张时血管内的压力。目前,我国采用国际上统一的血压分类和标准,高血压定义为收缩压(高压)≥140 mmHg 和(或)舒张压(低压)≥90 mmHg。90％的高血压属于原发性高血压,通常简称高血压;10％的高血压属于继发性,是指由某些确定的疾病或病因引起的血压升高,如急、慢性肾炎,嗜铬细胞瘤等(见图 1-7-9)。

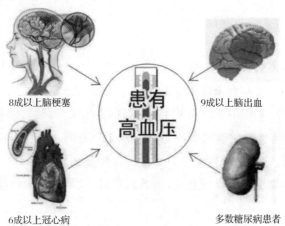

图 1-7-9　高血压发病人群

高血压的病人大部分没有自觉症状,多在体检时发现,一部分病人会有头痛、头晕、疲倦等症状,多数症状可自行缓解。高血压的危险性在于突然血压升高的高血压急症,以及长期高血压得不到控制,直接造成严重并发症,如心力衰竭、冠心病、中风、肾衰竭等。未经诊治的高血压是无声的杀手。

一、临床特点

1.一般症状

高血压多数起病缓慢、渐进,缺乏特殊的临床表现。常见症状有头痛、头晕、疲倦、心悸等,呈轻度持续性,在紧张或劳累后加重。也可出现视力模糊、鼻出血等较重症状。

2.高血压急症

少数患者病情急骤发展,短时期内(数小时或数天)血压重度升高,舒张压>130 mmHg和/或收缩压>200 mmHg,伴有重要器官组织如心脏、脑、肾脏、眼底、大动脉的严重功能障碍或不可逆性损害。可出现剧烈头痛、头昏、恶心、呕吐、鼻出血、视力模糊,甚至出现中风、心力衰竭及肾脏病变等,如抽搐、昏迷、心绞痛频繁发作、出冷汗、尿少等。病情发展迅速,如不及时进行有效降压治疗,预后很差。

二、急救与处理

1.一般高血压的治疗

一般高血压的治疗应注意休息,少盐饮食,保持心情平和,避免情绪紧张、激动,按时服用降压药,不要突然停药。

2.高血压急症的急救

(1)安静卧床休息,密切观察生命体征。

(2)服用镇静药(如安定),有条件可吸氧。

(3)迅速控制性降压。开始的 24 h 内将血压降低 20%～25%,但 48 h 内血压不能低于160/100 mmHg。可舌下含服硝苯地平片 10 mg 或卡托普利 12.5～25 mg。如果降压后发现有重要器官的缺血表现,血压降低幅度应更小些。在随后的 1～2 周内,再将血压逐步降到正常水平。避免使用利血平治疗高血压急症,因其起效慢,反复注射又可导致难以预测的蓄积效应,发生严重低血压。

(4)昏迷同时伴有高血压,应考虑脑出血,尽快送医院救治。送医院途中保持呼吸道通畅,搬抬过程中注意观察呼吸。

高血压病应及早诊治,坚持长期服药,监测血压,防止高血压急症和延缓并发症,才能避免不必要的死亡。

第八节　脑血管意外

急性脑血管病是急性脑血管循环障碍所致,表现为局灶性神经功能缺失,甚至伴有意识障碍,又称脑血管意外或脑卒中,俗称中风。我国脑卒中高发,发病率 250/10 万,是冠心病事件的 5 倍,脑卒中死亡率 95%。脑梗死又叫缺血性脑卒中,是一种脑部血液循环障碍,由缺血缺氧导致的局限性脑组织坏死或软化。脑梗死是脑血管疾病中最常见的类型,约占全部脑血管疾病的 70%,以中老年患者多见,汉族高发。出血性脑卒中主要是脑出血和蛛网膜下腔出血(见图 1-7-10)。

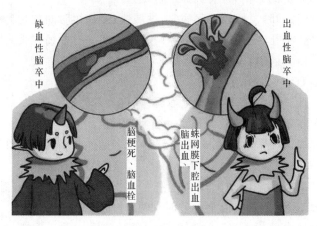

缺血性脑卒中　　出血性脑卒中

脑梗死、脑血栓　　脑出血、蛛网膜下腔出血

图 1-7-10　脑出血的分类

一、临床特点

(一)短暂性脑缺血发作(TIA)的特点

1.多发生在 50 岁以上的中老年人,常有高血压、糖尿病、高脂血症、脑动脉硬化等;

2.突然起病,有一过性失明失语,偏瘫,眩晕,构音不清,共济失调,吞咽困难等;

3.发作时间短,一般持续 10～20 min,多在 1 h 内缓解,最长不超过 24 h,不留神经功能缺损症状;

4.影像学无责任病灶。

(二)脑血栓形成的特点

1.多为 60 岁以上的老年人,常有高血压、糖尿病、高脂血症、脑动脉硬化和 TIA 病史;

2.常在安静或睡眠中急性发病,多在清晨出现一侧肢体无力、肢体麻木、失语等;

3.病情多数小时至数天达到高峰,大面积梗死可伴有意识障碍;

4.多数患者神志清楚,无昏迷;

5.脑脊液压力、常规及生化检查正常;CT 可见低密度梗死区;大面积梗死;脑水肿和占位效应。

(三)脑栓塞的特点

1.常有心瓣膜病、心室纤颤、心肌梗死和大动脉粥样硬化病史;栓子可为脱落的血栓、脂肪滴、空气等;

2.起病急,发病迅速,进展较快;

3.起病后昏迷、抽搐、偏瘫;

4.脑脊液压力偏高或正常,有时可见 RBC;CT 检查与脑血栓形成类似。

(四)脑出血的特点

1.多发生在 40~60 岁的人群,常有高血压病史。

2.常在活动和情绪激动时发病等。起病急,进展快,多在短时间内达到严重程度。

3.先兆:头晕、头痛、呕吐,随即出现意识障碍。有的病人有抽搐和大小便失禁。

4.视网膜出血时可伴有视物模糊。

5.血性脑脊液,脑脊液压力升高。

6.内囊出血:出血灶对侧偏瘫,偏身感觉障碍,偏盲。有的还有失语,病人常常头和眼转向病灶一侧,呈"凝视病灶"状态。头痛、颈强直、脑脊液血性。

7.小脑出血:枕部痛、眩晕、呕吐为早期症状,昏迷多见。两眼凝视病灶对侧,眼球震颤,共济失调。

8.脑干出血:死亡率极高,出血 10 ml 以上死亡率 100%。立见昏迷,瞳孔改变,对光反应迟钝,交叉瘫或四肢瘫,双侧面神经麻痹。有时高热、呼吸不规则。

9.脑室出血:继发性多见。头痛、呕吐、脑膜刺激征阳性。重者昏迷,去大脑强直,四肢软瘫,高热,呼吸不规则,血压不稳,脉无力(见图 1-7-11)。

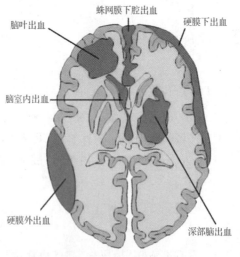

图 1-7-11 常见脑出血

(五)蛛网膜下腔出血的特点

1.多见于青中年人。病因以动脉瘤或脑血管畸形为主。

2.常突然起病,出现剧烈头痛、呕吐,伴有或者不伴有意识障碍。

3.脑膜刺激征,可有轻度偏瘫和锥体束征。眼底玻璃体下可见片状出血。

4.脑脊液血性,压力增高。CT 可见高密度出血征象。

5.数字减影血管造影(DSA)、CTA、MRA 检查可见动脉瘤和血管畸形。

二、急救与处理

(一)脑梗死

急救的目的是增进缺血区的血液供应和氧的利用,减轻脑软化的发生。

1.抗凝、抗血小板治疗:可立即口服或嚼服阿司匹林 0.3 g。有血液病、溃疡病、肝肾功能不全者禁用。

2.溶栓治疗:有条件的可在发病 3～6 h 之内送医院行溶栓治疗。

3.防止脑水肿:甘露醇、速尿(呋塞米)分用或合用以减轻脑水肿。

4.调控血压:在高血压治疗过程中要非常小心,缺血性脑卒中后血压升高通常不需紧急处理,病后 24～48 h 收缩压高于 220 mmHg、舒张压高于 120 mmHg 或平均动脉压高于 130 mmHg 时可用降压药,如卡托普利 6.25～12.5 mg 含服,切忌过度降压使脑灌注压降低,导致脑缺血加剧。

5.扩血管治疗:可口服钙通道拮抗剂,如尼莫通。

6.注意生命体征的监测:对于病情危重者,同脑出血一样注意生命体征的监测和呼吸道的管理。

(二)脑出血

治疗的关键是降低颅内压,减轻脑水肿,防止脑疝形成。

1.关于搬动:保持安静,避免不必要的搬动。必须搬动时,应注意在搬动过程中尽量平稳,避免震动,切勿使颈部弯曲过大,保持头、躯干呈一直线。

2.监测生命体征:包括意识、瞳孔、呼吸、脉搏、血压、体温等。

3.保持呼吸道通畅:随时吸痰或清除呕吐物,适当给氧。

4.控制脑水肿、降低颅内压:用 20％甘露醇 250 ml 快速静脉滴注,每日 1～4 次,速尿 20～40 mg 肌肉或静脉注射,每日 1～4 次。

5.控制血压:根据病情选用作用温和、副作用小的降压药物。急性期降压要谨慎,不应降得过低,舒张压降至 100 mmHg 水平是合理的,但需非常小心,防止个体对降压药异常敏感,急性期后可常规用药控制血压。

6.防治并发症:防治继发感染和胃出血,必要时加用抗生素和抑酸剂。

7.重症者必须立即无线电咨询和外送。

(三)蛛网膜下腔出血

1.保持安静,绝对卧床,床头稍抬高,避免头部运动和用力,用润肠药或缓泻剂保持大便通畅。

2.应用足量的止痛和镇静剂,缓解剧烈头痛,预防癫痫发作而引起再出血。

3.用止血药防止再出血,常用6-氨基己酸,首次30 g加入10％葡萄糖溶液1 000 ml中24 h静脉滴注,以后每天24 g,持续3～7天,逐渐减量至每天8 g,维持2～3周。

4.降颅压治疗:用甘露醇、甘油果糖等降低颅压。

5.有条件时转送医院手术治疗。

第九节 ◤ 上消化道大出血

上消化道大出血一般是指在数小时之内失血量超过1 000 ml或者达到自身循环血量20％的屈氏韧带(十二指肠悬韧带)以上消化道的出血,包括食管、胃、十二指肠和胰、胆病变引起的出血。其临床表现为呕血和(或)黑便,常由于全身血容量下降引起急性周围循环衰竭。

上消化道大出血的病因较为复杂,临床上常以消化性溃疡、肝硬化及急性胃黏膜病变最为常见。

一、临床特点

1.呕血与黑便。为上消化道出血的特征性表现。大出血的部位在幽门以上者,常以呕血为主,继之出现黑便;如出血部位在幽门以下者,主要以黑便为主,可伴有少量呕血。呕出的血液多呈咖啡色或棕褐色,出血量过大,多呈红色或伴有血块。黑便呈柏油样,黏稠而发亮,当出血量大时,多呈暗红色,甚至为鲜红色。

2.周围循环衰竭。表现为头晕、心悸、出汗、恶心、口渴,常可在排便过程中或排便后晕厥倒地。检查身体多见面色、口唇苍白,血压下降,心率加快,脉搏细速等。

3.发热。多数患者在休克被控制后可出现低热,一般不超过38 ℃,持续3～5天。

4.出血量的估计。胃内血液蓄积量达250～300 ml时可引起呕血,肠道内积血达50～100 ml以上时可出现黑便。如果患者由平卧位改为坐位时出现血压下降(下降幅度超过15～20 mm Hg)、心跳加快(上升幅度大于10次/min),常提示血容量明显不足,并为紧急输血的指征(见图1-7-12)。

二、急救与处理

1.一般急救措施

患者应卧床休息,保持呼吸道通畅,避免呕血时血液吸入引起窒息,必要时吸氧。活动性出血期间禁食。

2.迅速补充血容量

尽快用大号针头建立一条或多条静脉通路进行补液,输液开始要快,可用生理盐水、林格

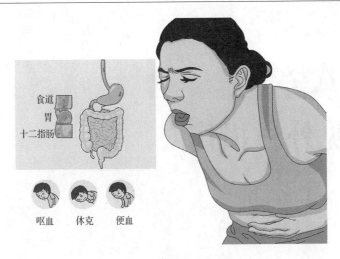

图 1-7-12　上消化道出现的症状

氏液、右旋糖酐或其他血浆代用品尽量补充血容量,必要时转院输血。

3.积极实施止血措施

①局部药物治疗:将去甲肾上腺素 8 mg 加入 4 ℃生理盐水 100 ml 中,每 1～2 h 口服 30～50 ml,出血控制后延长为 4～6 h 一次,不能自行口服的患者采用胃管内灌注,出血停止 12 h 后停用。因该配制液在碱性环境中可迅速被破坏,故不宜用于肠道出血。另外可用凝血酶 4 000～10 000 u 于 50～100 ml 生理盐水或牛奶、豆汁中口服,每 1～2 h 口服一次,出血控制后减量并延长给药时间,出血停止后停用。②垂体加压素 40 u 加入 5％葡萄糖液 250～500 ml,以 0.2～0.4 u/min 速度静脉滴注,出血控制后以 0.1 u/min 维持用药,不宜超过 12 h。为减少此药的不良反应,可同时舌下含服硝酸甘油 0.6 mg,每 30 min 一次。冠心病患者禁忌使用血管升压素。

4.注射保护胃黏膜及抑制胃酸分泌的药物

主要用于消化性溃疡或胃黏膜糜烂引起的大出血。①甲氰咪胍(西咪替丁):600 mg 加入 5％葡萄糖 500 ml 中持续静脉滴注;②雷尼替丁:50 mg 用液体稀释后静脉缓慢注射,6～12 h 一次;或以 150～300 mg 加入液体中持续静脉滴注;③奥美拉唑(洛赛克):每次 40 mg,每 12 h 一次静脉推注或滴注。

5.积极设法转送医院救治

转送中注意患者体位,防止发生误吸窒息。

第八章
常见外科损伤

第一节 ⬖ 颅脑损伤

外伤中,颅脑损伤占有相当比例,严重的颅脑损伤的死亡率高达70%~80%,应予以重视。常见的颅脑损伤有:头皮损伤、颅骨骨折、脑震荡、脑挫裂伤和颅内血肿等。

一、临床表现

1.头皮损伤

头皮损伤伤处出血或肿胀,当有头皮撕脱时可见颅骨外露。

2.颅骨骨折

头部外伤后,伤口出血,头皮上有局部肿胀或凹陷(见图1-8-1),视觉、听觉、嗅觉发生障碍,耳或鼻流血或清亮的液体,前颅凹骨折表现为鼻出血,并混有脑脊液,合并嗅觉丧失、眼结膜下出血及水肿;中颅凹骨折时,多引起耳出血,并混有脑脊液,同时可有一侧面神经麻痹及外展神经麻痹;后颅凹骨折症状多不明显。眼球出血和眼眶青紫形成特有的熊猫眼征(见图1-8-2),严重者头面部可变形。

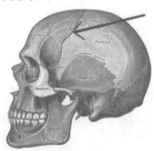

图1-8-1 颅骨骨折

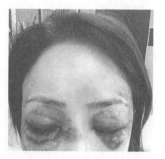

图1-8-2 熊猫眼征

3.脑震荡

脑震荡为脑损伤中最轻的一种,是中枢神经系统暂时功能紊乱,无明显解剖病理改变。主要表现为一时性意识丧失,短则几秒,最多不超过 30 min,清醒后,短时间内反应迟钝,逆行性遗忘,有头痛、恶心、呕吐、心悸、出汗等。

4.脑挫裂伤

脑挫裂伤后短暂意识丧失(意识丧失程度与时间与脑挫裂伤的程度、范围直接相关,绝大多数在半小时以上),醒后头痛、眩晕或恶心、呕吐。严重者出现昏迷,呼吸、脉搏、血压发生改变,以及受损脑组织的相应神经症状。可出现偏瘫、伤侧瞳孔散大、对光反射消失等。

5.颅内血肿

颅内血肿可分为硬膜外、硬膜下和脑内血肿三种(见图 1-8-3)。损伤后,颅内出血,血液集聚而压迫脑组织,引起一系列病理变化。主要表现为伤后的再昏迷史,即伤后由于脑震荡或轻度脑挫伤,最初昏迷时间很短,中间清醒后,而血肿的形成又不太迅速,则在最初的昏迷与血肿引起脑疝的昏迷(再昏迷)有一段清醒期;患侧瞳孔散大,对侧肢体瘫痪;此外,还有头痛、反复呕吐、烦躁不安或淡漠、嗜睡、遗尿等。

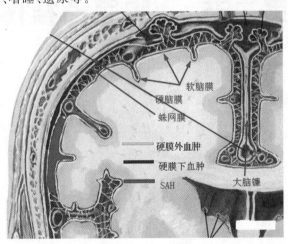

软脑膜
硬脑膜
蛛网膜
硬膜外血肿
硬膜下血肿
SAH
大脑镰

图 1-8-3　颅内血肿

二、现场急救的措施

现场急救的目的是挽救生命,为医院的抢救和治疗创造条件。

1.保持呼吸道通畅。及时清除口咽部分泌物和血凝块等异物,昏迷、舌后坠者应将舌牵出或放入口咽通气管,保持呼吸道通畅,呕吐时将头偏向一侧以免误吸。

2.挽救生命。对发生呼吸、心搏骤停的患者,应在现场立即实施 CPR,开放气道应采用托颌法,而不是仰头抬颌法,以免损伤脊髓。

3.止血包扎。头皮血管即指压止血和加压包扎止血;如有脑组织膨出,应用急救包或棉圈围于伤口周围,然后包扎。有头皮撕脱者,复位后包扎。全面了解伤者是否有复合伤。

4.严密观察意识、瞳孔、血压、脉搏、呼吸、肢体活动及各种反射(睫毛反射、吞咽反射等)情况,并做好记录及必要的处理。根据病员血压、脉搏、面色、皮温判断休克程度,给予补液、血管活性药抗休克治疗。

5.降颅压:①吸氧。重型颅脑损伤缺氧严重,可加重脑水肿,有条件时应立即给氧气吸入。②输入 20%甘露醇溶液降颅内压。

6.保持病人安静,头部升高 15°有利于头部静脉回流,对脑水肿的治疗有帮助,避免擤鼻、咳嗽、打喷嚏。耳鼻出血或流液时不堵、不冲洗,只用干净布类覆盖,防止感染。

注意:头部损伤的病人多有一时性意识丧失,清醒后,如无临床症状,为安全起见,仍应观察 2~3 h。如有严重头痛、呕吐或嗜睡等情况,应再送医院检查。

7.紧急与海上救护中心联系,必要时就近上岸治疗,对颅脑损伤的病人,关键要防止因颅高压导致脑疝。应尽早行颅脑 CT 检查,判断是否有颅内出血、脑挫裂伤及脑组织受压情况。必要时行开颅血肿清除和(或)减压术。

第二节 胸腹部损伤

一、胸部损伤

(一)肋骨骨折

1.临床表现

胸部受到挤压、碰撞时易发生肋骨骨折,病人感到骨折处疼痛,咳嗽、深呼吸时疼痛加剧。第 4~7 根肋骨长而薄,最易折断。现场检查时可用双手放于伤者胸廓前后方或两侧,轻轻地挤压(不宜反复挤压),骨折处有剧痛即为胸廓挤压试验阳性,可疑为骨折。若为多根多处肋骨骨折可见胸壁畸形,常称"浮动胸"及反常呼吸运动,即吸气时,正常人的胸廓抬起,浮动胸病人的胸壁则内陷;呼气时正常人的胸廓内陷,浮动胸病人的胸壁则抬起(见图 1-8-4)。

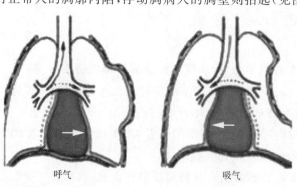

呼气　　　　　吸气

图 1-8-4　胸壁软化区的反常呼吸运动

2.现场急救

(1)单纯骨折(无并发气胸)。局部用多层干净布、毛巾等覆盖后,用布条、绷带或宽胶布于病人深吸气后屏气时,紧贴于胸壁加压包扎(见图1-8-5),多发性骨折用宽布加压包扎。可酌情使用镇痛剂。病情较重经上述处置后应尽快送达医院,有气胸时,按气胸紧急处理后速送医院。

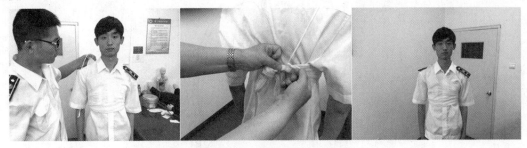

图1-8-5　肋骨骨折固定法

(2)搬运时严密观察病人呼吸节律、频率及深度的改变。用宽胶布固定病人侧胸部,并用保护带固定病人,防止肋骨断端刺伤肺组织,使病人再次受伤。注意在搬运合并颈椎外伤者时应使用颈托,合并胸腰椎骨折者使用硬板担架,合并四肢骨折先夹板固定后再行搬运。

(二)气胸

正常人的胸膜腔(胸壁内面与肺表面之间的一个封闭的腔隙)无气体,腔内的压力,不论吸气还是呼气,总是低于外界大气压,呈负压,这种负压有利于呼吸。在胸部损伤时,空气经胸壁、肺或支气管的创口进入胸膜腔,即形成气胸(见图1-8-6)。

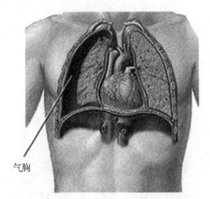

气胸

图1-8-6　气胸

自发性气胸是指无创伤,自行发生的气体进入胸膜腔,如先天性肺尖小气肿破裂,还有相当一部分患者无明显诱因,无肺部疾病,这种情况称为特发性气胸,常见于青年男性。

1.气胸的分类

气胸分为闭合性、开放性和张力性三种。

(1)闭合性气胸。多为肋骨骨折时,骨折的断端刺破肺,使空气进入胸膜腔,在胸膜腔内的积气达到一定量时,反过来压迫肺的裂口使之封闭,不再漏气。

(2)开放性气胸。多为锐器致胸壁形成伤口,成为胸膜腔与外界相通的开口,致空气可自由地出入胸膜腔内。伤侧肺完全萎缩,纵隔向健侧移位,呼吸气时两侧胸膜腔压力不均衡出现周期性变化,吸气时,纵隔移向健侧,呼气时,纵隔移向伤侧,这种反常运动称为纵隔扑动,结果造成严重缺氧(见图1-8-7)。

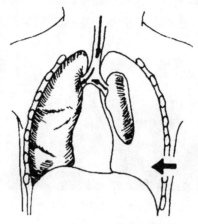

图 1-8-7　开放性气胸

(3)张力性气胸,又称高压性气胸。常见于肺或支气管破裂,裂口与胸膜腔相通,且形成活瓣。在吸气时空气从裂口进入胸膜腔内,而呼气时活瓣关闭,不能让腔内空气回到气道排出,至胸膜腔内空气不断增多,压力不断升高,压迫伤侧肺使之萎陷,并将纵隔推向健侧,挤压健侧肺,产生呼吸循环功能严重障碍(见图1-8-8)。

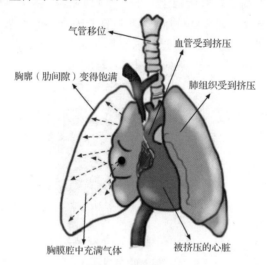

气管移位　　血管受到挤压

胸廓(肋间隙)变得饱满　　肺组织受到挤压

胸膜腔中充满气体　　被挤压的心脏

图 1-8-8　张力性气胸

2.现场处理

(1)给氧:给予气胸患者吸氧可促进其胸腔内积气的吸收,肺容积压缩20%,无明显症状者的自发性气胸可单纯吸氧治疗。

(2)开放性气胸:立即用纱布或其他清洁布类堵塞伤口,绷带或胶布加压包扎,使开放性气胸成为闭合性气胸,有条件的可穿刺抽气减压后,立即就近送达医院做进一步处理。

(3)张力性气胸:伤侧锁骨中线第二肋间插入一粗针头到胸膜腔将气排出减压,火速送医院急救。

不同气胸的症状与现场急救处理措施如表 1-8-1 所示。

表 1-8-1　不同气胸的症状与现场急救处理

分类	症状	现场急救措施
闭合性	少量空气进入胸膜腔,症状不明显。大量空气进入时,有胸闷、胸痛、气促	少量气胸(肺萎陷 20%)无需治疗,可单纯吸氧,可自愈。大量气胸需送医院行穿刺抽气或行闭式引流
开放性	呼吸困难、急促,如伤口直通胸膜腔,呼吸时有气体出入的"卟卟"声	立即用纱布或其他清洁布类堵塞伤口,绷带或胶布加压包扎,使开放性气胸成为闭合性
张力性	伤侧胸部胀满,肋骨间隔加大,呼吸幅度减低,在面、颈、胸廓等处有广泛的皮下气肿,呼吸极度困难,病人取坐位,会烦躁不安,昏迷等	持续闭式引流,紧急时可在伤侧锁骨中线第二肋间插入一粗针头到胸膜腔将气排出后,火速送医院急救

二、腹部损伤

腹部的损伤较多见,如果有伤口,有外出血,容易引起注意。但遇到跌倒、殴打等导致的没有伤口的腹部伤,却易被人们忽视,如延误诊治,可能导致死亡。

(一)临床表现

1.腹痛和呕吐:发生内出血(血液流入腹腔或胃肠道称为内出血)或胃肠穿孔,血液和胃肠内容物流入腹腔,刺激腹膜而引起腹痛。腹痛程度随刺激的轻重而有所不同,内出血的刺激轻,腹痛程度也轻;胃肠内容物的刺激重,腹痛也重。疼痛从受伤局部开始,逐渐扩大,甚至达到整个腹部。

2.面色苍白、神情淡漠、脉率快甚至休克:腹腔内肝、脾破裂,都会有大量的出血。刀刺伤、枪弹伤等伤及腹内器官和腹壁时,既有内出血也有外出血。病人失血多,会出现面色苍白、脉搏快、神情淡漠等症状,失血量达到全身血容量的 1/5 时,就会发生出血性休克。

(二)现场急救

1.因伤后病情复杂,病人多需手术止血或修补穿孔等,故在伤后应禁食禁水,紧急送医院治疗。

2.观察病人生命体征的变化,如有呼吸心搏骤停应立刻行 CPR,控制明显的外出血,处理对生命威胁最大的损伤如气胸、颅脑损伤、骨折等合并伤,控制休克。

3.腹部有内脏脱出时,不要立即回纳入腹腔,以免加重感染,可用无菌或清洁敷料覆盖后,扣上清洁碗,以保护脱出的内脏,然后包扎固定转送。腹腔实质性脏器损伤(肝、脾破裂)常可发生威胁生命的大出血,应争取早期、快速手术。

第三节 脊柱、四肢骨折

一、概述

骨的完整性遭到破坏,称为骨折。根据骨断裂的性质,可分为完全性骨折、不完全性骨折和粉碎性骨折;根据骨折断端是否与外界相通,可分为闭合性骨折(骨折端不与外界相通)、开放性骨折(骨折锐端穿破皮肤,直接与外界相通)。开放性骨折容易感染,发生骨髓炎或败血症。

(一)骨折的表现

1.疼痛与压痛

骨折处均有疼痛,在移动躯体时,疼痛加剧;触诊时,骨折处有局限性压痛。

2.局部肿胀与瘀斑

骨折后,骨髓、骨膜及周围软组织内的血管破裂出血,导致局部肿胀。表浅部位的骨折由于血红蛋白的分解,1～2日后,可出现皮下瘀斑。

3.功能障碍

骨折后,由于肢体内部支架的断裂和疼痛,使肢体丧失部分或全部功能。

4.畸形

骨折端移位后,局部出现形状改变(见图1-8-9)。

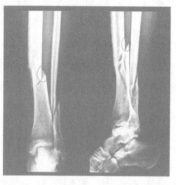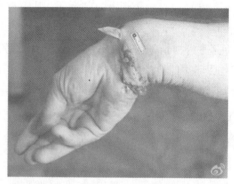

图 1-8-9　骨折的畸形与反常活动

5.反常活动

反常活动为在肢体没有关节的部位,骨折后出现不正常的活动。

6.骨擦音

当骨折端互相摩擦时,可听到骨擦音。当然,如果是开放性骨折,则一目了然。对于骨折伤员,不仅要注意有关骨折的情况,还应注意有无其他脏器的损伤,以免延误伤情。当遇到出现休克状态的骨折伤员时,除骨折本身外,还应考虑内出血、内脏破裂和颅脑损伤,并及时做相应处理。

(二)骨折临时固定

发生骨折,要做临时固定后,再转送医院;否则,会造成更大的损伤,增加病人的痛苦。发生骨折最多的部位是四肢,骨折固定的原则、注意事项见第五章第三节。

(三)伤后康复训练

骨折一经医生治疗(整复、固定),即应在整个治疗过程中,进行功能锻炼活动,实行固定和活动相结合的治疗。

1.骨折后1周内,局部练习应以患肢肌肉主动收缩运动为主,骨折上下关节暂不能活动。

2.骨折后2～3周内,局部练习应以伤肢上下关节自动伸、屈运动为主。根据骨折的稳定程度,活动强度和范围在医务人员的指导下逐渐缓慢增加。

3.骨折部位基本达到临床愈合,固定已拆去,练习应以伤肢上下关节自动向各方向运动为主,并逐步开始负重练习。

患者在完全骨性愈合后,方能参加正常活动或体育训练。骨性愈合的标志是局部无压痛和震痛;固定拆除后,进行功能练习,未出现异常情况;X射线检查骨折线基本消除等。

二、脊柱骨折

(一)脊柱骨折的表现

病人伤后背腰部的脊椎有压痛、肿胀或有隆起、畸形,双下肢有麻木,活动无力或不能行走。

(二)现场急救处理

1.受伤的脊柱部位不准随便活动和施加外力,包括屈伸、旋转、捏、揉、压、砸、扳、搬等,以免加重损伤。

2.疑似颈椎骨折时,病人头部固定于伤后位置,不屈不伸不旋转,用衣物、枕头、沙袋、卷叠的衣服等挤在头颈两侧,使之固定不能乱动。搬运时,要小心谨慎,如搬运不当,有引起脊髓压迫的危险,可发生四肢或躯干的高位截瘫,甚至影响呼吸,造成死亡。对高位截瘫的病人要保持呼吸道通畅和有效呼吸,并注意其他部位的合并伤。

3.疑胸腰椎骨折时,绝对不能使病人弯腰、屈背,以防脊髓受损伤。无论是胸椎骨折还是腰椎骨折,病人都要平卧在硬板床上,身体两侧用衣物、枕头等塞紧,固定脊柱在正直位。

4.搬动病人尽量用平板担架,常用3人搬运,1人托双下肢,1人托胸腰部,1人固定头颈部,在同一侧同时将病人平移至硬板担架上。尽量保持原体位或以病人自身痛苦感受相对轻的姿势。对颈椎损伤的病人,先用颈托外固定,而后再平直移至硬担架上,严禁随便强行搬动头部。若无颈托,可用沙袋或折好的衣物放在颈的两侧加以固定。

5.伤势很重或伤情十分复杂的病人:也可以让病人就地平躺,不要搬动,在呼吸道通畅等保证生命的前提下,火速电话通知海上救护中心救送及治疗。在转送病人的途中,注意保持病人脊柱平直和肢体位置不变。对于烦躁不安的病人可采用病人与担架捆绑在一起的"捆绑式"固定方法。特别是颈椎骨折病人,应固定好颈部,防止行车过程中因震动造成骨折移动,刺激其颈髓而造成呼吸抑制。加强途中监护,观察病人脸部表情变化,若病人清醒,可反复直呼其名,询问有何不适,以了解伤情,发现问题,应及时处理。

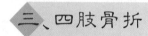

三、四肢骨折

(一)四肢骨折的表现

外伤后局部肿胀、疼痛、肢体不能随意活动(功能障碍)或畸形。检查时出现纵向叩击痛或骨擦音(两骨折断端相互摩擦时发出的声音)时,可考虑为发生骨折。

(二)现场急救处理

1.止血

一般出血用加压包扎,当有大动脉出血时则用止血带止血,无止血带时可用布条、绳子等代替。

2.开放性骨折的处理

开放性骨折的断端如果刺出皮肉外,不要将其放回伤口内。因为断端接触到外界,可能被细菌污染,不做清洗、消毒处理就将其直接放回伤口内,可能加重伤口内的污染。因此,只要用清洁布类覆盖包扎伤口,外加固定即可。

3.固定

对病人进行固定是为了减轻其疼痛,防止其进一步损伤。固定可以用树棍、木板、竹竿、硬纸板、硬塑料片等代替,一般应超过上、下两个关节。比如前臂骨折,应同时固定肘关节和腕关节。

4.几种骨折固定法

(1)锁骨骨折的固定法。用绷带在肩背做横"8"字形固定,腋下夹垫。先于两侧腋下各安置一个较大的圆柱垫,用宽绷带从患肩前部经上背部及对侧腋下,绕过健侧肩前部,从背后返回患侧腋下,再绕过患侧肩前部,如此反复5～7层。然后用宽10 cm的胶布长条,按上述途径拉紧粘贴,加强固定(见图1-8-10)。

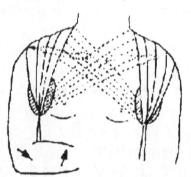
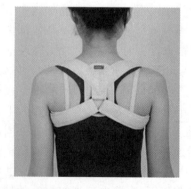

图1-8-10　锁骨骨折横"8"字形固定法

（2）肱骨骨折固定法。用2块夹板置于上臂内、外侧,3～4道布带捆扎固定后用三角巾或布条将其悬吊于胸前(见图1-8-11)。

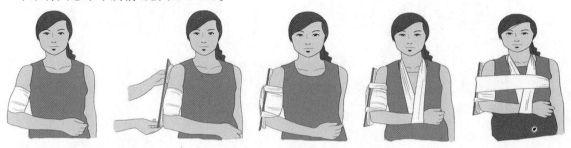

图 1-8-11　肱骨骨折固定法

（3）前臂骨折固定法。肘关节屈成直角,拇指朝上。前臂前后布置夹板,板长从肘到掌,用两条带子固定,一条在骨折处上端绕两圈作结,一条在手腕处作"8"字形捆扎,在背侧作结。再用大三角巾托起前臂(见图1-8-12)。

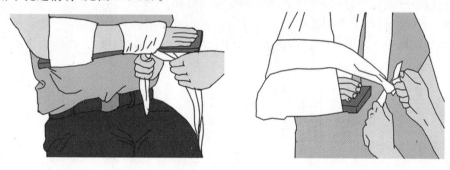

图 1-8-12　前臂骨折固定法

（4）指骨骨折固定法。把压舌板放在指的掌侧,然后用胶布固定。

（5）股骨骨折固定法。用一块从足跟到腋下的长木板放于伤腿外侧,另一块从大腿根部到膝下的夹板于伤肢内侧,然后多道布带捆扎固定(见图1-8-13)。

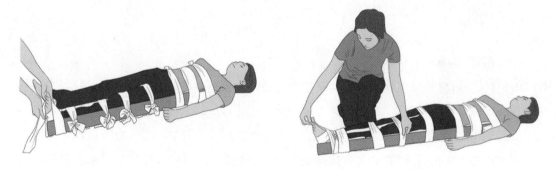

图 1-8-13　股骨骨折固定法

（6）小腿骨折固定法。取两块从足跟到大腿的夹板,放在肢体的内侧、外侧(如只有一块夹板,可放在小腿后面托住骨折),足与小腿成直角,然后多道布带捆扎固定。在无固定材料的情况下,可将伤肢同健肢捆扎在一起(见图1-8-14)。

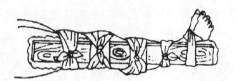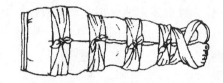

图 1-8-14 小腿骨折固定法

（7）足部骨折。脱鞋，在小腿下面，自膝至足跟放一个垫好棉花的直角形夹板。再以三条带子固定膝下、踝及足部。

5.断肢的处理

完全离断的指（肢）体，除非污染严重，一般无须冲洗，应使用无菌或清洁的布料、毛巾等物品包裹。如现场距离医院较远，可用干燥冷藏法保存，即先用无菌或清洁布类包裹断指（肢）。放入塑料袋中，再放入保温桶等加盖的容器内，其外围放置冰块保存。

注意：一是断指（肢）不能与冰块直接接触，以防冻伤；二是不要把断指（肢）泡入酒精或盐水中；三是没条件低温保存时，仅用清洁物包裹速送即可。

一般断指（肢）再植手术距外伤的时间，以 6～8 小时为限。若外伤后，早期即开始冷藏保存，可适当延长时限。在断指（肢）的急救处理中，很好地保存断指（肢）是再植能否成功的重要保证。

第四节 关节脱位

关节脱位是关节错位和关节脱臼的总称。按脱位的程度可分为完全脱位及不完全脱位两种。前者是关节完全分离，后者是不完全分离。

一、诊断要点

（一）疼痛、肿胀

由于骨端的错位，周围软组织受到牵拉，所以肿胀、疼痛剧烈（尤其是外伤性脱位），脱位复原后疼痛可以立即减轻或消除。

（二）关节运动丧失

当发生关节脱位后，原有的关节运动就丧失了。如肩关节脱位，肱骨头原来在关节腔内，脱位后到了关节腔外，而关节周围的软组织亦随之受到了不应有的牵拉，因此关节运动就丧失了，上肢常弹性固定在半屈曲状态。

（三）关节出现畸形

一般在局部可以触摸到脱位的骨端，因为脱位后骨端离开了关节腔，所以关节下陷，肢体的相对长度发生了改变。

二、急救治疗

关节脱位后,最有效的抢救办法是及时而准确地将其复位。如延误过久,可造成复位困难或失败,并由此引起关节僵硬、功能丧失等不良后果。如是一般的脱位,救护人员能够复位,可以在现场进行。复位原则是放松局部肌肉,按受伤时作用力的相反方向缓缓牵引,等到关节松动再旋转、推送,注意用力不要过猛。如复位失败可略改变一下用力的方向,或仔细地回顾一下,找出影响因素再行复位。一旦复位成功,可起到立竿见影的效果。因此要求救护者掌握几种简单的复位方法以备急用。常见关节脱位的复位方法如下。

(一)下颌关节脱位

1.症状

伤员上下牙齿对合不齐,嚼肌紧张,下颌前移。

2.复位方法

伤员正坐,头略低。救护人员先将双手拇指缠绕纱布数层,放在伤员的两侧下臼齿上,拇指下压两侧臼齿,其余四指握下颌弓,当感觉关节松动时,即将下巴向后上方推送。待听到滑动声响,表示已经复位,速将拇指抽出,以免因咬肌反射性收缩而被咬伤。复位后,伤员上下牙齿能对齐,可以自由张嘴,但需注意,在一个月内要避免张口超过 1 cm(见图 1-8-15)。

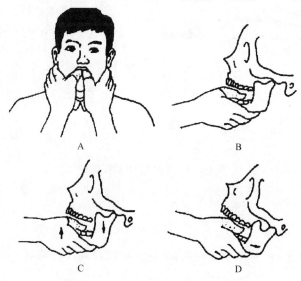

图 1-8-15　下颌关节脱位口内复位动作

(二)肩关节脱位

1.症状

典型症状是扁方肩,肩峰下有一凹陷,而且还可以摸到锁骨下的肱骨头(前脱位)。患侧肘部不能贴胸去摸另一侧肩,常见的有下脱位和前脱位两种类型(见图 1-8-16)。

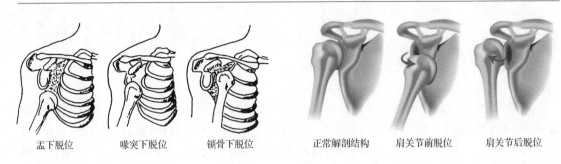

盂下脱位　　喙突下脱位　　锁骨下脱位　　　　正常解剖结构　　肩关节前脱位　　肩关节后脱位

图 1-8-16　肩关节脱位

2.复位方法

脱位后可用拔伸足蹬法复位。方法如下:病人仰卧于床上,术者立于伤侧,两手握住患腕部,并以足(右侧脱位用右足,左侧脱位用左足)伸入腋窝内,在肩外旋、稍外展位置,沿伤臂纵轴方向缓缓而方肩有力地牵引,继而徐徐内收、内旋,利用足跟为支点的杠杆作用,将肱骨头挤入关节盂内,当有回纳的感觉时,即告复位成功。在足蹬时不可用暴力,以免引起腋窝的血管神经损伤。复位后疼痛立即减轻,病人方肩变圆肩,患侧肘可以贴近胸壁,手可以摸到健侧肩头。复位后,要做短时间固定,限制活动一个月(见图 1-8-17)。

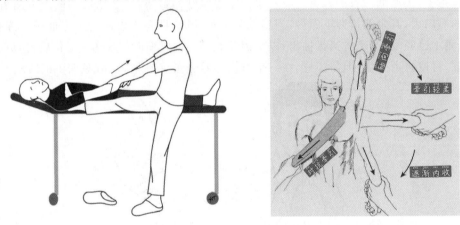

图 1-8-17　肩关节脱位复位方法

(三)肘关节脱位

1.症状

脱位后,肘关节肿胀,前臂呈 150°屈曲位,肘后可以摸到尺骨鹰嘴。

2.复位方法

救护人员可用一只手握住伤员的前臂,使其手心向上慢慢牵引,在保持牵引的情况下,另一手下压肘部并屈曲肘关节,当听到滑动的复位音时,表示已经复位。复位后,疼痛立即减轻,肘部畸形消失。在救护者保护下患肘可以勉强屈伸活动。可用三角巾将患肘屈肘 95°～100°悬吊胸前,限制病人活动两周,病人局部可以外涂跌打伤药,或外涂红花油配合治疗。

三、注意事项

1.关节复位结束后一定要检查畸形是否消失,功能是否恢复,弹性固定现象是否还存在。如果这三项体征仍然存在,就说明复位失败,应另行复位。

2.在复位时,要"求顺莫逆",就是说在用力时,要做到轻巧适当,当复位失败时,要考虑调换一下用力的方向和牵引的角度,重新试行复位,直至成功。

3.复位后要限制活动2～4周,然后适当进行功能锻炼,经常在关节周围按摩,防止关节僵缩。

4.手法不能早期复位者,则需及时与海上救护中心联系,必要时就近上岸治疗。

第五节 软组织损伤

一、开放性软组织损伤

开放性软组织损伤是由于外界的各种暴力作用于人体,使皮肤、黏膜等软组织裂开,深部组织与外界相通,在创腔内有异物存留,易造成感染。

(一)擦伤

擦伤是由于皮肤受强力摩擦所致,皮肤组织被擦破出血,或有组织液渗出。伤口大都浅而脏,损伤面大小不一,且不规则。它是外伤中最轻也是最常见的一种损伤。小面积擦伤可用2%红汞或1%～2%龙胆紫溶液涂抹,不需包扎。大面积擦伤一般用生理盐水冲洗,若擦伤部位有碎石、砂粒或煤渣等物嵌入皮肤,要用消毒的毛刷将污物洗出。创面清洁后,用凡士林纱布敷盖,用绷带包扎。若伤口不深、不大,亦可以用创可贴贴住伤口,经数日后即可愈合。

(二)撕裂伤、刺伤、切割伤

1.小裂伤处理

撕裂伤是因外力的撕扯和钝性打击所致;刺伤是因尖细物件插入软组织所致;切割伤为锐利刃器具切割所致。这三种创伤,皮肤及皮下组织都有不同程度、规则或不规则的裂口。

小裂伤处理应先做清洁消毒处理。用生理盐水棉球蘸干净组织裂隙,再用70%酒精或碘伏消毒外周皮肤,如伤口边缘整齐,伤口不在关节处,可用蝶形胶布将伤口拉拢固定,再在皮肤上涂碘伏,再用敷料包扎。一周内每日涂一次,10日左右除去胶布,仅有皮肤裂口,也可以用创可贴,但应注意皮肤的消毒。

2.较大伤口处理

伤口较大,出血较多,要慎重处理。首先做清洁处理,用生理盐水清洗消毒伤口,再用70％酒精或碘伏消毒外周皮肤,如能进行清创缝合最好。如有困难,可用消毒敷料填塞覆盖,加压包扎止血,并联系速送医院处理。

(三)特别注意

如同时合并神经和肌腱损伤,应速送医院。伤口深、污染重的患者,必须到医院注射破伤风抗毒素。若损伤较重,有大出血者,须先行止血后,再做上述处理。

二、闭合性软组织损伤

闭合性软组织损伤包括由跌、闪扭、冲撞、碾压等原因造成的肌肉、肌腱、韧带和关节囊的闭合性损伤。

1.症状

伤后局部有明显的疼痛和指压痛,常伴有肿胀、灼热,严重者可出现较重的功能障碍,疼痛初轻后重,一般持续 24 h。疼痛、肿胀的程度因人而异,与淋巴、血液渗出的多少、局部神经损伤的情况及部位有密切关系。

2.处理

肌肉、韧带或关节挫伤后,应局部制动;24 h 内,冷敷和加压包扎,抬高患部,止痛;48 h后,可开始热敷、理疗和按摩;局部肿痛较甚者可外敷跌打散、三七粉等中药,肿胀基本消除后,可拆除固定,开始活动肢体。功能完全恢复后,方可逐步进行正常活动。

3.注意

要排除有无脏器的损伤,如胸部挫伤有无肋骨骨折并发血、气胸;腹部有无腹内脏器的破裂出血;腰背部有无肾挫伤和脊柱骨折等,如有脏器损伤应及时确诊处理。

第九章
环境及理化因素损伤的急救

第一节 溺水

淹溺又称溺水,是由于大量的水灌入呼吸道和肺内,或冷水刺激引起喉痉挛,造成窒息或缺氧,若不及时救治,4～6 min 即可造成呼吸、心搏骤停死亡。因此,遇到溺水时,必须争分夺秒地进行现场急救,切不可急于送医院而失去宝贵的抢救时机。

发生溺水后,首先是本能地屏气,以避免水进入呼吸道。不久,由于缺氧,不能继续屏气,水随着吸气而进入呼吸道和肺泡,可有两种情况:①湿性淹溺:喉部肌肉松弛吸入大量水分,充塞呼吸道和肺泡发生窒息,约占淹溺者的 90%;②干性淹溺:喉痉挛导致窒息,呼吸道和肺泡很少或无水吸入,约占淹溺者的 10%。

淡水淹溺:淡水较血浆或其他体液渗透压低,属低渗液,进入人体后迅速吸收到血循环,严重病例可引起溶血,出现高钾血症和血红蛋白尿。

海水淹溺:海水含钠量是血浆的 3 倍以上,属高渗液。因此,吸入的海水较淡水在肺泡内停留时间长,不能吸收到血液循环。反而能使血液中的水进入肺泡腔,产生肺水肿。

一、临床症状

根据落水时间长短而轻重不等,常表现为:神志不清、呼吸心跳微弱或停止。一般表现为皮肤黏膜苍白或发绀,面部肿胀,双眼结膜充血,口鼻充满泡沫或泥污、杂草,四肢冰冷,上腹部因胃积水膨隆,寒战。海水淹溺者有口渴感,可伴有头、颈部损伤,常表现出不同程度的低体温。

二、现场急救

缺氧时间和程度是决定淹溺预后最重要的因素。最重要的紧急治疗是尽快对淹溺者进行通气和供给氧气。要尽可能迅速将淹溺者安全地从水中救出。一旦从水中救出,对无反应和无呼吸的淹溺者应立即进行心肺复苏(CPR),除非有明确的受伤证据或溺水发生于潜水、跳水等情况下,一般溺水者颈部受伤的可能性不大,不必常规行颈部固定,以免耽搁开放气道和人工呼吸。

(一)打开气道

人工通气是溺水复苏的首要措施,迅速进行可以增加溺水者的生存机会。人工呼吸在浅水区时就该实施,人工呼吸前应适当清除溺水者口中的泥土和水草等异物,然后让溺水者取头低脚高位,实施海姆立特急救法促使气道内的水分经口鼻流出,速度要快。

(二)心肺复苏

胸外按压前须检查颈动脉搏动,溺水者的动脉搏动往往难以触及,如在 10 s 内未触及动脉搏动,立即按 30:2 的比例进行胸外按压和人工通气。

(三)低体温处理

溺水者多伴有体温过低,应注意保暖。

(四)其他情况处理

多数溺水者心肺复苏过程中会出现呕吐,急救人员应将其头部偏向一侧,随后用手指、纱布将呕吐物清去。如患者可能存在脊髓损伤,搬动时应将患者的头、颈和躯干保持在同一轴面上整体转动。

三、急诊治疗

现场初步救治后及时将患者送往医院进行进一步的评估和监护,采取综合措施支持循环呼吸功能。转运中密切监测生命体征。

(一)补充血容量

维持水、电解质和酸碱平衡。淡水淹溺时,因血液稀释,应适当限制入水量,及时应用脱水剂(甘露醇、呋塞米、白蛋白等)防治脑水肿,并适量补充氯化钠溶液、浓缩血浆和白蛋白;海水淹溺时,由于大量体液渗入肺组织,血容量偏低,需及时补充液体,可用葡萄糖溶液、低分子右旋糖酐、血浆,严格控制氯化钠溶液;注意纠正高钾血症及酸中毒。

(二)吸氧

吸氧可防治脑缺氧损伤。

（三）保暖、复温

对冷水中淹溺者按低体温处理，可采用体外和体内复温措施。

（四）对症治疗

为预防吸入性肺炎的发生，根据情况可连用抗生素 3 天以预防感染。控制抽搐，防止急性肾功能不全的发生等。

第二节 中暑

中暑是在高温、高湿度和通风不良的情况下，使人体内大量失水、失盐而出现代谢紊乱所致的一种急症。高温环境作业，或在室温较高（>32 ℃）、湿度较大（>60%）、通风不良的环境中长时间强体力劳动，是中暑的致病因素。

一、临床表现

中暑根据临床表现的轻重程度分为三级：先兆中暑、轻症中暑和重症中暑。

（一）先兆中暑

患者在高温环境工作或生活一定时间后，出现口渴、乏力、多汗、头晕、眼花、耳鸣、头痛、恶心、胸闷、心悸、注意力不集中，体温正常或略高。

（二）轻症中暑

先兆中暑加重，出现早期循环功能紊乱，包括面色潮红或苍白、烦躁不安或表情淡漠、恶心呕吐、大汗淋漓、皮肤湿冷、脉搏细数、血压偏低、心率加快、体温轻度升高。

（三）重症中暑

先兆和轻症中暑症状加重，出现高热、痉挛、惊厥、休克、昏迷等症状。重症中暑按表现不同可分为三种类型，也可出现混合型。

1.热痉挛

机体在高温环境下强体力作业或运动，出汗后水和盐分大量丢失，仅补充水或低张液而补盐不及时或继发性低体温，在处理溺水的同时按低温治疗处理，易造成低钠、低氯血症，从而导致骨骼肌痉挛伴疼痛，尤以腓肠肌抽搐为特征，体温一般正常。热痉挛可以是热射病的早期表现。

2.热衰竭

机体对环境不适应引起脱水、电解质紊乱、外周血管扩张，周围循环容量不足而发生虚脱。多发生于老人、儿童以及体弱者，是常见类型。可表现为头晕、眩晕、头痛、恶心、呕吐、脸色苍白、皮肤湿冷、大汗淋漓、呼吸增快、脉搏细数、心律失常、晕厥、肌痉挛、血压下降甚至休克，但中枢神经系统损害不明显,其中病情轻而短暂者也称为热昏厥,可发展成为热射病(见图 1-9-1)。

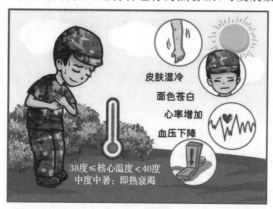

图 1-9-1　热衰竭

3.热射病

热射病又称中暑高热,属于高温综合征,是中暑最严重的类型。在高温、高湿或强烈的太阳照射环境中作业或运动数小时(劳力性),患者在全身乏力、出汗、头晕、头痛、恶心等早期症状的基础上,出现高热、神志障碍、体温高达 40～42 ℃甚至更高。可有皮肤干燥、灼热、谵妄、昏迷、抽搐、呼吸急促、心动过速,严重者出现休克。

二、急救处理

(一)先兆中暑

立即将患者转移到阴凉、通风环境,口服淡盐水或含盐清凉饮料,休息后即可恢复(见图 1-9-2)。

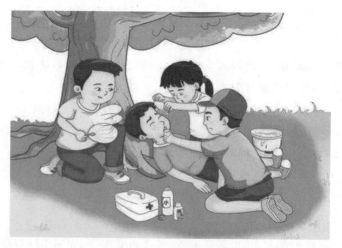

图 1-9-2　先兆中暑的急救

(二)轻症中暑

将患者转移到阴凉、通风环境,口服淡盐水或含盐清凉饮料并休息。对有循环功能紊乱或循环衰竭倾向者,可静脉补充 500 ml 葡萄糖盐水,但滴速不能太快,并加强观察,直至恢复。

(三)重症中暑

1.热痉挛

热痉挛的治疗主要为补充氯化钠,静脉滴注 5% 葡萄糖盐水或生理盐水 1 000～2 000 ml。

2.热衰竭

及时补足血容量,防止血压下降。可用 5% 葡萄糖盐水或生理盐水静脉滴注,可适当补充血浆。

3.热射病

(1)将患者转移到通风良好的低温环境,可使用电风扇、空调。按摩患者四肢及躯干,促进循环散热。监测体温、心电、血压等。

(2)给予吸氧。

(3)降温。降温速度与预后密切相关。体温越高,持续时间越长,组织损害越严重,预后也越差。一般应在 1 h 内使直肠温度降至 37.8～38.9 ℃。

①体外降温(物理降温):将患者转移到通风良好的低温环境,脱去衣服,进行皮肤肌肉按摩,促进散热。头部降温可采用冰帽,或用装满冰块的塑料袋紧贴两侧颈动脉处及双侧腹股沟区。全身降温可使用冰毯、酒精擦浴或用冰水擦拭皮肤。同时应用电风扇、空气调节器。

②体内降温:用冰盐水 200 ml 进行胃或直肠灌洗;也可用冰 5% 葡萄糖盐水 1 000～2 000 ml 静脉滴注,开始时滴速控制在 30～40 滴/min。

③药物降温:一般药物(阿司匹林、对乙酰氨基酚)降温无效。患者出现寒战时可应用氯丙嗪 25～50 mg 加入 500 ml 溶液中静脉输注 1～2 h,用药过程中应进行血压监测。糖皮质激素(地塞米松)有一定的降温、改善机体的反应性、降低颅内压作用。

(4)补钠和补液,维持水、电解质平衡,纠正酸中毒。低血压时应首先及时输液补足血容量,必要时应用升压药(如多巴胺)。

(5)防治脑水肿和抽搐。应用甘露醇、地塞米松。有抽搐发作者,可静脉输注地西泮。

(6)综合与对症治疗。保持呼吸道通畅,肺水肿时可给予呋塞米、糖皮质激素和镇静剂,预防上消化道出血,适当使用抗生素预防感染。

三、预防

1.有慢性心血管、肝肾疾病者不应从事高温作业。暑热季节要改善劳动及工作条件。在高温环境中工作 2～3 周时,应饮用含钾、镁、钙盐的防暑饮料。

2.炎热天气应穿宽松透气的浅色服装,避免穿着紧身绝缘服装,适当补充防暑饮料。一般每日在 2 000 ml 以上。合理安排作息时间,不宜在炎热的中午、强烈日光下工作及活动。

3.中暑恢复后数周内,应避免室外剧烈活动和暴露阳光。

第三节 ◈ 局部冻伤和冻僵

一、局部冻伤

当身体较长时间处于低温和潮湿刺激时,就会使体表的血管发生痉挛,血液流量因此减少,造成组织缺血缺氧,细胞受到损伤,尤其是肢体远端血液循环较差的部位,局部冻伤常发生在身体暴露部位,如足、手、耳和颜面等,其中以足部尤为多见,据统计约占冻伤半数以上。

(一)导致冻伤的主要因素

1.气候因素

寒冷的气候,包括空气的湿度、流速以及天气骤变等。潮湿和风速都可加速身体的散热。

2.局部因素

如鞋袜过紧、长时间站立不动及长时间浸在水中均可使局部血液循环发生障碍,热量减少,导致冻伤。

3.全身因素

如疲劳、虚弱、紧张、饥饿、失血及创伤等均可减弱人体对外界温度变化调节和适应能力,使局部热量减少导致冻伤。

(二)临床表现

局部冻伤按进程可分为反应前期,反应期和反应后期。

1.反应前期(前驱期)

系指冻伤后至复温融化前的一个阶段,其主要临床表现有受冻部位冰凉、苍白、坚硬、感觉麻木或丧失。由于局部处于冻结状态,其损伤范围和程度往往难以判定。

2.反应期(炎症期)

包括复温融化和复温融化后的阶段。冻伤损伤范围和程度,随复温后逐渐明显。损伤在表皮层时,局部皮肤发红、肿胀,主要症状是刺痛、灼痛,一般能在短期内(约1周)痊愈。损伤达真皮层时,有局部充血和水肿,复温后12~24h出现浆液性水疱。疱液多为橙黄色,透明,底呈鲜红色,局部疼痛较剧,但感觉迟钝,对针刺、冷、热感觉消失。干性坏死出现分界线的时间,一般需要1-2个月。从坏死组织的完全脱落,健康肉芽的出现和上皮形成,往往需要2~3个月以上的时间。

3.反应后期(恢复期)

系指表皮层、真皮层冻伤愈合和皮肤全层冻伤坏死组织脱落后,肉芽创面形成的阶段。主要特点:①冻伤皮肤局部发冷,感觉减退或敏感;②对冷敏感,寒冷季节皮肤出现苍白或青紫;③痛觉敏感,肢体不能持重等。

局部冻伤按损伤程度,临床上分为四度。

一度:皮肤浅层冻伤。初起皮肤苍白、继为蓝紫色,以后有红肿、发痒、刺痛和感觉异常(见图 1-9-3)。

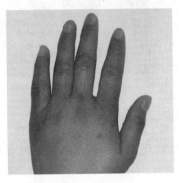

图 1-9-3　一度冻伤

二度:为皮肤全层冻伤。除红肿外,出现水疱,疱破后易感染。如无感染,经 2～3 周后水流干枯成痂(见图 1-9-4)。

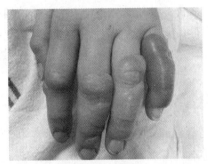

图 1-9-4　二度冻伤

三度:冻伤累及皮肤全层和皮下组织。皮肤由苍白色渐变为蓝色,转而为黑色,感觉消失。坏死组织脱落形成溃疡,易继发感染。愈合后可留疤痕,并可影响功能(见图 1-9-5)。

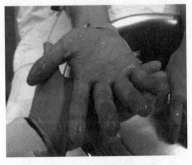

图 1-9-5　三度冻伤

四度：皮肤、皮下组织、肌肉，甚至骨骼均被冻伤。冻伤部位呈暗灰色，边缘可有水肿和水疱，感觉和运动完全丧失。2～3周后坏死组织开始分界清晰，形成干性坏疽，有水肿和继发感染转为湿性坏疽。常后遗有伤残和功能障碍。少数可并发肺炎、心包炎等感染（见图1-9-6）。

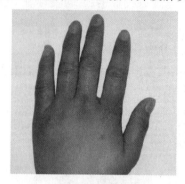

图1-9-6 四度冻伤

（三）急救与处理

基本治疗目标是迅速复温，防止进一步的冷暴露以及恢复血液循环。

1.迅速脱离寒冷环境

搬运过程中应注意保暖，可用毛毯或厚棉被包裹患者身体，以防进一步丢失热量。

2.复温

温水快速复温法是目前救治仍然处于冻结状态局部冻伤的最好方法。具体方法是把受损处浸入38～42℃大量温水中，保持水温至受损处皮肤变红润为止。冻结的衣服鞋袜不易脱掉时，可连同肢体一并浸入温水中，待融化后解脱或剪开。禁拍打、雪搓、火烤等方法复温，以免引起坏死。

3.局部处理

（1）Ⅰ度、Ⅱ度冻伤：局部用2%新霉素霜剂或5%磺胺嘧啶锌软膏涂搽，每日1～2次，用干而软的吸水性敷料做保暖性包扎。

（2）Ⅲ度、Ⅳ度冻伤：先行创面保护，再作清创处理，而后用无菌纱布和棉垫保暖包扎。将患肢略抬高，以利于静脉血液回流。

（3）非冻结性冻伤可以局部涂冻疮膏，应涂厚并每日数次温敷创面，及时换药，用无菌纱布包扎。

二、冻僵

冻僵又称意外低体温，是寒冷环境引起的以神经系统和心血管损害为主要表现的全身性疾病。通常在暴露寒冷环境（−5℃以下）后6小时内发病。船员在冷水或冰水淹溺，长时间暴露于寒冷环境又无充分保暖措施，衣物潮湿，热能不足，易发生冻僵。落入冷水中有些人在数分钟内死亡,有的会生存长达 1 小时,人的生存时间与水温有关系,水温越低,体温下降(冻僵)就越快。在 5 ℃—15 ℃水中大约能生存 55 分钟—6 小时 20 分钟。按病员中心体温(直肠温度)可将体温下降程度分为:①轻度低体温(> 34 ℃);②中度低体温(30—34 ℃);③重度低体温(<30 ℃)。

(一)临床表现

冻僵表现为低体温,易发生在冷水或冰水淹溺。受冻早期可表现为神经兴奋,皮肤血管和毛孔收缩、排汗停止、肌张力增加、出现寒战或肌肉震颤,随着体温继续下降,机体进入代谢和功能抑制状态,寒战停止,心肌收缩力下降,心动过缓,血压下降,意识模糊,知觉与反应迟钝,瞳孔开始散大。严重患者出现昏迷,皮肤苍白或青紫,四肢肌肉和关节僵硬,测不到脉搏和血压,心搏骤停,呼吸停止,瞳孔散大固定。

(二)急救处理

严重低体温(<30 ℃),机体功能显著降低,表现出临床死亡征象。低温时,心脏对药物反应性明显下降,因此低温心搏骤停救治原则是在积极处理低体温的同时进行 CPR。

1.一般处置

救助的重点是保温和积极复温。

保温:将患者移置于温暖环境,除去湿衣服并隔绝冷、热风吹,以防进一步丢失热量。要尽早把患者送到医院,搬动时应保持水平体位、避免动作粗暴。

复温措施:复温速度要求稳定、安全,重度患者复温速度应加快,轻度低体温病员覆盖保暖毯或将患者置于温暖环境;对中、重度冻僵病员通过加热装置(包括热辐射、热水袋、40 ℃—42 ℃温水浴等)进行复温;也可采用加温加湿给氧(42 ℃—46 ℃)、加温静脉输液(43 ℃)等。禁拍打、雪搓、火烤等方法复温,以免引起坏死。

2.心肺复苏

病员还未出现心脏呼吸骤停时,重点处理复温,一旦出现心脏呼吸骤停,CPR 和复温同等重要。人工通气时尽可能给予加温加湿氧气面罩通气。因在现场急救,许多复温措施可能无法进行,应积极进行 CPR,同时将患者转运至具有复温设备和条件的医院救治。

3.注意事项

表现为"死亡"状态的长时间低体温患者,不能轻易评估为死亡。体温恢复至接近正常,但仍然对心肺复苏没有任何反应,才能确定死亡。即对同时存在低体温与心搏骤停的患者,必须在患者体温恢复正常以后才能终止心肺复苏。

4.其他综合措施

包括对低血容量、低血糖、应激性溃疡、肺炎等并发症的处理。

第四节 ▧ 烧烫伤

烧烫伤泛指各种热源、光电、化学腐蚀剂（酸、碱）、放射线等因素所致的人体组织损伤。热源包括热水、热液、热蒸汽、热固体或火焰等。轻微的烧烫伤可以是一般的生活性损伤事件，预后良好。严重的烧烫伤预后严重，需紧急救治。本节所述烧烫伤主要是指高温所致的热烧伤。

一、临床特点

烧伤的组织可能坏死，体液渗出引起组织水肿。小面积浅度烧伤时，体液渗出量有限，通过人体的代偿，不致影响全身有效循环血量。大面积或深度烧伤时，渗出、休克、感染、修复等病理过程和表现较明显，可并发脓毒症和多脏器功能障碍。

二、烧伤面积估算

烧伤面积是指皮肤烧伤区域占人体表面积的百分数。常用中国新九分法和手掌法估算。

中国新九分法：根据中国人实际体表测定所得。估算方法：头颈部 9％（1×9％），双上肢18％（2×9％），躯干（包括会阴）27％（3×9％），双下肢（包括臀部）46％（5×9％ ＋1％）（见图1-9-7）。

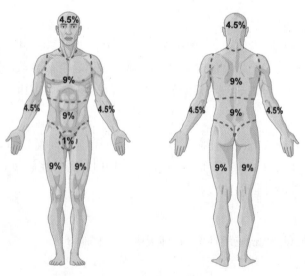

图 1-9-7　中国新九分法

手掌法：不论年龄、性别，将患者五个手指并拢，其手掌面积即估算为1％体表面积。如果医者手掌与患者相近，可用医者手掌估算。小面积烧伤，一般用手掌法估计烧伤面积，大面积烧伤常与中国新九分法联合使用。

三、烧伤深度判断

临床已普遍采用的方法是三度四分法。

(一)Ⅰ度烧伤

Ⅰ度烧伤称红斑性烧伤，仅伤及表皮浅层。

(二)Ⅱ度烧伤

Ⅱ度烧伤又称水疱性烧伤。浅Ⅱ度烧伤：伤及表皮的生发层与真皮乳头层（真皮浅层）；深Ⅱ度烧伤：伤及皮肤真皮层，介于浅Ⅱ度和Ⅲ度之间，深浅不尽一致。

(三)Ⅲ度烧伤

Ⅲ度烧伤又称焦痂性烧伤，是全皮层烧伤甚至达到皮下、肌肉或骨骼。深Ⅱ度或Ⅲ度烧伤愈合较慢并会留下瘢痕，烧伤区的皮肤皱缩、变形，影响功能。烧伤后常常要在治疗过程中，才能区分深Ⅱ度与Ⅲ度烧伤。

四、烧伤伤情分类

对烧伤严重程度，主要根据烧伤面积、深度及是否有并发症进行判断。以下是临床上一直沿用的烧伤伤情分类。

(一)轻度烧伤

轻度烧伤为总面积9％以下的Ⅱ度烧伤。

(二)中度烧伤

中度烧伤为Ⅱ度烧伤、总面积达10％～29％，或Ⅲ度烧伤总面积在9％以下的烧伤。

(三)重度烧伤

重度烧伤为烧伤总面积达30％～49％，Ⅲ度烧伤总面积达10％～19％的烧伤；或烧伤面积虽不是30％，但全身情况较重或已有休克、复合伤、呼吸道吸入性损伤或化学中毒等并发症者。

(四)特重烧伤

特重烧伤为烧伤总面积50％以上；Ⅲ度烧伤总面积在20％以上；已有严重并发症的烧伤。

五、急诊处理

(一)现场急救

1.迅速脱离热源(现场),如火焰烧伤应尽快灭火,脱去烧烫过的衣物。

扑灭火焰的方法:就地翻滚或是跳入水池,互救者可就近用非易燃物品(如棉被、毛毯)覆盖,熄灭身上的火焰。忌奔跑呼叫,以免风助火势伤头、面部和呼吸道。避免双手扑打火焰,造成有重要功能的双手烧伤。脱去烧烫过的衣物。切忌粗暴剥脱;以免造成水疱脱皮。热液浸渍的衣裤,可以冷水冲淋后剪开取下,强力剥脱易撕脱水疱皮。

2.如出现窒息,发生呼吸心搏骤停,立即行心肺复苏术。烧伤常伴有呼吸道受烟雾、热力等损伤,应特别注意保持呼吸道通畅、吸氧。必要时就近转院行气管插管。

3.初步估计伤情,如有大出血、窒息、开放性气胸、严重中毒等,应迅速组织抢救。

4.查看烧、烫伤程度,发红为Ⅰ度;有水疱或水疱已破为Ⅱ度;发白为Ⅲ度。

5.判断烧伤面积大小可用简单的手掌法,手掌面积相当于体表面积的1%,用掌测时,注意手不能接触患者烧伤部位的表面部位。

6.保护受伤部位。在现场附近,创面只求不再污染、不再损伤,可用干净敷料或布类保护,或行简单包扎后送医院处理,避免用有色药物涂抹,增加随后对烧伤深度判定的困难。

7.镇静、止痛安慰受伤者,使其情绪稳定,勿惊恐、烦躁。酌情使用安定、哌替啶(杜冷丁)等。轻度烧伤,特别是四肢烧伤,应尽可能立即用冷水连续冲洗或浸泡,一般为 15～30 min,既可减痛,又可迅速降低热度,减轻组织水肿,减少烧伤的深度与范围。

8.抗休克治疗。由于强烈的疼痛刺激以及创面渗出造成体液丧失,极易导致休克发生,轻度烧伤可饮糖盐水(1 000 ml 水,水中加 3 g 盐、50 g 白糖),对大面积严重烧伤者须及早建立静脉输液通道,予以输液抗休克治疗,就近转送医院,途中应注意观察生命体征的变化。

(二)创面的处理

1.轻度烧伤创面处理

轻度烧伤创面处理包括剃净创面周围毛发,清洁健康皮肤,去除异物,然后消毒包扎。

Ⅰ度烧伤创面一般无须处理,属红斑性炎症反应,能自行消退。如烧灼感重,可外涂薄层牙膏或清凉药物、烫伤膏减轻疼痛。

2.小面积浅Ⅱ度烧伤处理

水疱皮完整者,应予保存,水疱大者,可用消毒空针抽去水疱液,水疱皮可充当生物敷料,保护创面;减痛,且可加速创面愈合。如水疱皮已撕脱,则予剪除。用生理盐水或1%新洁尔灭轻拭消毒,内层用油性敷料,外层用无菌纱布,均匀包扎。如创面无感染,无须经常换药,以免损伤新生上皮,可保持5～7日后打开。面、颈与会阴部烧伤可予暴露。上肢或下肢烧伤,应保持在高于心脏水平的位置,以减轻水肿。如果是关节部位的Ⅱ度或Ⅲ度烧伤,必须用夹板固定关节,关节活动可使创伤恶化。如创面已感染,应勤换敷料,清除脓性分泌物,保持创面清洁,多能自行愈合。按需要应用止痛剂、镇静剂。酌情注射破伤风抗毒素。

严重烧伤应运送到有烧伤专科的医院治疗。

(三)抗休克治疗

发生烧伤后,尤其大面积烧伤后,早期抗休克治疗是较为重要的救治措施。具体烧伤休克期的补液量,与患者的烧伤面积、体重和烧伤深度有关,经公式计算得出,但临床治疗中应在补液过程中,结合患者全身情况随时进行调整。补液原则是,若大面积烧伤,则补液越快越好,早期补液时应先快后慢、先盐后糖,先输晶体液、再输胶体液。成人Ⅱ度烧伤、Ⅲ度烧伤后,在第一个 24 小时每 1%烧伤应补充胶体液 0.5 ml/kg、电解质液 1 ml/kg、水分 2 000ml,从而计算出总量。而在成人烧伤后第一个 24 小时的前 8 小时,输入液体总量的一半,后 16 小时输入液体总量的另外一半。

(四)注意事项

1.抢救烧伤病人首要原则是抢救生命,首先配合医生处理窒息、心搏骤停、大出血、开放性气胸等危急情况;

2.烧伤病人尽量避免饮用白开水,病情平稳者若口渴可口服淡盐水。

3.烧伤病人补液首选的电解质为平衡盐溶液。

4.烧伤合并呼吸道损伤或颅脑损伤者忌用吗啡。

5.大面积烧伤病人早期应避免长途转运,抬病人上下楼时,头朝下方,用汽车转运时,病人应横卧或取足前头后的卧位。

6.烧伤补液原则:先快后慢,先盐后糖;先晶后胶,见尿补钾;适时补碱。电解质溶液首选平衡盐溶液,胶体溶液首选血浆。

第五节 电击伤

电击伤是指一定量的电流通过人体引起的损伤,俗称"触电"。电击伤包括日常用电击伤和雷电击伤。电击伤多发生于安全用电知识不足或违反操作规程者。低电压 40 V 即有电损伤的危险,超过 1 000 V 称为高电压,其危险性更大。雷击即闪电,是一瞬间的超高压直流电。身体各组织单独对电流的阻力按自小而大顺序排列为血管、神经、肌肉、皮肤、脂肪、肌腱、骨组织。电流在体内一般沿电阻小的组织前行,引起损伤。电流通过心脏易导致心搏骤停,通过脑干使中枢神经麻痹、呼吸暂停。

一、临床症状

1.电击创面的最突出特点为皮肤的创面很小,而皮肤下的深度组织损伤却很广泛。胸壁的电击伤可深达肋骨及肋间肌并致气胸;腹壁损伤可致内脏坏死或中空腔脏器穿孔、坏死;触电时肌群强直性收缩可导致骨折或关节脱位。常因肌肉组织损伤、水肿和坏死,出现神经、血管受压体征,脉搏减弱,感觉及痛觉消失,发生间隙综合征。

2.轻伤。其表现为惊恐、脸色苍白、表情呆滞、头昏、晕厥,一般恢复较快。

3.重伤。其表现为抽搐、休克、心律不齐、昏迷、急性肾功能不全,可有各种内脏破裂,也可出现呼吸、心搏骤停。

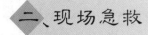

二、现场急救

(一)切断电源

立即脱离电源,防止进一步损伤。

1.切断电源

如电源总开关在附近,则迅速拔除电源插头和拉开闸刀。

2.挑开带电电线

用绝缘物如干燥的木棍、竹竿、扁担、瓷器等挑开带电导线(见图1-9-8)。

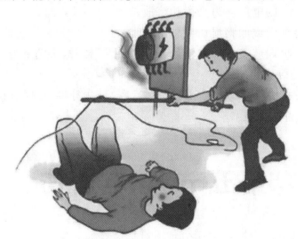

图1-9-8　挑开电线

3.拉开触电者

急救者戴橡皮手套、穿胶底皮鞋、垫木板可防止触电,用干燥木质、竹质、布类、皮带、塑料、橡胶制品等拧成带状,套住伤者,迅速将伤员与电线或电器分离。不要试图推开触电者,否则救助者自己也会触电。

4.斩断电源

用绝缘的胶把钳、木柄斧和锄头将电线斩断。

(二)现场心肺复苏

如果呼吸、心跳已经停止,在脱离电源后应立即进行人工呼吸和胸外心脏按压,特别要注意的是,触电的人可能出现"假死"现象,遭受电击和雷击的患者没有心肺基础疾病,如果立即提供CPR,存活可能性较大,所以要长时间地进行抢救,而不轻易放弃(见图1-9-9)。

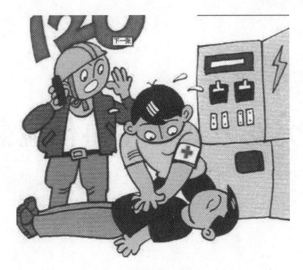

图 1-9-9 现场心肺复苏

(三)分析病情并处理

应了解病人有无高处坠落或被电击抛开的情节,是否存在由电击和雷击导致的复合性外伤,如头颈部和脊髓损伤,如有颈髓损伤、骨折和内脏损伤应注意保护和制动,并做相应的处理。病人燃烧的衣服、鞋、皮带应去除,以避免进一步的烧伤,对较大烧伤创面,要注意保护创面,防止感染。触电后 24～48 小时易出现室性心律失常,建议这期间严密观察,注意生命体征变化。

(四)进一步治疗

尽快送医院治疗,包括心电监护、液体复苏及急性肾衰竭的防治、筋膜切开减压、注射破伤风抗毒素等。

三、个人防护

1.加强安全用电知识教育。

2.遵守用电规定,不能乱拉乱接电线,家电应接地线。

3.定期检查维修电源线路、电气设备,发现电路、电器有问题时,要请专业人员修理。

4.不能在通电的电线上晒衣物,不能接触断落的电线,远离高压线(10 m 以外)。

第十章
船上突发公共卫生事件应急处理

第一节 卫生应急基础知识

一、突发公共卫生事件

突发公共卫生事件是指突然发生,造成或者可能造成社会公众健康严重损害的重大传染病疫情、群体性不明原因疾病、重大食物和职业中毒以及其他严重影响公众健康的事件。

重大传染病疫情是指某种传染病在短期内发生、波及范围广泛,出现大量的病人或死亡病例,其发病率远远超过常年的发病率水平的情况。

群体性不明原因疾病是指在短时间内,某个相对集中的区域同时或者相继出现3例以上具有共同临床表现并且有重症病例或死亡病例发生,经过县级以上专家会诊不能诊断或解释的疾病。

重大食物和职业中毒是指由于食品污染和职业危害的原因而造成的人数众多或者伤亡较重的中毒事件。

二、突发公共卫生事件的分类及分级

1.根据发生原因

(1)自然灾害:如地震、海啸、台风、洪水等的突然袭击。

(2)生物病原体所致疾病:主要是指传染病(包括人畜共患疾病)、寄生虫病等暴发流行或死亡。

(3)意外事故引起的死亡:如瓦斯爆炸、空难、重大生产安全事故。

（4）食物中毒事件：属于食源性疾病范畴。

（5）有毒、有害因素污染造成的群体中毒：如水、大气、放射污染时，波及范围极广。

（6）不明原因引起的群体发病或死亡：由于原因不明，人们缺乏相应的防护和治疗措施，常常造成极其严重的后果。

2.根据突发公共卫生事件性质、危害程度、涉及范围

突发公共卫生事件划分为特别重大（Ⅰ级）、重大（Ⅱ级）、较大（Ⅲ级）和一般（Ⅳ级）四级。

第二节　突发公共卫生事件应急处理

一、传染病的应急处理

1.上报

船上发生传染病或可疑传染病时应及时向上一级部门和当地政府或主管机关（当地疾病控制中心）报告，以利有关部门采取措施控制和阻断传染病暴发和流行。

2.现场急救与分流

现场急救主要是维持病人的基本生命体征，以减轻痛苦，缓解症状，如通风、吸氧、呼吸面罩的应用及对症处理。力争快速转运，同时做好自身防护，现场急救后应清洗全身，更换衣物，对手臂及相关物品做好彻底消毒。一般情况下，凡传染病或疑似传染病患者可向传染病院转送。

3.消毒措施

对病人应根据情况做到"三分开"与"六消毒"。三分开是指：①分住室；②分饮食；③分生活用具。六消毒是指：①消毒分泌或排泄物；②消毒生活用具；③消毒双手；④消毒衣服、被单；⑤消毒患者居室；⑥消毒生活污水、污物。

4.消毒方法

（1）煮沸：用于衣服、被单、食具和残留食物的消毒；

（2）含氯消毒剂或过氧乙酸：用于擦拭物体表面或拖地；

（3）0.1％苯扎溴铵或0.2％氯己定：用于洗手；

（4）紫外线或乳酸熏蒸消毒：用于空气消毒；

（5）漂白粉喷洒：用于病人粪便、尿、痰及呕吐物无害化处理。

5.病人和接触者的管理措施

（1）对传染病病人应做到早发现、早报告、早隔离、早治疗。其中，隔离病人是控制传染病传播的重要措施。特别是经呼吸道传播的传染病，将传染期的病人安置于一定的场所，使其不

与健康者接触,以减少新感染的机会。

(2)对接触者的管理。对与传染源有过接触并有受感染可能者应根据要求采取医学观察,必要时隔离观察等措施。医学观察期间接触者可照常参加工作和日常活动,定期进行访视、问诊和测量体温,适用于乙类和丙类传染病的接触者。隔离观察是将与甲类传染病病人接触者隔离于专门场所,限制其活动,不准其与其他人接触,并同时对其进行医学观察。

二、中毒的诊断与处理

见第六章"急性中毒"的相关内容。

第三节　船舶常见传染病防治

一、传染病的概念

在自然界里,生长着数不清的微小生物。其中有些生物在感染人体后可导致疾病的发生,称为病原体。目前已发现的病原体有数百种,包括病原微生物(如细菌、病毒、衣原体、支原体、真菌等)和寄生虫(如原虫、蠕虫等)。

传染病是指由病原体感染人体后产生的有传染性、在一定条件下可造成流行的疾病,如流行性感冒、霍乱、肺结核、病毒性肝炎、艾滋病等。

二、传染病的流行过程

传染病在人群中的发生与流行,必须具备传染源、传播途径及人群易感性三个基本环节,缺一不可。流行过程本身又受社会因素和自然因素的影响。

1.传染源

传染源是指病原体已在体内生长、繁殖,并能将其排出体外的人和动物。对大多数传染病而言,病人和病原携带者是主要的传染源。以动物为传染源的传染病有狂犬病、鼠疫等。

2.传播途径

病原体离开传染源到达另一个易感者的途径称为传播途径。各种传染病有其各自的传播途径,主要有如下五种:呼吸道传播(如流感、肺结核等),消化道传播(如菌痢、霍乱等),虫媒传播(如黑热病、鼠疫等),接触传播(如破伤风、血吸虫病等)和血液、体液传播(如艾滋病、乙肝等)。

3.人群易感性

对某些传染病缺乏特异性免疫力的人称为易感者。不同的性别、年龄和职业,容易引起流行的传染病亦各不相同。如流行性腮腺炎多发生于儿童和青少年,而流行性出血热则是以农业人口为主的传染病。

三、法定管理的传染病

根据《中华人民共和国传染病防治法》,我国规定的法定传染病分为甲、乙、丙三类,共39种。

甲类传染病2种:鼠疫、霍乱。

乙类传染病26种:传染性非典型性肺炎、艾滋病、病毒性肝炎、脊髓灰质炎、人感染高致病性禽流感、甲型H1N1流感、麻疹、流行性出血热、狂犬病、流行性乙型脑炎、登革热、肺炭疽、细菌性和阿米巴性痢疾、肺结核、伤寒和副伤寒、流行性脑脊髓膜炎、百日咳、白喉、新生儿破伤风、猩红热、布鲁氏菌病、淋病、梅毒、钩端螺旋体病、血吸虫病、疟疾。

丙类传染病11种:流行性感冒、流行性腮腺炎、风疹、急性出血性结膜炎、麻风病、流行性和地方性斑疹伤寒、黑热病、包虫病、丝虫病,除霍乱、细菌性和阿米巴性痢疾、伤寒和副伤寒以外的感染性腹泻病、手足口病。

2020年1月20日,经国务院批准,新型冠状病毒感染的肺炎被纳入《中华人民共和国传染病防治法》规定的乙类传染病,采取甲类传染病的防控措施进行管理。在《中华人民共和国传染病防治法》和国家卫生部颁布的《中华人民共和国传染病防治法实施办法》中,对这三类传染病的预防、疫情报告、控制、监督和法律责任等做了严格的规定。甲类传染病和乙类传染病中的传染性非典型性肺炎、新型冠状病毒感染、肺炭疽、人感染高致病性禽流感和脊髓灰质炎,发现疑似病例后必须2 h内及时上报当地卫生行政部门,其余的乙、丙类传染病则必须在24 h内上报。

四、传染病的防治原则

传染病的防治工作是一项长期而艰巨的任务,要坚持贯彻"预防为主、防治结合"的原则,针对导致传染病流行的三个基本环节(传染源、传播途径及人群易感性),并且根据各种传染病的特点,采取适当的措施,从而达到控制和消灭传染病发生与流行的目的。

1.管理传染源

许多传染病,早期症状轻微,不易确诊,但这时的传染性却最强,对周围人群的威胁也极大。如果能在早期发现病人,不仅可以使其得到及时有效的治疗,也可以使疫情得到及时有效的控制,防止疫情的蔓延及流行。所以,能否早期发现和早期诊断传染病是预防传染病的关键。对传染病患者要实行隔离,并对可能有传染性的环境及物品进行彻底消毒。隔离的期限应依据病原体的培养结果而定,但最低应保证隔离至病原体不再从体内排出为止。而对动物传染源,可采取治疗或杀灭的办法加以控制。

2.切断传播途径

对于各种传染病,切断传播途径通常是起主导作用的预防措施。不同的传染病,有不同的传播途径,应采取不同的管理措施。主要措施包括隔离和消毒。

切断传播途径的基本工作是在全社会积极开展除四害(老鼠、臭虫、苍蝇、蚊子)活动,加强环境卫生的无害化管理。同时还要重视个人的积极防护。在呼吸道传染病流行的季节,应保证室内空气的流通,有条件时可以进行空气消毒;尽可能减少集会;提倡戴口罩。预防消化道传染病,应抓好"三管一灭"(饮水、食物、粪便的管理及灭蝇),改善人群周围的卫生环境,提高自我保健意识,注意个人卫生。

3.保护易感人群

改善营养、锻炼身体和提高生活水平等,可提高机体的非特异性免疫力,但起关键作用的还是通过预防接种提高人群的特异性免疫力,它是保护和减少易感人群的主要方法。目前,用于预防传染病的疫苗主要有减毒活疫苗(如麻疹疫苗、卡介苗、脊髓灰质炎疫苗)和灭活疫苗(如乙肝疫苗、乙脑疫苗),它们是用病原微生物或其毒素制成的生物制品,接种后能诱发机体产生特异性免疫力,从而保护机体免遭相应的病原体感染。一般情况下,免疫力可在预防接种后1~4周内产生,并可持续数月乃至数年。人类由于普遍接种牛痘疫苗,曾经对人类危害很大的天花现已绝迹。麻疹、伤寒、结核、脊髓灰质炎、乙型脑炎等严重威胁人类健康的传染病的发病率和病死率已明显降低。此外,注射特异性免疫球蛋白可使机体具有特异性被动免疫能力。

第四节 外来援助

船上人员一旦发生严重伤病情况,船长应立即启动救援医疗服务(Emergency Medical Service,EMS)系统。船长通过使用各种通信手段与外界取得联系,以获得外来援助,及时救助伤病员。船舶常用外来援助方法有现代通信技术、近岸水上交通工具、直升机和海上附近的船舶。

一、远程医疗

远程医疗(telemedicine)即通过远程通信方式来远距离地监护和共享医学知识,主要包括远程诊断,信息服务,远程教育,远程视频和音频信息传输、存储及显示等。远程医疗是船舶最常用、最快捷的求助方式。远程医疗的及时应用对救助船员生命起到了相当重要的作用,主要包括高频电话、电报、卫星通信、传真、电子邮件、QQ、微信等。为了迅速准确交换信息,应使用双方都熟悉的语言,国际通用的是英语;船舶急救人员应提供尽量准确的病情资料,及时获取医疗指导;信息交流要注意保留证据,一般用录音记录下所有的信息资料。

二、船舶接送医生和病人

当航行和锚泊于近岸或河流时,在使用通信技术取得联系后,陆地救援组织往往会派出救助艇,或直接派遣医生到船,或接送病人到陆地医疗机构救治。为了迅速安全转移病人,船舶应采取必要的协助措施。大型船舶应及时调整航向和航速,锚泊船舶应及时备车并起锚,在保证安全的同时往岸边行驶;大船应在船头、船尾悬挂求助信号,并提供足够的照明和悬梯、软梯等登船设备;救助过程中大船务必保持螺旋桨低速运转,以防止船舶发生偏移;交通艇应处下风舷靠近;也可使用罗伯逊担架配合船吊安全转运病人;救助完成后交通艇应迅速开足马力离开。

由病人携带的资料必须清晰易懂,病情介绍中除包括船舶的常规细节如船名、呼号、所属公司、船舶代理,患者的基本情况如姓名、性别、国籍、出生日期、职务外,重点是病史、临床表现、体检结果、初步诊断、已经采取的措施以及当前最需要解决的问题等。

三、直升机救援

在合适的距离内,船舶上的病人情况严重时,船长经请示公司后可以申请直升机救援(见图1-10-1)。直升机救援在发达国家沿岸已经普遍采用,其优点是快捷,缺点是费用高,飞行距离受限,大风浪中救援存在危险。有些发达国家还有能力提供远程直升机救助服务。

当决定派遣直升机救援时,船上人员需要做好如下工作:

1.提供船舶的位置、型号、颜色等;

2.提供病人具体情况、活动能力,以确定是否需要担架;

3.必要时释放信号(如橘红色烟雾、闪光灯、日光信号等)以便飞行员从空中识别船只;

4.直升机救助过程中应服从直升机救援人员的指挥;

5.许多国家的直升机装备有 VHF 和 UHF 无线电通信,一些大型直升机可以使用 2 182 kHz 频率,如果在 2 182 kHz 频率和 VHF 波段都不能和直升机联系,可以通过海岸电台或海岸警卫队与之取得联系;

6.船舶应保证直升机降落区无障碍物,降落标志清楚,一般在甲板或舱口盖上用白色油漆标记上"H",夜间要提供足够的照明,强光不要直接照在直升机上,确保安全降落;

7.特殊情况时直升机可以悬停,使用绞车将患者拉上直升机;

8.病人的病情变化应随时告知,病人的必要证件如海员证、护照等随同病历一起转移,使用过强镇痛药(如吗啡、杜冷丁)的要有明显的标签;有条件应将患者仰卧固定于罗伯逊担架上。

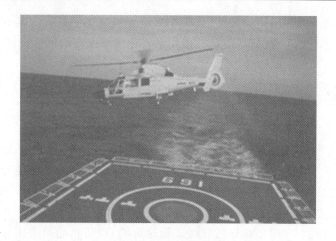

图 1-10-1　直升机救援

四、求助附近船舶

船舶在大洋航行时远离陆地,遇到伤病员情况严重时,如无法通过交通艇和直升机救助,也可以向邻近航行的船舶或海军后勤保障舰求援,要求提供必要的药品、医疗器械或请求医生支援等。

第二篇

实操训练

项目一
心肺复苏术

一、适应证及目的

适应证:心跳呼吸骤停的病人。

实训目的:通过心肺复苏术的训练,使学生能够熟练掌握心跳呼吸骤停的判断标准,迅速实施准确的胸外心脏按压及人工呼吸,并能够掌握心肺复苏术有效的判定方法。

应用器材:心肺复苏模拟人,呼吸膜,消毒酒精。

二、操作规程

(一)对施行心肺复苏术的判断及施行心肺复苏术的准备

1.评估现场,准备抢救

当病人发生意识丧失时,第一目击者首先要对现场进行安全评估,做好自我防护,确认对病人和第一目击者安全后方可施救(见图2-1-1)。

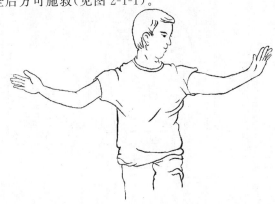

图2-1-1　评估现场做好自我防护

2.判断意识,紧急呼救

第一目击者从病人脚的方向靠近,双膝跪在病人躯干左侧,轻拍病人双肩,对准耳朵大声呼喊,观察病人的反应,如无反应,应该迅速呼救,及时把险情通报驾驶台和船长,启动急救医疗系统。

3.摆正体位

如果病人侧卧或俯卧,应迅速采取正确的方法将病人翻转为仰卧位,要求背部下方硬而平整(如果在软床上,可在病人背部下方垫以合适的硬木板),头部不能高于胸部(见图 2-1-2)。

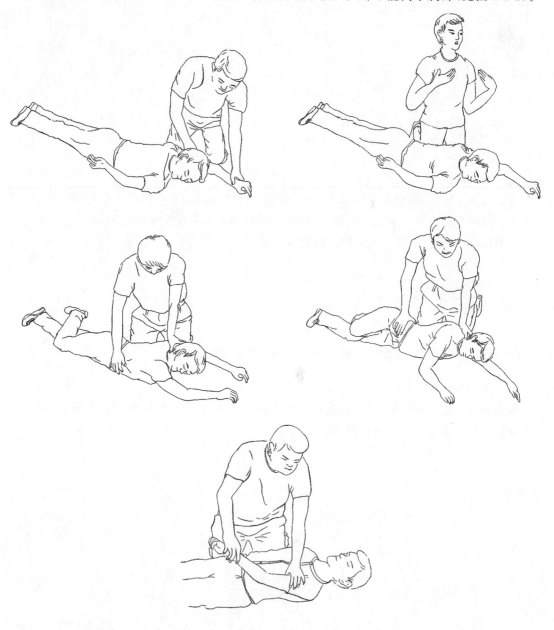

图 2-1-2 正确翻转体位

4.检查动脉,判断心跳和呼吸

左手小鱼际压下病人前额,以患者喉结为定点标志,用右手食指和中指沿甲状软骨向侧下方滑动 2～3 cm,至胸锁乳突肌凹陷处,检查有无动脉搏动,测定时间为 5～10 s。也可同时耳朵贴近病人口鼻处感受气流,目视胸廓是否起伏以判断呼吸(见图 2-1-3)。

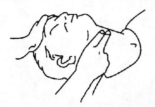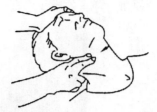

图 2-1-3　判断颈动脉搏动

(二)胸外心脏按压

胸外心脏按压是建立人工循环的主要方法。通过胸外心脏按压可维持一定的血液流动,配合人工呼吸可为心脏和脑等重要器官提供一定含氧的血流,为病人进一步复苏创造条件。

人工胸外心脏按压时,病人应置于水平位。头部不应高于心脏水平,下肢可抬高,以促进静脉血回流。抢救者以病人右肩为中心双膝跪于其右侧,贴近患者,双膝与肩同宽,应先解开病人衣领、腰带,将一只手的掌根部放在胸骨的中下 1/3 交界处(普通救护员要求按压胸骨下1/2 段即可),另一手掌重叠放在这只手背上,十指相扣,手掌根部横轴与胸骨长轴确保方向一致,手指不要接触胸壁。按压时肘关节伸直,以髋关节为支点,用整个上半身的重量垂直向下按压,使胸骨下陷 5～6 cm,随后放松,按压和放松的时间大致相等,放松时双手不要离开胸壁。按压频率为 100～120 次/min。抢救者在按压的同时应目视病人面部的变化(见图 2-1-4)。

两人法心肺复苏和单人法心肺复苏按压通气比均为 30:2。

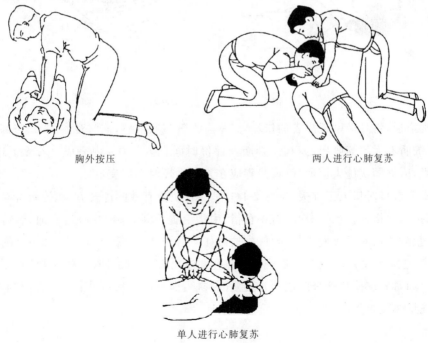

胸外按压　　　　　　　　　　　　两人进行心肺复苏

单人进行心肺复苏

图 2-1-4　心肺复苏

(三)人工呼吸

保持呼吸道通畅是成功复苏的重要一步。开通气道前,先清理口腔异物。然后采用压额提颏法开放气道,方法是:抢救者将左手小鱼际侧缘置于患者前额加压使头后仰,右手的食、中两指抬起下颏,使下颌角—耳垂的连线垂直于地面(见图 2-1-5)。

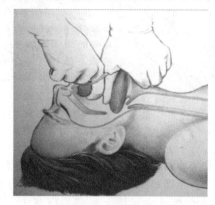

清理呼吸道异物

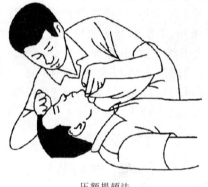

压额提颏法

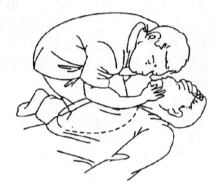

呼吸有无的判断

图 2-1-5 开放气道,判断呼吸

开放气道后,将耳朵贴近患者的口鼻,感觉有无气流吹拂感,同时观察胸部、腹部有无起伏动作,并仔细听有无气流呼出的声音,判断及评价时间在 5～10 s 内完成。若无上述体征,可确定无呼吸,应立即实施人工通气(该步骤应在判断循环时一同完成)。

压额提颏法口对口人工呼吸(见图 2-1-6)是一种快捷有效的通气方法,抢救者左手侧缘压住额头,拇指与食指捏住患者鼻孔,右手食指、中指上提下颏,保持呼吸道畅通,然后深吸一口气,张口包紧病人口唇后缓慢吹气,吹气应持续 1 s 以上,吹气量为 400～600 ml,确保呼吸时有胸廓起伏,连续吹气 2 口,吹气间歇应松开鼻孔并注视病人胸廓。吹气频率为 10～12 次/min。人工呼吸时通常要求使用呼吸膜以预防疾病的传播;但是由于病情紧急和条件限制,也可使用无菌纱布或手绢作为隔离层。

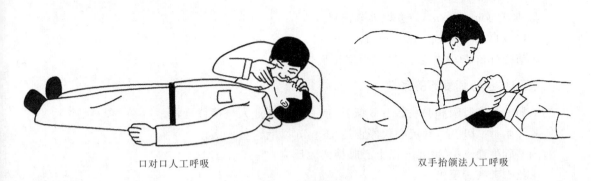

口对口人工呼吸 双手抬颌法人工呼吸

图 2-1-6 人工呼吸

注意：颈部有外伤者,为避免进一步加重脊髓损伤,不应采取压额提颏法,而应采取双手抬颌法(见图 2-1-6)。抢救者位于患者头侧,双肘支持在患者仰卧平面上,双手紧推双下颌角,下颌上移,拇指牵引下唇,使口微张。因此法易使抢救者操作疲劳,也不易与人工呼吸相配合,故在一般情况下不予应用。

(四)心肺复苏效果判定

抢救者连续实施 5 个 30：2 的心肺复苏循环后,应立即进行复苏效果的判定,判断时间为 5～10 s。如果呼吸、心跳恢复,则将病人置于复原体位,穿衣保暖,侧卧位等待救援;如仍没有生命体征恢复,则应继续实施心肺复苏术,每 5 个循环间隙监测一次生命体征,直到患者恢复心跳和呼吸。

(五)复苏后体位

病人经过抢救后有自主呼吸和心跳但仍处于昏迷状态时,应将病人翻转成复原体位(侧卧位,见图 2-1-7),面部侧枕于病人上举的手上,同时穿上衣服、盖上毛毯注意保暖。

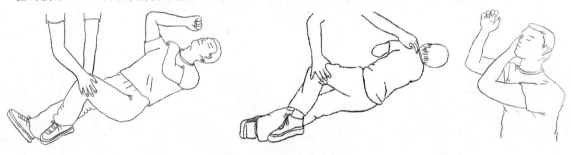

图 2-1-7 复苏后体位

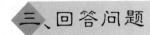

三、回答问题

(一)心肺复苏有效的指征

1.颈动脉搏动(carotid pulse)。

2.面色(complexion)由发绀转为红润。

3.神志(consciousness)意识逐渐恢复。

4.出现自主呼吸(spontaneously breath)。

5.瞳孔(pupil)由大变小,对光反射出现。

(二)终止心肺复苏的条件

1.病人自主呼吸和心跳已有效恢复,或有其他专业人员接替抢救。

2.开始行 CPR 前,确定心跳停止达 15 min 以上。

3.基础生命支持 30 min 以上心脏持续无反应。

4.救护者疲惫至极。

5.抢救环境危险。

(三)心肺复苏的注意事项

1.胸外按压前,亦可先尝试拳击复律方法:从 20~25 cm 高度向胸骨中、下 1/3 交界处拳击 1~2 次,部分病人可瞬即复律。若病人未能立即恢复脉搏与呼吸,不应继续拳击。拳击复律不能用于有脉搏的病人。

2.按压应平稳,有规律,不间断;不能冲击式按压,下压及向上放松时间相等;垂直用力,不要左右摆动;放松时手部不离开按压点。

3.心脏按压并发症主要包括:肋骨骨折、心包积血或心脏压塞、气胸、血胸、肺挫伤、肝脾撕裂伤和脂肪栓塞。

4.吹气前一定要畅通呼吸道,吹气量要适中,吹气时长占呼吸周期的 1/3;压额提颏时动作要轻柔。

项目二
骨折固定技术

一、适应证及目的

适应证：四肢骨折。

实训目的：骨折固定的目的是防止骨折再移位，减轻疼痛，避免并发损伤，防止休克，便于安全无误送往医院。通过骨折固定训练，熟悉骨折种类的识别，掌握常见的几种骨折固定法及注意事项。

应用器材：无菌纱布块，绷带、胶布，棉垫大小 4 块或毛巾两条，绑扎带 5 条，大小夹板各 1 块，三角巾 1 条。

二、操作规程

以前臂开放性骨折固定术为例，演示如下。

当意外事故发生后，施救者以最快速度查看伤情，如果是开放性前臂骨折，应按以下规程操作：

1.立即判断出血点，及时采取止血措施；

2.用无菌纱布或较清洁的布类将伤口压迫包扎止血，再用绷带包扎；

3.将伤肢远端摆在合适的位置，在前臂背侧和掌侧分别垫大小夹板加以固定，夹板与皮肤之间加垫布；

4.先绑扎伤口两侧近心端，后绑扎靠近关节的两端，绳结打在外侧，松紧度合适，露出手指末端，以便观察血运；

5.绑扎后，将前臂置于胸前功能位，肘部略小于 90°角，用三角巾悬吊于颈部，结应打在锁骨上缘，注意是"O"形悬吊不是"8"字形悬吊（见图 2-2-1）。

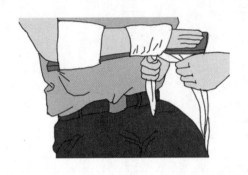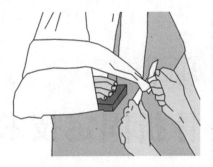

图 2-2-1 固定并悬吊前臂

小腿和大腿的固定方法参考图 2-2-2 进行。

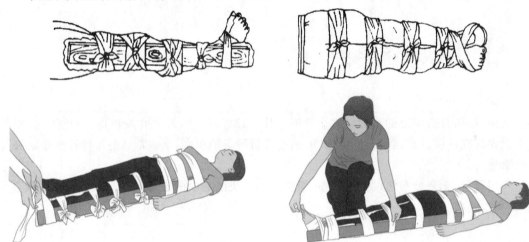

图 2-2-2 下肢骨折固定

三、骨折固定术后观察

检查肢体末端血液循环：颜色、温度、感觉、活动度、动脉搏动情况，如果发现固定过紧，应及时松开检查并重新固定。

项目三
颈椎骨折搬运技术

一、适应证及目的

适应证:疑似颈椎损伤的病人。

实训目的:防止脊柱损伤、骨折再移位,保护脊髓损伤,减轻疼痛,便于安全无误送往医院。

应用器材:脊椎固定板(罗伯逊担架或铲式担架),可调节式颈托,棉垫 6 块、毛巾 1 条、小枕 2 个。

二、操作规程

颈椎骨折搬运训练步骤:

场景:伤员俯卧位,四肢伸展,头偏向一侧。

实训人员:主操、一助、二助、三助。

1.一助采用头背锁固定伤员并报告,主操采用头肩锁固定伤员。

2.一助解锁放手,判断意识、询问伤情并检查背部,将伤员双上肢放于身体两侧。

3.一助一手抓伤员对侧肩,一手抓对侧髋部,准备翻身,同时二助检查下肢伤情,将双下肢叠放在一起,一手抓伤员对侧手腕,一手抓对侧下肢膝部,准备翻身,主操口令指挥,一、二助同时用力,将伤员翻向自己成侧卧,二助扶持伤员。

4.一助采用胸背锁固定并报告胸背锁完毕,主操倒手行对侧头肩锁再固定伤员并报告头肩锁固定完毕。

5.一助采用头胸锁固定并报告头胸锁完毕,主操松开头肩锁行头锁固定并报告头锁完毕(见图 2-3-1)。

6.一助用右手中指摸到胸骨上窝,划到伤者胸骨中线位处立起,主操牵引并轻转头部,将伤员鼻尖对准中指,使鼻尖、下颏与一助用手指成一直线。一助测量伤员颈长,并调整和安放颈托,其间主操持续头部牵引(见图2-3-2)。

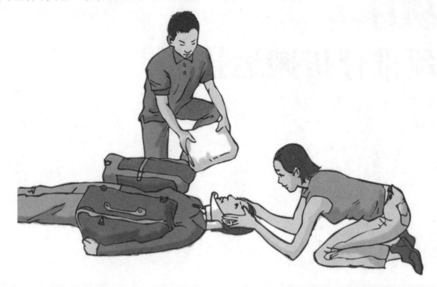

图 2-3-1　头锁的固定方法

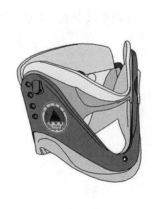
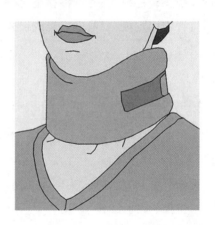

图 2-3-2　颈托及使用方法

7.一、二助分别行头颈胸腹及下肢检查。

8.一助行头胸锁固定并报告,主操变成头肩锁固定并报告。

9.一助两手分别抓住对侧肩、髋部,二助抓住伤员手腕、膝部,主操口令指挥,一、二助同时翻转伤员至侧卧位90°,三助协助将脊柱板对准伤员,放置在其背侧并贴紧,主操口令指挥,一、二助同时将伤员翻转仰卧在脊柱板上。

10.一助行头胸锁固定并报告完成,二助将伤员双腿放上脊柱板,主操松开头肩锁行双肩锁固定并报告完成。

11.一、二助双臂叠放，三助扶持脊柱板，主操口令指挥，将伤者平推至脊柱板中央。

12.主操口令指挥，伤员位置上下调节，一助、二助分别一手扶肩、一手插到伤员腋窝下，向上或向下移动至合适位置，一助行头胸锁固定并报告完成，主操改头锁牵引并报告完成。

13.一、二、三助准备躯干约束带，一、三助将方扣约束带锁钩挂于伤员肩部锁眼，拉向对侧斜下方，并与对侧伤员腰部的插扣约束带，插好拉紧，二助将一根方扣约束带及一根插扣约束带锁眼，分别挂于伤员膝部两侧锁眼，插好拉紧，再将一方扣约束带、插扣约束带分别固定于小腿部，拉向对侧斜下方，在脚底缠绕扣好拉紧。

14.一助行头胸锁固定并报告，主操、三助安放头部两侧固定器（见图2-3-3），主操上紧头部固定器额约束带，一助松头锁，三助上紧头部固定器颏约束带，一助松胸锁，一、三助将伤员双手交叉放在腹部，二助取三角巾，十字固定双手。

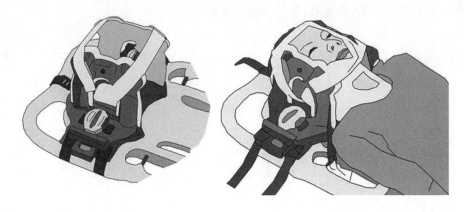

图 2-3-3　头部固定器

15.主操、一助蹲跪于伤员头侧两边，二、三助蹲跪于伤员下肢两边，同时抬起固定伤员脊柱板（见图2-3-4）。

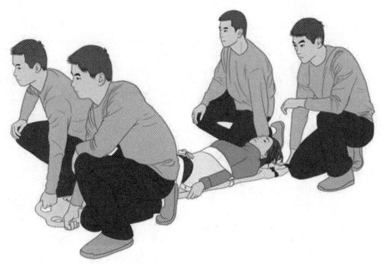

图 2-3-4　抬起伤员

三、颈椎骨折搬运注意事项

1.必须采取多人搬运法,颈部有专人保护并适当牵引;

2.颈托安放后并不一定保证头颈部安全,必须用头锁加强固定;

3.各种头锁固定时双肘必须有支点,肘部不得悬空;

4.交换锁法时,后锁未完成,前锁不得解锁;

5.船舶使用罗伯逊担架时,可采取5人平拖法将担架从脚底插入伤员背部;

6.使用罗伯逊担架时,伤员手臂必须在躯干绑扎完成后另行固定;

7.搬运时伤员头在前、脚在后,尽量使担架水平。

项目四
体格检查

一、体温测量

实训目的:通过腋下体温测量的实操,熟练掌握体温的测定方法和加深对高热和低热的了解。

操作前准备:操作者洗手,对病人做好解释工作;治疗盘内放置消毒的体温计、弯盘、纱布3块、秒表1只。

操作规程:

腋测法:将体温计头端置于患者腋窝深处,用上臂将体温计夹紧,10 min后读数。正常值36～37 ℃。注意腋窝处应无致热或降温物品,并应将腋窝汗液擦干,以免影响测定结果。该法简便、安全,且不易发生交叉感染,为最常用的体温测定方法。

体温测量的注意事项:

1.测量前应将体温计的汞柱甩到36 ℃以下,否则测量结果高于实际体温。

2.采用腋测法时,应用上臂将体温计夹紧,否则测量结果低于实际体温。

3.检测局部是否存在冷热物品或刺激,如用温水漱口、局部放置冰袋或热水袋等,这些因素可对测定结果造成影响。

二、呼吸测量

实训目的:通过呼吸观测的实操,熟练掌握呼吸节律的测定方法,了解呼吸过频和呼吸抑制的概念,了解常见的病理性呼吸。

操作前准备:操作者洗手,秒表1只。

操作规程:呼吸有无的判断方法是一看、二听、三感觉。一看:看胸部、腹部区有无起伏;二听:听有无呼吸气流通过(环境嘈杂不易准确判断);三感觉:用面颊贴近病人口鼻部,体察有无呼气气流的吹拂感。

呼吸停止的表现是胸部、上腹部无起伏,口鼻无呼吸气流通过。

呼吸的计数是在安静情况下观察病人胸部或腹部起伏的次数,一起一伏表示呼吸一次。危重病人呼吸表浅不易观察起伏,可用小棉花放在鼻孔旁,观察棉花吹动次数,进行计数。

三、脉搏测量

实训目的:通过脉搏和心律的测量实操,熟练掌握心律与脉率的测定方法,了解心动过速、心动过缓和脉搏短绌的概念,熟悉心律与年龄、体温的关系。

操作前准备:操作者洗手;做好病人的解释工作;秒表 1 只。

操作规程:通常用触摸桡动脉的搏动来观察心跳的情况。桡动脉搏动在腕关节上 2 cm 处,靠大拇指一侧。方法是将食指、中指、无名指并列,平放于选定的位置,检查压力大小以能清楚感到波动为宜。注意观察患者脉搏的节律性及每分钟次数。

在紧急情况下判断病人是否心跳停止最方便的方法是摸颈动脉的搏动。如果颈动脉搏动没有摸到,说明心跳停止。摸颈动脉搏动的位置和方法:救人者用食指和中指感觉喉结的位置,将手指顺着自身方向下滑 2.5 cm,感觉颈动脉的跳动,在喉结两侧的凹陷处,向下按压,可摸到明显的搏动,双侧均有。在紧急情况下,不要反复摸颈动脉搏动来判断心跳是否停止,以免耽误抢救时机。

四、血压测量(必考项目)

实训目的:通过血液测量的实训,熟练掌握血压的测定方法,了解血压计的种类和构造,熟悉高血压与低血压的分级。

操作前准备:操作者洗手;做好病人的解释工作;台式血压计 1 台,听诊器 1 个。

操作规程:

病人取卧位或坐位,暴露被测量的手臂,一般测右上臂,血压计最好与心脏同高。打开血压计将袖带内的气体排出,平整地缠在右上臂的中 1/3 处,下缘距肘窝 2～3 cm,松紧适度。用手指触摸肘部动脉搏动位置,把听诊器放在肘窝肱动脉搏动处,然后向袖带内打气,等动脉搏动消失,再将水银柱升高 20～30 mmHg,缓慢地放出袖带中的气体,当听到第一个动脉搏动声音时,水银柱上所显示的压力即为收缩压,以后水银柱渐渐下降至声音消失,或音调节律突然减弱时,水银柱上所显示的压力为舒张压(见图 2-4-1)。

健康成年人的血压正常值的变动范围:收缩压为 90～140 mmHg 或 12～18.5 kPa,舒张压为 60～90 mmHg 或 8～12 kPa。其记录形式有两种:一种是以 mmHg 为记录单位,我国多以此为记录单位;另一种是以国际单位 kPa 为记录单位。记录方法:收缩压为分子,舒张压为分母,如 120/80 mmHg 或 16/10 kPa。换算方法:1 mmHg＝133.32 Pa。

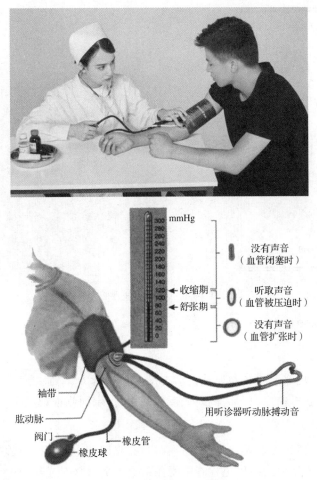

图 2-4-1 水银柱式血压计

五、检查瞳孔(必考项目)

实训目的:通过检查瞳孔的实训,熟练掌握瞳孔大小的观测方法,掌握直接对光反射和间接对光反射的检查方法及意义。

操作前准备:操作者洗手;向病人说明检查的方法,取得对方配合;小直尺 1 把,聚光手电筒或瞳孔笔 1 支。

操作规程:

(一)瞳孔大小测量

1.检查者与病人在室内相对而坐,病人仰卧位时检查者站其右侧;

2.左(右)手拇指和食指分开病人右(左)眼上下眼睑(见图 2-4-2);

3.在散射的自然光下仔细观察瞳孔的形状和大小;

4.用小直尺测量瞳孔直径。正常成人瞳孔应该等大等圆,位置居中,直径 2.5~4 mm,幼儿和老年人稍小。

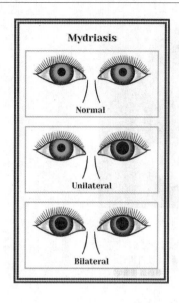

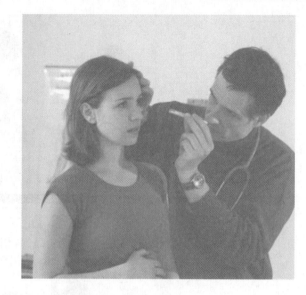

图 2-4-2　瞳孔的检查方法

(二)瞳孔对光反射检查

1.直接对光反射

通常用手电筒直接照射瞳孔并观察其动态反应。正常人,当眼受到光线刺激后瞳孔立即缩小,移开光源后瞳孔迅速复原。一侧对光反射消失,提示同侧视神经受损。

2.间接对光反射

间接对光反射是指光线照射一眼时,另一眼瞳孔立即缩小,移开光线瞳孔扩大。检查间接对光反射时,应以一手挡住光线以免检查眼受照射而形成直接对光反射。

直接对光反射消失,间接对光反射存在,提示一侧视神经损伤。

直接对光反射消失,间接对光反射消失,提示一侧动眼神经损伤。

3.瞳孔对光反应迟钝或消失

当用手电筒照射瞳孔时,其变化很小,而移去光源后瞳孔增大不明显,此种情况称为瞳孔对光反应迟钝。当瞳孔对光毫无反应时,称为对光反应消失。

瞳孔对光反应迟钝或消失,常见于昏迷病人。

附 录

海船船员培训合格证评估试题卡

海船船员培训合格证评估试题卡

评估 科目	Z05.精通急救	题卡 编号	Z05.1 心肺复苏术	考试 时间	5 min
适用 对象	海船上所有船员	总分	25	及格	15
实操 要求	1.根据要求完成以下全部操作； 2.在操作过程中,注意安全				

1.对施行心肺复苏术的判断及施行心肺复苏术的准备(5分)

2.胸外心脏按压(9分)

3.人工呼吸(9分)

4.判断心肺复苏术的效果(2分)

海船船员培训合格证评估评分标准

评估 科目	Z05.精通急救	题卡 编号	Z05.1 心肺复苏术	考试 时间	5 min
适用 对象	海船上所有船员	总分	25	及格	15
评估 说明					

（续表）

评估标准		评分
1.对施行心肺复苏术的判断及施行心肺复苏术的准备(5分)	①确保环境安全,做好自我防护	1分
	②轻拍重唤	1分
	③呼救	1分
	④摆正体位	1分
	⑤跪姿正确	1分
2.胸外心脏按压(9分)	①判断心跳是否存在	1分
	②掌根置于胸骨中下1/3交界处,手臂伸直	2分
	③双手掌跟叠加,十指相扣	1分
	④按压力度使胸骨下陷5～6 cm	2分
	⑤每分钟100～120次	1分
	⑥按压动作连贯均匀	2分
3.人工呼吸(9分)	①打开气道并检查并清除口腔异物	2分
	②仰头抬颏法:下颌角与耳垂连线垂直于地面	2分
	③判断呼吸:看胸廓是否起伏,听有无呼吸音,观察口鼻部气流	1分
	④捏紧鼻孔,口唇包紧	1分
	⑤每次吹气1～2 s	1分
	⑥吹气量以见胸廓明显隆起为止	2分
4.判断心肺复苏术的效果(2分)	能根据意识、呼吸、心跳、面色、瞳孔的变化判断心肺复苏的效果	2分

海船船员培训合格证评估试题卡

评估科目	Z05.精通急救	题卡编号	Z05.2 骨折小夹板固定术	考试时间	5 min
适用对象	海船上所有船员	总分	25	及格	15
实操要求	1.根据要求完成以下全部操作; 2.在操作过程中,注意安全				

1.判断和准备(5分)

2.固定操作(15分)

3.固定术后观察(5分)

海船船员培训合格证评估评分标准

评估科目	Z05.精通急救		题卡编号	Z05.2 骨折小夹板固定术	考试时间	5 min
适用对象	海船上所有船员		总分	25	及格	15
评估说明						

评估标准			评分
1.判断和准备(5分)		①判断是否骨折及严重程度	3分
		②选择适合的夹板等物品	2分
2.固定操作(15分)		①用无菌纱布覆盖开放性骨折伤口,并用绷带包扎	3分
		②夹板和皮肤之间加软垫	3分
		③固定顺序:先固定伤口上下端,再固定肘、腕两关节	3分
		④打结在肢体外侧,松紧适宜	3分
		⑤三角巾"O"形悬吊,肘关节屈曲角度略小于90°;横向固定伤肢于胸壁	3分
3.固定术后观察(5分)		检查肢体末端血液循环:颜色、温度、感觉、活动度、动脉搏动	5分

海船船员培训合格证评估试题卡

评估科目	Z05.精通急救		题卡编号	Z05.3 脊柱(颈椎)损伤的搬运	考试时间	10 min
适用对象	海船上所有船员		总分	40	及格	24
实操要求	1.根据要求完成以下全部操作; 2.在操作过程中,注意安全					

1.检伤和准备(6分)

2.搬运操作(24分)

3.注意事项(问答)(10分)

海船船员培训合格证评估评分标准

评估科目	Z05.精通急救		题卡编号	Z05.3 脊柱(颈椎)损伤的搬运	考试时间	10 min
适用对象	海船上所有船员		总分	40	及格	24
评估说明						

评估标准			评分
1.检伤和准备(6分)	①判断脊柱骨折的部位及严重程度		2分
	②人员准备:共6人,其中1人指挥,1人固定头部,其余人员协助		2分
	③准备颈托		1分
	④准备硬材质担架:脊柱板或罗伯逊担架		1分
2.搬运操作(24分)	①颈椎骨折伤员必须由专人牵引并固定头部,手法正确		4分
	②指挥员上颈托,方法正确		4分
	③协助人员单膝跪于伤员两侧,平托起伤员约50 cm,使其脊柱保持平直		4分
	④担架从脚的方向置入伤员身下并迅速展开		4分
	⑤将伤员轻放于担架上并正确固定		4分
	⑥搬抬时伤员脚朝前,随时观察伤员病情变化		4分
3.注意事项(问答)(10分)	①要有专人指挥,口令清晰准确,动作一致,轻搬轻放		2分
	②上颈托前严禁伤员头部活动或言语		2分
	③固定位置正确,松紧适宜		2分
	④伤员身体悬空部位应加软垫		2分
	⑤严禁横向拖动伤员,严禁搂抱、肩背和拉车式,或使用软质担架		2分

海船船员培训合格证评估试题卡

评估科目	Z05.精通急救		题卡编号	Z05.4 生命体征检查	考试时间	10 min
适用对象	海船上所有船员		总分	35	及格	21
实操要求	1.根据要求完成以下全部操作; 2.在操作过程中,注意安全					

1.血压的测量操作(20分)

2.瞳孔的检查操作(15分)

海船船员培训合格证评估评分标准

评估科目	Z05.精通急救		题卡编号	Z05.4 生命体征检查	考试时间	10 min
适用对象	海船上所有船员		总分	35	及格	21
评估说明						

评估标准			评分
血压的测量操作	1.操作前准备(4分)	①保持环境安静,患者心情平静,患者取坐位或平卧位,露出一侧上肢	2分
		②按动开关掀开血压计,打开水银槽开关,使水银处于"0"点	2分
	2.测量血压(12分)	①将血压计袖带捆绑在上臂上,袖带下缘距离肘窝2～3 cm,松紧以能放一手指为宜	3分
		②戴上听诊器,将听筒膜面放置于肘关节肱动脉搏动处,轻轻加压,保持血压计零点、袖带和心脏在同一水平面	3分
		③右手握气囊,拇指、食指轻轻关闭开关,缓缓充气加压,动脉搏动音消失后再升高20～30 mmHg	2分
		④缓缓打开气囊开关,使水银柱下降速度为3～4 mmHg/s	2分
		⑤准确判断收缩压与舒张压	2分
	3.测量后 (4分)	①正确整理关闭血压计	2分
		②准确记录血压值,记录形式如120/80 mmHg	2分
瞳孔的检查操作	1.操作前准备(6分)	①检查者洗手,患者端坐位	3分
		②准备手电筒	3分
	2.检查瞳孔(6分)	①瞳孔大小的观察,是否等大等圆	3分
		②瞳孔的直接对光反射和间接对光反射检查	3分
	3.记录(3分)	准确记录瞳孔检查结果	3分

参 考 文 献

[1] 葛均波,徐永健,王辰.内科学.9 版.北京:人民卫生出版社,2018.

[2] 陈孝平,王建平,赵继宗.外科学.9 版.北京:人民卫生出版社,2018.

[3] 王庭槐.生理学.9 版.北京:人民卫生出版社,2018.

[4] 万学红,卢雪峰.诊断学.9 版.北京:人民卫生出版社,2018.

[5] 杨宝峰,陈建国.药理学.9 版.北京:人民卫生出版社,2018.

[6] 李兰娟,任红.传染病学.9 版.北京:人民卫生出版社,2018.

[7] 钟南山.钟南山谈健康.香港:香港中和出版有限公司,2020.

[8] 钟南山,刘有宁.呼吸病学.2 版.北京:人民卫生出版社,2015.

[9] 吴江,贾建平.神经病学.3 版.北京:人民卫生出版社,2022.

[10] 郭光文,王序.人体解剖彩色图谱.3 版.北京:人民卫生出版社,2018.

[11] 鲍君忠.国际海事公约概论.3 版.大连:大连海事大学出版社,2021.

[12] 姜正林.航海医学.北京:科学出版社,2012.